主审 孙光荣

主编 贾先红

国医大师孙光荣中医临床

六步辨治程式应用医案集

全国百佳图书出版单位

中国中医药出版社

·北 京·

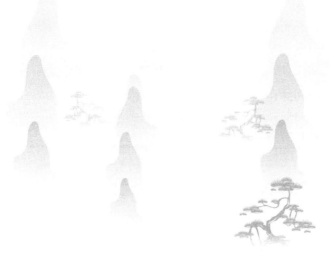

图书在版编目（CIP）数据

国医大师孙光荣中医临床六步辨治程式应用医案集 / 贾先红主编 . —北京：中国中医药出版社，2022.9
ISBN 978 - 7 - 5132 - 7551 - 4

Ⅰ . ①国… Ⅱ . ①贾… Ⅲ . ①医案—汇编—中国—现代
Ⅳ . ① R249.7

中国版本图书馆 CIP 数据核字（2022）第 061347 号

中国中医药出版社出版

北京经济技术开发区科创十三街 31 号院二区 8 号楼
邮政编码　100176
传真　010-64405721
三河市同力彩印有限公司印刷
各地新华书店经销

开本 710×1000　1/16　印张 14.75　字数 238 千字
2022 年 9 月第 1 版　2022 年 9 月第 1 次印刷
书号　ISBN 978 - 7 - 5132 - 7551 - 4

定价　73.00 元
网址　www.cptcm.com

服 务 热 线　010-64405510
购 书 热 线　010-89535836
维 权 打 假　010-64405753

微信服务号　zgzyycbs
微商城网址　https://kdt.im/LIdUGr
官 方 微 博　http://e.weibo.com/cptcm
天猫旗舰店网址　https://zgzyycbs.tmall.com

如有印装质量问题请与本社出版部联系（010-64405510）
版权专有　侵权必究

编委会

主　编　贾先红

副主编　刘运泽　李　晨　赵本起

　　　　张　硕

编　委（以姓氏笔画为序）

　　　　吕俊秀　任玉乐　杜文龙

　　　　李　方　李　煜　张爱国

　　　　陈小刚　金　文　贾锐晰

　　　　徐　杰　剡　龙　蓝皓月

序

　　中医医案，古称诊籍、脉案，是中医理、法、方、药综合运用的文字记录。诚如章太炎先生所言"中医之成绩，医案最著。欲求前人之经验心得，医案最有线索可寻，循此钻研，事半功倍"，故整理研究医案是有效提高中医临床水平的重要学习方式。

　　中医医案的起源可追溯至周代，当时的医案多以经文哲史类文献为载体，散见于诸典籍，缺乏系统性。汉以后开始出现较为原始的医案，受传抄技术所限，这一时期流传于世的医案数量极少，《史记》所载 25 则淳于意"诊籍"，属现存最早的中医医案。宋金元时期医籍附案逐渐增多，医家立案蔚然成风，医案风格多种多样。这一时期出现了许叔微《伤寒九十论》之医案专著，具备了较完整的医案主体结构，形成了中医医案的雏形。至明代，医案之学已臻成熟，《名医类案》的问世，开我国医案类书之先河。诸多医家开始注重医案书写规范，如韩懋在《韩氏医通》中指出，规范的医案应该是"望、闻、问、切、论、治六法必书"，吴崑则进一步提出"七书一引"的格式。清代医案之学堪称鼎盛，个案专著达 300 余部，品类多样，涵盖个人专著、医案类书、医案丛书、专科医案、专题医案、医案评注等形式，明显表现出不同的学术特点和阶段性发展的流派特色。喻嘉言在《寓意草》中制定了"议病式"的医案格式，探讨其应包含的内容，对促进中医医案规范化具有重要的启示作用。民国迄今，个案专集已不胜枚举，各种医学杂志所收医案亦不可胜计，但医案格式体例异彩纷呈，不同医家间甚至同一医家自身都尚未形成记录医案的基本程式。

　　通过对历代中医医案的研究，结合六十余年的临床思考，2017 年 4 月 26 日我在以"中医临床原创思维的科学内涵及应用"为主题的 594 次香山科学会议上的专题汇报中，总结提出了"中医辨治六步程式"这一中医临床思维模式：四诊审证→审证求因→求因明机→明机立法→立法组方→组方用药。四诊审证，是打开病锁之钥，是"调研"的开始；审证求因，是寻求病门之枢，是分析"敌情"的要策；求因明机，是探究疗病之径，是确定标本的策略；明机立法，是确立治疗之圭，是明确攻防的策略；立法组方，是部署疗疾之阵，是着手战局的筹划；组方用药，是派遣攻守之兵，是进入实战阶段。因此，提出"中医辨治六步程式"的"初心"是试对中医诊治疾病思维过程予以初步概括，希望有助于完善医者的诊疗思路。

徐州医科大学附属医院贾先红主任从医已近三十年，在拜师入室之前，有关领导曾向我详尽介绍其德与术，得知其历来刻苦耐劳，德才兼备，对中医经典造诣颇深，擅长以中医药治疗肿瘤，并提出少阳相火致癌之说，辨证精准，疗效显著，我深感欣慰。入室之后，近年来他对"中医辨治六步程式"又进行了潜心的研究，并能灵活运用。现已将其60篇运用中医辨治六部程式步骤进行诊疗的医案辑录、整理、汇集成书。其详细记录了四诊收集资料的过程，记述了对疾病的病因、病机、治法、选方、用药的思考过程，体现了运用"中医辨治六步程式"诊疗的全貌，直可谓"学而时习之"，且学以致用，难能可贵。值此书付梓之际，特赞其明理、慎思、力行、有成！

爱为之序。

孙光荣

辛丑夏日于北京

内容概要

本书共收集贾先红主任在临床诊治过程中所遇病案60例，分导读和各论两部分。导读部分列有四个方面的内容。其一为六步程式的创立和应用，介绍了中医辨证论治的六步程式：四诊审证→审证求因→求因明机→明机立法→立法组方→组方用药，以及其诊疗思想。其二为中医各家辨证体系概览，包括病因辨证、脏腑辨证、经络辨证、六经辨证、卫气营血辨证、三焦辨证、气血津液辨证、八纲辨证、微观辨证、证素辨证、方证辨证、汤方辨证、藏象辨证、病机辨证。其三为贾先红主任应用中医辨治六步程式病案的具体步骤举例，即第一步：四诊审证——打开病锁之钥；第二步：审证求因——寻求病门之枢；第三步：求因明机——探究疗病之径；第四步：明机立法——确立治疗之圭；第五步：立法组方——部署疗疾之阵；第六步：组方用药——派遣攻守之兵。其四总结了中医辨治六步程式的思维模式。各论分十章，按肺系病证、心系病证、脾胃系病证、肾系病证、脑系病证、癌病、气血津液病证、肢体经络病证、五官皮肤病证、妇科病证顺序排列，介绍了60个病案及贾先红主任运用六步程式诊疗模式的具体过程。

目 录

国医大师孙光荣"中医辨治六步程式"医案导读

第一章 肺系病证

第二章 心系病证

第三章 脾胃系病证

第四章　肾系病证

第五章　脑系病证

第六章　癌病

目录

第十章　妇科病证

国医大师孙光荣
"中医辨治六步程式"医案导读

从古至今，人类在生产生活中，对生命、世界的认知在不断发展完善。在这些认识过程中，中医可谓是相应产生的一大瑰宝。其以天人相应为基本构架，融自然科学、社会科学和生命科学为一体，大至太虚、小到肇基，幽显皆章，既能预测疾病，防患于未然，又能指导人类规律的生产和生活。在农耕社会，人们根据二十四节气进行春耕秋收，顺应四时劳作而获得丰富的食物，同时在中医理论的指导下进行摄生，而能达到年过百岁而动作不衰、无病而终其天年的健康目标。中医学是人类对生命本质认识较为全面、系统、实用的学科之一。在现代生活中，我们仍然能够学习并运用中医学知识，解除人们的疾苦。

《黄帝内经》（以下简称《内经》）提出："阴阳四时者，万物之终始也，死生之本也，逆之则灾害生，从之则苛疾不起。"若能"法于阴阳，和于术数，食饮有节，起居有常，不妄作劳"，"志闲而少欲，心安而不惧，形劳而不倦，气从以顺"，则能"形与神俱，而尽终其天年"。人的五脏六腑，感天地之五味六气而生，"天食人以六气""地食人以五味"，顺应四时六气的变化，谨和五味之阴阳，则"正气不虚""邪不可干"。而皮肉筋骨、气血津液，又由五脏六腑之气所化生，五脏和调则经络通畅、气血和合、骨正筋柔、腠理固密、肌肉若一，如此则"形与神俱"。又"人有五脏化五气，以生喜怒悲忧恐""喜怒伤气，寒暑伤形""暴怒伤阴，暴喜伤阳""厥气上行，满脉去形""喜怒不节，寒暑过度，生乃不固"，可见人类的健康不仅与天地四时气候变化密切相关，亦与饮食劳倦、情绪等因素变化密切相关。这些因素，可以通过不同途径、不同机制对机体结构和功能产生改变，从而影响人类健康，甚至导致疾病的发生和发展。只有认识这些改变，才能够深刻认识其发病根源和发病机制。中医有完善的理论体系和治疗方法。中医学理论体系主要特点，一是整体观念，二是辨证论治。其中辨证论治是中医学认识疾病和处理疾病的基本原则。只有辨证准确，临床才能达到好的疗效，纵观整个中医发展史，很多医家均在寻找一个适合中医自己的辨证体系，试图通过望、闻、问、切的方法来探索中医的深层结构，让人们能了解中医，运用中医，其中国医大师孙光荣创立的中医辨证六步程式给我们提供较好的治疗思路和方法。

一、六步程式的创立及应用

孙光荣，男，国医大师、全国中医药杰出贡献者，主任中医师、教授、研究员，湖南中医药大学附属医院终身教授，从事中医临床工作59年，现为中央保健专家组成员，国家中医药管理局改革发展咨询专家委员会委员，国家中医药管理局优秀中医临床人才研修项目培训班班主任，北京中医药大学中医药文化研究院院长，湖南中医药大学顾问兼中医学院名誉院长，我国著名中医药文献学家和中医临床家，中医药现代远程教育创始人之一，同时兼任中华中医药学会常务理事、学术委员会副主任委员、中医药文化分会学术顾问、继续教育分会第一届任主任委员；全国、北京市老中医药专家学术经验继承工作指导老师，国医大师孙光荣学术经验传承工作室指导老师，全国名老中医药专家孙光荣传承工作室建设专家，北京中医药大学共建中西医结合三甲医院和平里医院名老中医工作室建设专家，北京同仁堂中医大师工作室顾问，享受国务院政府特殊津贴专家。中华中医药"中和医派"创始人。公开发表论文120余篇，出版学术专著23部，其中《医用文言基础学》《中藏经校注》《中藏经语译》《中国历代名医名术》《中风康复研究》《炎症的中医辨治》《神经系统疾病的中医辨治》《中医养生大全》《中医防治疾病知识百问——农民工读本》《中医经典养生名言录》等专著影响深远。承担并完成了国家"十五"科技攻关项目"名老中医学术思想、经验传承研究"的综合信息库、典型医案研究课题。执行主编了《当代名老中医典型医案集》，主导"名老中医综合信息库"研究，担任国家"十一五"科技支撑计划课题"名老中医学术思想、临床经验学术思想传承研究"综合课题组副组长。

国医大师孙光荣教授认为，中医辨证体系是一代又一代中医人在读书思考、临证应用的过程中，不断继承、发展、实践、创新的结晶。诸多中医前辈通过临床所见所得，结合经典中的思想理论，总结出有效的辨治体系，成为指导后学的临证范本，体现其真实的学术内涵。

孙光荣教授结合其六十载的行医经验并反复研读经典，认为中医辨证论治的过程可以归纳为"中医辨治六步程式"：四诊审证→审证求因→求因明机→明机立法→立法组方→组方用药。六步程式诊疗思想是对中医诊治疾病过程的总结，通过对六步程式的诊疗模式的研究及临床应用的解读，为临床辨证的诊疗思路提供参考，对继承与传播中医文化有重大意义。

"中医辨治六步程式"是中医独到之处，更加是中医必须继承发扬之处。孙光荣教授通过它将大众眼中"玄妙"的中医，用最简练易懂的语言，概括了中医诊疗的真谛，为中医传承开辟了一条可贵之路。此六步程式是每个中医看病的必经过程，可以说真正的中医看病都是严谨的"中医辨治六步程式"。以下案例为例说明"中医辨治六步程式"在中医辨证论治的应用。

（一）第一步："四诊审证"——打开病锁之钥

"四诊"，即中医以望、闻、问、切四种方法来了解疾病讯息，为探求病因、病机、病位、病势提供基础的过程，需要中医在临证时充分调动视觉、听觉、嗅觉及触觉来感知患者客观情况，同时通过询问患者或知情人来全面搜集相关资料，为最终作出正确判断提供依据。"四诊"是中医必须具备的基本功，就是靠四诊"观其脉证"。当然，X光、磁共振、B超、窥镜等现代科技手段，可以作为四诊的延伸，在临床中也是必不可少的。比如肿瘤等占位性病变，四诊是无法精确定位、定性的。然而，尽管现代医院有着诸多科技诊断仪器，但中医想要宏观、客观、系统地对疾病作出诊断，就不能单纯依靠现代科技检查，否则会陷入一叶障目而舍本逐末之虞。

中医前贤在"四诊"上付出了大量心血和智慧。自扁鹊滥觞，张仲景综合运用四诊于病、脉、证的分析，王叔和系统总结24种脉象，孙思邈重视望色、脉诊与按诊。宋金元时期，施发用图像形式表述脉象变化而著《察病指南》，崔嘉彦以四言体歌诀形式阐述脉理而著《崔氏脉诀》，滑寿著《诊家枢要》指出脉象变化和气血盛衰之间的关系并阐发小儿指纹三关望诊法，元代敖氏著有《点点金》和《敖氏伤寒金镜录》，为舌诊第一部专著，李东垣还提出了"神精明（即望神），察五色（即望面色），听音声（即闻诊），问所苦（即问诊），方始按尺寸、别浮沉（即切诊）"的四诊具体做法内容。明清以后，李时珍以歌诀描述了 27 种脉象而著《濒湖脉学》，张景岳《景岳全书》和清代李延昰的《脉诀汇辨》、周学霆的《三指禅》、周学海的《脉义简摩》等均对脉诊理论有着详细的阐发论述，其中张景岳所创制的"十问歌"成为经典的问诊模式；清代叶天士以舌象变化结合卫气营血辨证判断病情发展，吴鞠通以舌诊作为三焦辨证用药依据等，同时期还产生了一批如《伤寒舌鉴》《舌胎统志》《舌鉴辨正》《察舌辨证新法》等总结舌诊的著作；清代林之翰《四诊抉微》是四诊合参具体应用的重要著作，汪宏《望诊遵经》、周学海《形色外诊简摩》系统总结了望诊的内容；其后，民国时期直接以诊断学命名的著作开始出现，如张赞臣《中国诊断学纲要》、裴吉生《诊断学》和包识生《诊断学讲义》等，使四诊成为诊断学的重要组成部分。

"审证"，是建立在四诊基础上对于疾病所搜集的各类资料进行审察总结。"审证"不完全等同于"辨证"，而是辨证的基础，就是确认"主证"。一直以来，对于"证"的认识有不同看法：一部分学者认为"证"就是证候，是症候群，是患者在某病程阶段出现的各个症状和体征；一部分学者则认为"证"就是证据，是有关患者发病及包括临床表现在内的各种证据。现代著名中医学家方药中先生《辨证论治研究七讲》认为，"证"作为证据而言，是对产生疾病的各方面因素和条件的高度概括。孙光荣认为，审证是审察总结四诊所搜集获得的关于疾病的各类"证据"。由此可见，第一步"四诊审证"是打开病锁的钥匙。

【案例】

黄某，女，55 岁，干部。2009 年 3 月 5 日初诊。己丑年二月初九日，惊蛰。

望诊：面色萎黄，形瘦重装，肃然端坐，精神萎靡，郁郁寡欢，默默俯视，少气懒言，烦躁不安，发枯涩，唇苍白；舌质淡红，舌苔黄厚而腻。

闻诊：气短声弱，偶有低声自语；呼气及言谈时口中有异味。

问诊：约 1 年前，渐起不能入睡、失眠、惊梦、懒言、淡漠、自责、伤感、烦躁；小便微黄，大便数日一行；49 岁绝经，无脏躁（更年期综合征）病史，患者及家族无精神病史；体检除收缩压偏高外（140/80mmHg），其余辅助检查一切正常，心、脑电图亦无明显异常改变。某西医三甲医院诊断为抑郁症，以奥沙西泮片、激素补充疗法等治疗罔效，转至某三甲中医院，收治脑病科，以重剂安神定志类等方药治疗亦罔效；追询本病发病之初是否因进食糯米之类食品而致饱胀厌食？经患者及其亲属回忆，确认上年正月元宵节进食汤圆以后数日即发病，亦未引起重视，渐次少与家人交谈，亦厌倦开会发言，日渐病深。

切诊：脉弦细且滑，掌心温热、手背发凉。

审证：气血两虚，脾胃不和，心神失养。

（二）第二步："审证求因"——寻求病门之枢

基于"司外"获得的患者信息审察终结，第二步开始"揣内"，探求病因。

中医学对于病因的认识早在古代就有了明确的分类，如张仲景在《金匮要略·脏腑经络先后病脉证》中提道："千般疢难，不越三条。一者，经络受邪入脏腑，为内所因也；二者，四肢九窍，血脉相传，壅塞不通，为外皮肤所中也；三者，房室、金刃、虫兽所伤。以此详之，病由都尽。"后世陈无择在此基础上著《三因极一病证方论》云："六淫，天之常气，冒之则先自经络流入，内合于脏腑，为外所因；七情，人之常性，动之则先自脏腑郁发，外形于肢体，为内所因；其如饮食饥饱，叫呼伤气，金疮踒折，疰忤附着，畏压溺等，有背常理，为不内外因。"开始明确了以六淫邪气为"外因"，情志所伤为"内因"，而饮食劳倦、跌仆金刃，以及虫兽所伤等则为"不内外因"的"三因学说"。至今中医学仍宗此说辨别病因。所以，中医看病不只是追究是否细菌、病毒所致，辅助检查虽然能够明确许多致病因素，但辅助检查提供的结果在中医看来往往是病理产物而非真正的病因。中医必须追究的重要病因是风寒暑湿燥火、喜怒忧思悲恐惊的"太过"与"不及"，但目前全世界也没有任何国家、任何人发明相应的检验仪器设备和检验方法。所以，也只能通过"司外揣内"来思辨。

审证求因是辨证的第一环节，需要的是经典理论和临床经验引导的思辨，从而找准"治病必求于本"的门径，故而审证求因是叩推病门的枢轴。

案例：黄某（前案）。

审证求因：其证为气血两虚，脾胃不和，心神失养，为什么能如此否定抑郁症的诊断而辨证？一是观其"面色萎黄，形瘦重装，精神萎靡，面色萎黄，少气懒言，气短声弱，发枯涩、唇苍白、掌心温热、手背发凉，舌质淡红"，望而知之，是气血两虚之象；二是脉来"弦细且滑"。节气正值惊蛰，春当生发，惊蛰主万物复苏，弦脉是应时正常之脉象，细脉则是气血不足之故，但细而滑，却不是细而涩，则可排除血瘀（冠心病之类），痰饮、食滞、妊娠皆可致脉滑，结合"舌苔黄厚而腻""呼气及言谈时口中有异味""大便数日一行"，则可断为胃气不和、气滞中焦；三是经过追询，得知确实由进食汤圆起病，而且病情是由难以入睡到厌食、失眠，再到淡漠沉默渐次加重，胃不和则胃不安。四是"49岁绝经，无脏躁（更年期综合征）病史，患者及家族无精神病史；体检除收缩压偏高外（140/80mmHg），其余辅助检查一切正常，心、脑电图亦无明显异常改变"，则可基本排除精神病及更年期综合征。由此，从当前一切信息综合判断，可以排除抑郁症。病因明确：不内外因——食滞。

（三）第三步："求因明机"——探究疗病之径

第三步是建立在确认病因的基础上明确病机。病机是疾病发生、发展、变化，以及转归的机制，主要包括两方面的内容：一是疾病发生之机制，二是疾病发展、变化与转归之机制。中医学认为，人体患病及其病情发展变化的根源就是人体正气与邪气的抗争。邪正之间斗争的胜负决定了疾病发生、发展及转归，因此中医学病机理论的核心就在于审查机体正邪相争的状况、态势。孙光荣体会其关键是要重视"调气血、平升降、衡出入、达中和"，要强调机体的内外形神、阴阳气血、脏腑经络、津液代谢的和谐畅达，必须注重审时度势地明辨病机。

历代医家对于病机十分重视并多有阐发，《素问·至真要大论》病机十九条执简驭繁地将临床常见病证从心、肝、脾、肺、肾五脏和风、寒、暑、湿、燥、火六气结合概括，对病机进行系统的阐述，同时《内经》十分强调正气在发病中的核心作用，如"邪之所凑，其气必虚"（《素问·评热论》），"正气存内，邪不可干"（《素问·刺法论》）等。张仲景《伤寒杂病论》在《素问》《灵枢》的基础上，结合临床实践阐述了外感病的虚实、寒热、表里、阴阳的病机变化。《中藏经》以脏腑为中心，以虚、实为纲，归纳脏腑病机；隋代巢元方的《诸病源候论》对1729种病候的病因、病机及其临床证候进行阐述。唐代孙思邈《备急千金要方》依据完整的脏腑虚实寒热病机变化进行辨证。金元时期刘河间在《素问玄机原病式》中提出"六气皆从火化"和"五志过极，皆为热甚"等病机观点；张元素丰富、发展了从脏腑寒热虚实探求病机的学说，并把药物的使用直接与脏腑病机联系起来，使理法方药呈现了系统一致性；李东垣《脾胃论》治病侧重脾胃阳气升降病机，还在《内外伤辨惑论》中论述"内伤脾胃，百病由生"和"火与元气不两立"的病机；张从正《儒门事亲》论述了"邪气"致病的病机；朱丹溪在《格致余论》中阐释了"阳有余而阴不足"和"湿热相火"等病机。明代李时珍、赵献可、张景岳、李梴等对命门的论述等，都不断丰富了病机的内容。清代叶天士阐发养胃阴的机制。

孙光荣认为，在临床过程中依据病因（内因、外因、不内外因）、病位（脏腑、经络）、病性（表、里、虚、实、寒、热）、病势（生、死、逆、顺）、病理产物（痰饮、瘀血、结石等）、体质、病程等因素内容明确病机，才能进一步把握疾病动态、机体现状，最终归结为不同的证候，用以立法处方，治疗中才能有的放矢，故而"求因明机"犹如探究疗病之径。

案例：黄某（前案）。

求因明机：为什么进食汤圆能导致如此复杂而沉重的病情，甚至被误诊为抑郁症？这就在立法组方用药之前，必须明确病机。

《素问·逆调论》曰："胃者，六腑之海，其气亦下行，阳明逆不得从其道，故不得卧也……胃不和则卧不安。"脾胃又为升降之枢纽，为心肾相交、水火交济之处，胃失和降，阳不得入于阴，而卧不安寐。由于患者原本就气血两虚，脾胃少纳难化，进食糯米之类黏腻食物，纳而不化，中焦受阻无疑，故厌食、便难。由是，必然导致气机不畅、心神不守，渐至长期寐难，造成心神失养，加之治疗始终未能针对病因病机，而是着眼于抑郁，盲从于抑郁症的既定治疗方案，于是懒言、烦躁、淡漠等诸症毕至矣。所以，其病机是气血两虚→食滞胃脘→脾胃不和→气滞中焦→心神失养。"求因明机"必须明晰"标本"，相对而言是食滞胃脘为本，郁郁寡欢为标；脾胃不和为本，厌食不寐为标；气血两虚为本，气滞中焦为标；心神失养为本，少气懒言为标。

"审证求因""求因明机"都必须运用辨证纲领，至于使用何种辨证纲领，则视病证类型和自身临床经验决定。本案按照《中藏经》脏腑辨证八纲（虚实、寒热、生死、逆顺）辨析，则是本虚标实、表寒里热、脉证相符为顺，方证对应可生。可以说，到"求因明机"这一步，才算真正完成了整个辨证的过程，即"知犯何逆"，抓住了"主变"，为立法组方用药指明了方向。

（四）第四步：明机立法——确立治疗之圭臬

在明确辨证以后，治则治法的确立就能顺理成章。治则治法是根据病机拟定的治疗方案，也是指导处方用药的圭臬，是连接病机与方药的纽带，是论治纲领。《内经》对中医临床治法提出了许多重要原则，如"治病必求于本""谨察阴阳所在而调之，以平为期""疏其血气，令其调达，以致和平""阳病治阴，阴病治阳""实则泻之，虚则补之""逆者正治，从者反治，寒因寒用，热因热用，塞因塞用，通因通用"等。

《素问·至真要大论》还针对气机变化提出"散者收之，抑者散之，燥者润之，急者缓之，坚者软之，脆者坚之，衰者补之，强者泻之"等。后世医家中，王冰在注释《素问·至真要大论》时提出"壮水之主，以制阳光；益火之源，以消阴翳"是治疗阴阳虚证的千古名论。金元四大家对治法也多有建树，如张子和善攻，长于汗、吐、下、消、清诸法；朱丹溪确立滋阴降火法，并主张痰郁致病，注重理气化痰；李东垣立补中益气诸法；还有明代张景岳《景岳全书》按补、和、攻、散、寒、热、固、因八法分类方剂，命名为《古方八阵》，开创以法统方之先河。此后，程钟龄《医学心悟》正式提出汗、吐、下、和、温、清、消、补八法。

孙光荣认为，在病机明确的基础上才能确定治法，而病机是辨证的核心，而辨证是对疾病本质的高度概括，综合反映了当时、当地某人的疾病在一定阶段的病因、病机、病位、病性、病势等各个方面。治法就是基于完整的辨证而采取的针对性施治方法，而依法组方是中医临床所必须遵循的原则，可见"明机立法"是确立治疗之圭臬。

案例：黄某（前案）。

明机立法：既然其病机是"气血两虚→食滞胃脘→脾胃不和→气滞中焦→心神失养"，是逐步递进的五个病机，相应的治法是益气活血、消食导滞、调和脾胃、通调中焦、养心安神。按照"治病必求于本""急则治标""缓则治本"的原则，治法应当在益气活血的前提下，首先消食导滞、通调中焦治其标，继之调和脾胃、养心安神治其本。这就决定临床分两步走，从而明确了治疗的"主攻战略"——第一步重在脾胃，第二步重在心神。

（五）第五步：立法组方——部署疗疾之阵

第五步是根据确立的治法决定"方"（俗称"汤头"）。历代医家在长期的临床实践中，经过无数临床验证，打磨出针对各种病证的"方"，就是根据治则治法将多味中药按照相须、相使、相畏、相杀的药性，按照君、臣、佐、使的结构配伍，以期最大限度地发挥方药的效能，减低或抵消部分药物的毒副作用。通过不同的制作方式，中医"方"可制成汤、膏、丹、丸、散、酒、栓、软膏等不同剂型，统称"方剂"。

张仲景《伤寒杂病论》所载方，被誉为"万法之宗，群方之祖"，是为经方，后世医家之方则被称为时方，当代中医的有效方称为经验方，由名医传承的经验方称为师传方。立法组方这一步，实际上就是根据确立的治则治法在相应的经方、时方、经验方中选择适合的方。首选经方，次选时方，再次选经验方。随着明机立法这一步的完成，所用方也就呼之欲出了。

不论是对证的经方还是熟谙的验方，只要符合治法即可行，但一定要进行加减化裁，切忌千人一方，因为患者病情千差万别，不经化裁而生硬照搬照抄，则"执医书以医病误人深矣"，就必然失去中医个性化辨证论治的诊疗特色，也就失去了中医临床优势。因此，要力求做到"心中有大法，笔下无死方"。

孙光荣认为，要"师古不泥古"。经方应用，首重"三遵"：遵循经方之主旨、遵循经方之法度、遵循经方之结构。可以说，"立法组方"是部署疗疾之阵。

案例：黄某（前案）。

立法组方：根据"两步走"的"主攻战略"，第一步"消食导滞、通调中焦"的治标，有李杲《内外伤辨惑论》的枳实导滞丸，组成为大黄、神曲（炒）、枳实（麸炒）、黄芩（酒炒）、黄连（酒炒）、白术（土炒）、茯苓、泽泻；《御药院方》的导滞丸，组成为黑牵牛子（微炒，取头末）、槟榔、青皮（去白）、木香、胡椒、三棱、丁香皮。上方可供选择。本案根据"明机立法"，选定《内外伤辨惑论》的枳实导滞丸。第二步，"调和脾胃、养心安神"，有《金匮要略》的黄芪建中汤（黄芪、大枣、白芍、桂枝、生姜、甘草、饴糖）、酸枣仁汤（酸枣仁、茯苓、知母、川芎、甘草）可供选择，根据"明机立法"，本案选定黄芪建中汤加酸枣仁汤。

（六）第六步：组方用药——派遣攻守之兵

"用药如用兵"，在立法组方之后，需要对所选定的方剂进行加减化裁。这一过程如同临阵点将、派兵、选择武器，要针对选定的方剂结合证候合理用药，讲究"方证对应"。

孙光荣认为："今人不见古时景，古人未知今时情。"现代生活，在气候环境、饮食习惯、生活方式、诊疗条件、中药品质，以及病种等方面都有很大变化，临床未见有人完全按古方患病者，不同的患者也有着不同的体质，主证之外牵扯多种复杂次证，患病之后接受的治疗方式有中医、西医、中西结合医、少数民族医等，兼证、变证层出不穷，所以决不能生搬硬套固有方药，必须临证化裁。

孙光荣根据临床体会，提倡"中和组方"，即遵经方之旨，不泥经方用药，依据中药功能形成"三联药组"以发挥联合作用、辅助作用、制约作用，按照君臣佐使的结构组方，用药追求"清平轻灵"，力争燮理阴阳、扶正祛邪、标本兼治、达致中和，尽量避免无的放矢和狂轰滥炸、滥伐无过。总之，"组方用药"是保证整个诊疗得以成功的最后一环，一定要按照"布阵"使每一味药"胜任"，堪称派遣攻守之兵。

案例：黄某（前案）。

组方用药：第一步"消食导滞、通调中焦"以治标。处方：生大黄15g，炒六神曲15g，炒枳实6g，炒黄芩10g，炒黄连10g，炒白术10g，云茯苓12g，炒泽泻10g，佩兰6g，大腹皮10g，谷芽、麦芽各15g，汤圆1枚（注：生大黄后下；炒六神曲包煎；枳实麦麸炒；黄芩、黄连酒炒；白术土炒；汤圆炒煳为引）。3剂，1日1剂，水煎，温服。疗效：服上方1剂1次后，大便1次、量多秽重，患者感胃部、腹部轻松许多；服3剂后，食欲增进，黄腻舌苔已净，基本能按时入睡，但乏力，仍懒言，稍口渴。第二步"调和脾胃、养心安神"以治本。处方：西洋参10g，生黄芪12g，紫丹参7g，云茯神12g，炒枣仁12g，肥知母10g，炙远志5g，九节菖蒲5g，大红枣10g，杭白芍10g，乌贼骨10g，西砂仁4g，生甘草5g（注：西洋参，蒸兑）。7剂，1日1剂，水煎，温服。疗效：服上方1剂后，诸症明显缓解；7剂后，寐宁、神清、无自言自语，能赴会发言，自感完全恢复，一切正常。

二、中医各家辨证体系概览

孙光荣提出的"中医辨治六步程式"充分表明，疾病辨治过程可细化为理、法、方、药等几个的层面，从不同的广度和深度探讨了生命的本质、疾病发生发展的规律，以及具体的治疗策略等。

中医在临床实践中的应用，就是在中医理论的指导下，通过"望""闻""问""切"，获得患者具体的症状和体征，了解病因病机，归纳为不同的证候，然后进行遣方用药。《素问·阴阳离合论》指出："阴阳者，数之可十，推之可百，数之可千，推之可万，万之大不可胜数。"因为天地阴阳、四时五行对健康的影响纷繁复杂，疾病的呈现变化多端，所以准确、高效的辨证成为精准治疗的前提。

经过数千年的历史发展和积淀，中医的诊疗实践形成了完整、系统的辨证体系，包括以病因辨证、脏腑辨证、经络辨证、八纲辨证、营卫气血辨证、三焦辨证、气血津液辨证、六经辨证等为主的传统辨证体系，以及以微观辨证、证素辨证、病机辨证、方证辨证、汤方辨证、病证结合等为主的现代辨证体系，其中后者是前者有益的补充。这些辨证体系，是在中医对疾病机制独到认识的基础上产生的，它根据不同的证候和症候群，辨明机体出现异常的部位、性质，以及病变程度等，再根据不同的辨证结果采取不同的治疗措施。在准确辨证的基础上施以恰当的治疗，往往能够"药到病除""效如桴鼓"。以下本书就中医主要的辨证体系作简要梳理。

（一）病因辨证

在传统辨证方法中，病因辨证是最简单、最直接的辨证方法，通过寻找疾病产生的根本原因，来判断疾病的性质、部位、临床表现，阐述疾病发生的根本机制，决定疾病治疗的策略和方法。如外感风寒是风寒感冒的病因，那么它的病性、病位、病机都不言而喻，其治疗策略自然就确定为解表散寒。但是，因为感邪的轻重不同、时令不同、感邪机体的盛衰不同、治疗正确与否等因素的影响，表邪又可能发生复杂的传变，从而对机体产生复杂的影响，治疗的策略也会因而变化多样，这时候，仅仅局限于病因辨证，就不能满足疾病诊治的需要，要结合其他的辨证方法来进一步明确病变的转化。

（二）脏腑辨证

脏腑辨证是根据不同脏腑的生理功能及病理特点，对疾病所产生的临床表现进行分析归纳，从而判断病变部位、病理病机，以及正邪盛衰情况的一种辨证方法。例如，肝脏的主要生理功能是主藏血和主疏泄。肝的疏泄功能主要是指其对人体气机的疏散和畅达，是一种向上、向外的力量。在这种力量的作用下，人体的气血得以升腾，从而实现阴升阳降的循环。肝的疏泄功能异常，既可以表现为疏泄功能减退，亦可以表现为过度疏泄。肝失疏泄则气机不畅、肝气郁结，临床可表现为胸胁、两乳或少腹等某些局部的胀痛不适，因木不疏土而出现的食欲不振、脘腹痞闷，因长期气滞血瘀而出现的癥瘕痞块等；肝气升发太过，则有头目胀痛、面红目赤、烦躁易怒等表现；肝郁化风，则有头昏目眩、肢体麻木、肌肉瞤动、言语不利，甚至突然昏仆、口眼㖞斜。若患者有上述一些典型临床表现，则可初步提示病变部位在肝，结合脉象和相关实验室检查，排除相似疾病，即可确诊为肝脏病变，再根据病机的不同，进行相应的处方用药。其他脏腑疾病的诊断亦如是。

脏腑辨证与病因辨证之间有一定的相互联系。某些特定的病因，常常特异性地损伤某一脏腑，如湿气伤脾、怒气伤肝等，因而也会引起该脏腑经络上出现特异性的临床表现。

脏腑辨证除了能够根据特异性的临床表现将疾病确定在特定的脏腑之外，还可以根据五行的生克制化将同时存在的其他相关表现定位于其他相关脏腑，并且确定二者间的相互关系。比如肝气郁结的患者，除了有肝经循行部位胀闷疼痛的症状，如小腹疼痛、乳房胀痛、胁肋疼痛、头痛和心情抑郁或烦躁易怒等肝所主的情志变化以外，还会出现食欲减退、食后腹胀，以及大便溏泻或者干稀不调等脾胃功能的改变。如果按照单纯的脏腑辨证来诊断，则应得出肝、脾并病的结论，但是如果考虑到五行生克中存在肝木克脾土的关系，就可以知道上述脾胃功能的改变，更可能是肝气郁结之后，肝木克伐脾土所导致的临床表现。因此在治疗上，疏肝理气是重中之重，是对因治疗，而适当的固护脾胃则是辅助治疗。另外，在中医学的治疗中，也有"知肝传脾，必先实脾"的说法。

（二）经络辨证

经络辨证是以经络学说为理论依据，对患者的临床症状和体征进行分析综合，以判断疾病所属经脉及脏腑，进而确定病位、病因、病性、病机的一种辨证方法。经络辨证是脏腑辨证的有益补充。当脏腑病变时，机体除了会出现脏腑所主功能的改变，在脏腑所属经络的循行部位上，也会产生相应的临床表现。经络辨证可以解释为什么在某一脏腑发生病变时还会有相应的其他外周器官的一些异常改变。另外，当病变局限在某一经络循行部位，而相应的脏腑尚无异常表现时，也提示医者要留意内在脏腑功能的变化，适时予以调整和固护，以有利于外在疾病的康复和防止疾病的进展和恶化。

对经络外在部位与脏腑内在功能间相互关系阐述最微妙的莫过于《素问·刺要论》，如"病有在毫毛腠理者，有在皮肤者，有在肌肉者，有在脉者，有在筋者……是故刺毫毛腠理无伤皮，皮伤则内动肺，肺动则秋病温疟，泝泝然寒栗。刺皮无伤肉，肉伤则内动脾，脾动则七十二日四季之月，病腹胀烦不嗜食"。由此可见，经络与脏腑关系的密切程度非同一般。

多数情况下，经络改变和脏腑功能的改变常同时发生、互相影响。因此，脏腑辨证和经络辨证常统称为脏腑经络辨证。如手太阴肺经病证，是指肺经循行部位与肺脏本身功能失调所表现出来的临床症状，包括肺胀、咳喘、胸闷、缺盆中痛、肩背痛、少气、自汗、臑或臂内前廉痛、小便频数或色变等。因肺合皮毛，所以当肌表受邪时，肺气不能外达，郁积在肺内，则出现胸闷胀满、咳喘气逆；手太阴肺经行于肘臂间，其经气不利则导致肩背及臑、臂内侧前缘疼痛、掌中热；肺金生肾水，肺病则肾病，故小便频数或色变。脏腑与经络功能的一一对应，可以使很多复杂的临床表现简单化，从而使治疗更加有的放矢，并且标本兼治，疗效确切、全面而持久。

（四）六经辨证

六经辨证是基于经络循行、分布，但不同于脏腑经络辨证的另一辨证体系，主要用于外感性疾病的辨证。六经辨证的方法是基于外感性疾病独特的传变规律而提出来的，它根据外感六淫的发生、发展、变化的一般规律及其临床表现，以太阳、阳明、少阳、太阴、少阴、厥阴六经作为辨证纲领，分析外感性疾病的演变过程及传变规律，从而指导临床治疗。

以外感风寒邪气为例。因太阳主表，所以邪气入侵常导致寒邪束表，患者出现发热、恶寒、无汗、头项强痛、体痛、鼻流清涕等邪在太阳的临床表现，相应的，散寒解表则成为其主要的治疗策略。如果患者平素体质较差，则太阳表证的表现可以不明显，持续时间也较短，病邪很快从太阳内传入少阳，患者会出现往来寒热、胸胁苦满、默默不欲饮食、心烦喜呕等邪在少阳的表现，因少阳为弱阳，故少阳之邪不可发汗，只可清解。如果患者平素为阳热体质，所感风寒邪气又比较强烈，若没有及时治疗，太阳表邪则可能入里，内传至阳明，患者出现身热、目痛鼻干、不得卧、自汗、不恶寒反恶热、胃家实等临床表现，治疗上则有大承气汤、小承气汤、调胃承气汤清热排实。因为"阳明为阖"，所以邪入阳明后一般不再发生传变，而少阳为枢，少阳之邪既可传阳明又可内传入阴经。当然，随着患者身体状况的不同、感邪的轻重不同、治疗的及时与否与正确与否，外感病有复杂的传变方式、千变万化的临床表现，治疗方法亦需相应发生改变。

（五）卫气营血辨证

外感疾病的诊断，除了六经辨证以外，还有卫气营血辨证。卫气营血辨证是清代医学家叶天士首先提出的一种论治外感温热病的辨证方法，是对伤寒六经辨证的进一步发展和补充。温热病的发生，是四时温热邪气侵袭人体后所造成的卫气营血生理功能的异常。卫、气、营、血辨证，即是通过患者的临床症状判断温病邪气所在部位，是在卫分、在气分、在营分，还是在血分。卫分主皮肤腠理，是人体与外界直接相接触之处，也是温热病邪最先侵入人体的地方，是疾病入侵的门户。卫分所行之气为卫气，但卫气并不仅行于卫分，全身都有卫气的循行，只是昼以行于外为主，夜以行于内为主。气分主肌肉，在皮毛之下，邪入气分即意味着邪气的深入。热邪入于气分，则卫气运行紊乱，愈发郁而生热，热邪伤津，则津液亏损，甚至炼液为痰。气分热邪不退，则邪气入里，进入血液循环，并随循环深入机体内部，使邪气进一步深入。循环中流动的血液实际上是处于层流状态，血细胞行于中轴，血浆行于外周，血浆是血细胞的保护层。气分之热逐渐扩散进入血管之后，首先被血浆层缓冲，出现血温升高、血流加快、脉搏洪大、心烦、燥热等热入营分的临床表现。营分热久，灼伤营阴，则营分之热内传入血分，患者出现血热、血少、血瘀、动血、脉涩等临床表现。因此，温病的卫气营血辨证实际上是温热邪气渐行渐深的表现，与伤寒在体内的传变一样，都是邪气在人体内进行传变的过程，只是传变的途径有所不同。因为卫气营血辨证也是反映了外邪入侵后在人体内的变化规律，因此是外感疾病六经辨证的有益补充。

（六）三焦辨证

温热疾病的辨证，除了卫气营血辨证之外，还有三焦辨证。三焦辨证为清代医家吴鞠通首创，它将人体脏腑依据部位的不同划分为上、中、下三个部分，从咽喉至胸膈属上焦，为心肺所居；脘腹属中焦，为脾胃所居；下腹及二阴属下焦，为肝肾所居。温病发展的不同阶段，可分别影响上、中、下三焦所处的不同脏腑及其所属经络。一般来说，手太阴肺经和手厥阴心包经的症状，通常出现在温病的早期阶段；手阳明大肠经、足阳明胃经和足太阴脾经的症状，通常出现在温病的持续期，而足阳明胃经的症状，往往预示温病进入极期阶段；足厥阴肝经和足少阴肾经症状的出现，通常预示疾病发展的晚期阶段。

病在上焦时，身热、自汗、微恶风寒、口渴或不渴而咳等病在表、在肺的症状为患者的主要临床表现。如未经及时有效治疗，病邪可顺传至中焦或逆传至心包。病邪传至中焦，患者可有身热面赤、腹满便秘、口干咽燥、唇裂舌焦等阳明燥热的表现，或头身重痛、汗出热不解、身热不扬、小便不利、大便不爽或溏泄等脾经湿热的表现；逆传至心包，则有舌謇肢厥、神昏谵语等临床表现。若温热邪气稽留不退，热灼伤阴，则肝肾阴精受损而出现肝肾阴虚的下焦证候。由于下焦阴气不足，肾水不能上济心火，患者往往呈现身热面赤、口干、舌燥、神倦、耳聋、心中憺憺大动，甚或时时欲脱等一派火热上炎之候。

三焦辨证并不是一种完全独立的辨证体系，它既可归属于脏腑经络辨证，又具有六经辨证的特点。无论病变发展至上焦、中焦，还是下焦，都不仅累及其所在的脏腑，也有脏腑所在经络的表现，即病在上焦，则反映上焦脏腑经络的改变，病在中焦，则反映中焦脏腑经络的改变。因此，从严格意义上说，三焦辨证与脏腑经络辨证应该是相互隶属的关系。

从传变规律看，三焦辨证与六经辨证有相似的传变规律。三焦病与六经病一样，如果给予正确、及时的治疗，病变可经治而得愈，并不发生传变。若病邪较重或机体的抵抗力较差，则病邪将按照不同的规律进行传变：

病邪在上焦、中焦、下焦之间进行顺行传变的，类似于六经病的循经传；病邪由上焦径传至下焦的，类似于六经病的越经传；若发病初起即见中焦太阴经症状或下焦厥阴经症状的，又与六经病中的直中相类似；两焦症状并存和病邪弥漫三焦的，则与六经病的合病、并病相似。

三焦辨证与卫气营血辨证也有密切关系，二者同属于温病辨证范畴，同时应用于温病的辨证诊断，但另一方面二者又各有侧重，互为补充。卫气营血辨证主要反映了邪气由表及里的传变过程，因为温病为外邪，外邪伤人，首先伤表；三焦辨证主要反映了邪气由上至下的传变过程，因为温热邪气为阳邪，同气相求，阳邪伤人，首先伤于上。另外，肺为华盖，位居上焦，肺主气，合皮毛，卫气行于表，所以，伤表之邪，必同时伤于肺，只是肺部的表现可轻可重，可迟可早，即《内经》所说伤皮则内动肺。

三焦辨证虽然起于温病辨证，主要用来描述温病的传变过程，但实际工作中，内伤疾病亦常常需要三焦辨证。人体是阴阳和合的统一体，上焦阳气宜降，下焦阴气宜升，阴升阳降，升降不息则生命不已。若升降失司，阴阳离决，则生气消亡。中焦脾胃，是升降之枢，脾胃功能正常，则肝气可升、肺气可降。故内伤疾病，常通过病邪在上焦、中焦还是在下焦来判断人体气机的倾移，从而采取相应的药物治疗。

上述的脏腑经络辨证、六经辨证、三焦辨证、卫气营血辨证，分别从不同的角度，描述了疾病发生、发展，以及传变的规律，六经辨证、卫气营血辨证是由表及里的传变，三焦辨证是由上至下的传变，脏腑经络辨证是由脏腑及经络或由经络及脏腑的双向传变。除了这些具有描述传变特性的辨证方法之外，人体内的疾病还有另一种描述方式，即气血津液辨证。

（七）气血津液辨证

气血津液既是人体脏腑功能活动的产物，也是维持脏腑正常生理功能所必需的基本物质。脏腑功能正常，则气血津液的含量、成分、分布、功能正常；反过来说，只有气血津液正常，脏腑才能够进行正常的生命活动。从西医学角度看，气血津液在绝大多数情况下，描述的是细胞外环境的情况。

中医学中，气的概念比较广泛，既可以指代有形的气体，又可以指代无形的能量或功能；既可以用来描述阳，也可以用来描述阴。在气血津液辨证中的气，多数情况下是指构成人体、维持人体生命活动的最基本物质，具有无形而不断运动的特性的真实的气体。这些气体，包括氧气、二氧化碳、氮气、一氧化氮、水蒸气等多种气体，可以从外界通过呼吸运动摄入，亦可由组织细胞的代谢产生。西医学认为，正常情况下，这些气体溶解在血浆中或细胞内液，参与维持生理功能，废气再由呼吸运动排出体外。但中医学认为，这些气体除了参与脏腑的代谢和功能之外，还会在特定的结构中富集并高速、定向运行，成为液体在体内流动的推动力。中医学认为，卫气行于脉外，营气行于脉内；卫气推动津液的运行，营气推动血液的运行。因此，当气的代谢失常时，不仅有气虚、气陷、气滞、气逆、气脱等气的功能失常，也会有津液和血液的运行障碍。即气血津液的辨证既相互独立，又相互影响。

气虚多是由于体内的气不足而导致的脏腑功能减退所致的证候，症状包括少气懒言、神疲乏力、头晕目眩、自汗、舌淡苔白、脉虚无力等。气陷多是由于气虚的不断发展，导致虚至无力升举阴液甚至脏腑组织所致的证候，除了气虚的表现以外，还可能有久痢久泄、腹部坠胀、脱肛、子宫脱垂、息肉形成等症状。气滞多是由于情志不舒、邪气内阻或阳气虚弱推动无力等因素导致人体气机运行阻滞的证候，症状包括胀、闷、痛、攻窜阵发等。气逆是指气机升降失常，逆而向上所引起的证候。一般来说，阴升阳降为顺，气不降反升则为逆，包括肺胃之气上逆、冲气上逆，以及厥逆等。肺气上逆则见咳喘；胃气上逆则见呃逆、嗳气、恶心、呕吐；冲气上逆，如奔豚，可见发作性下腹气上冲胸直达咽喉、腹部绞痛、胸闷气急、头昏目眩、心悸易惊、烦躁不安等；肝气郁而上冲亦被视为气逆，肝气上逆可见头痛、眩晕、昏厥、呕血等。气脱是指正气虚极，不能与阴气和合，脱而上聚，或因阴气虚极，阴不能敛阳，而导致的阳气上脱，常见于昏迷、中风、崩漏、产后血晕、长期饥饿、极度疲劳、暴邪骤袭等疾病，也可以在大汗、大吐大泻或大失血等情况下，出现"气随津脱""气随血脱"，患者常有呼吸微弱而不规则、汗出不止、口开目合、全身瘫软、神志不清、二便失禁、面色苍白、口唇青紫、脉微、舌淡苔白等临床表现。

血的辨证。血行于脉内，是脏腑间及人体与外界间相互联系、相互交换的物质基础。五脏皆参与血的代谢：心主血、肝藏血、脾统血、肾生血、肺朝百脉，脏器的损伤会使血液的成分、含量、温度、运行状态、居留部位等发生改变，从而出现血虚、血瘀、血寒、血热、出血等。由于血液在血管内是以层流的方式运输，因此又被分成营阴和血液两部分，营阴相当

国医大师孙光荣『中医辨治六步程式』医案导读

于血浆，血液指的是血细胞。一般情况下，都是营阴先受损，然后才会累及血液。

血虚是由先天禀赋不足、脾胃虚弱生化无源、久病消耗、思虑过度、失血等各种原因导致的血液亏虚（血液量的减少或成分缺乏），以致出现脏腑经脉、四肢百骸失养，身体虚弱的证候。患者多有面白无华或萎黄、唇淡甲白、头晕眼花、心悸失眠、手足发麻的临床表现，女性可出现经血量少色淡、经期错后或闭经。血瘀是由气虚、气滞、寒凝等原因引起的血液流动不畅、瘀滞，甚至溢出脉外的证候，患者常有疼痛、青筋暴露、面色黧黑、肌肤甲错、口唇紫暗或皮下瘀斑等临床表现。血瘀之痛，如针刺、刀割，痛有定处，拒按，常在夜间加剧。若瘀血经久不消，则可逐渐形成渐长渐大的肿块，或导致出血反复不止，血色紫暗、夹有血块。妇女常见闭经。血热是指脏腑火热炽盛、热迫血分所引起的证候，多见于烦劳、嗜酒、恼怒伤肝、房事过度、伤寒热入血室、温病热入血分等情况。患者可有烦热，口渴，妇女月经先期、量多，甚或咳血、衄血、吐血、便血、尿血等伤阴动血的临床表现。血寒一般指局部脉络因寒凝气滞导致血行不畅而表现出来的证候，常由感受寒邪引起，患者可有局部冷痛、肤色紫暗、喜暖恶寒等临床表现，女性患者可出现月经延期或痛经、经血色暗，常夹有血块。

因为气和血的功能相互影响，所以临床亦常见气血同病的情况，如气滞血瘀、气虚血瘀、气血两虚、气不摄血、气随血脱等。

津和液同气和血一样，亦是构成人体的基本物质，是人体内正常水液的总称，分布在细胞外液和体腔。其中细胞外组织间隙里的液体为津，来源于营阴，与营阴相互交换，根源于脾，由肺输布。液是由不同部位的多种分泌细胞所分泌的跨细胞液体，分布于各种体腔，包括胸腔、腹腔、口腔、肠腔、关节腔等，如涕、泪、唾、胃液、肠液、关节滑液等。津是液的源泉，当津不足时，液的分泌也会减少。

与气和血的辨证不同，由于津与液的代谢通常相互关联，因此津和液的异常同时发生。津液异常的辨证一般包括两个方面，一个是津液量的变化，一个是津液运行状态的改变。其中量的变化以不足多见，运行状态的变化以停滞多见。津液不足常见于体内阳热过盛灼伤津液或因汗、吐、下、失血等导致津液丢失过多，临床表现为口渴、咽干、唇燥而裂、皮肤干燥、小便短赤、大便干结等。脾胃功能降低导致津液生成不足时，因脾虚生湿，反而有水液过盛的临床表现。

气停则水停，津液运行停滞时多有水液积聚，导致水肿或痰饮的发生。水肿又分为阳水、阴水两大类。阳水发病较急，多为外感风邪或水湿浸淫等因素引起。临床表现为眼睑先肿、继而头面，甚至遍及全身。患者有小便短少、皮肤薄而光亮，兼有恶寒发热、无汗或咽喉肿痛等外感症状。阴水发病较缓，多因劳倦、脾肾阳衰、正气虚弱等因素引起。临床表现为全身水肿，腰以下为甚，按压后凹陷难以迅速平复，伴有脘闷腹胀、纳呆食少、大便溏稀、面色㿠白、神疲肢倦、腰膝冷痛、畏寒、小便不利等症状。

痰证源于津液凝结，多见于阴虚阳盛，灼津生痰，亦可因寒邪凝津为痰或因津液停滞，聚而为痰。依痰所阻部位不同，临床可见多种不同病证，可结为瘰疬、瘿瘤、乳癖、痰核等。饮证是指质地清稀的津液停滞于脏腑组织之间所表现的病证。临床表现为咳嗽气喘、痰多而稀、胸闷心悸，甚或倚息不能平卧，或脘腹痞胀、水声辘辘、泛吐清水，或头晕目眩、小便不利等。

西医学中，细胞外液称为组织液，当各种疾病导致组织液异常积聚时，就形成了水肿。水肿液是正常组织液（津）的积聚，成分没有变，只是量的异常增多。根据病因可分为肝性水肿、肾性水肿、肺水肿、心性水肿等。肺水肿可有咳嗽、气喘、痰多而稀等临床表现，心性水肿可有胸闷心悸，甚或倚息不能平卧等临床表现。结合西医学知识可以推测，中医学"痰饮水湿"中的水肿，主要是指发生在四肢的水肿，组织中的"津"发生了异常的积累，但是由于组织局部结构致密、空间狭小的特点，积而不能聚，导致组织整体肿胀。而"饮"是发生在体腔的水肿，过多的津液积滞、聚集于体腔，形成"如水可饮"的可见状态。如发生肺水肿，则为饮停上焦；胃内积水，为饮停中焦；腹腔积水，为饮停下焦。

出上可知，气血津液辨证更多的是用来描述组织细胞外环境的改变。由于气血津液都是脏腑功能活动的物质基础，而它们的生成及运行又有赖于脏腑的功能活动，因此在病理上，脏腑发生病变可以影响到气血津液，而气血津液的病变也必然要影响到脏腑的功能，气血津液辨证与脏腑辨证应互相参照。

（八）八纲辨证

除了上述多种辨证方法以外，传统辨证体系中还有一个更重要的辨证体系，即八纲辨证。八纲辨证是临床最常用的辨证方法，是各种辨证方法的总纲，包括阴阳、表里、虚实、寒热八个不同的方面。

阴阳是八纲的总纲。一般来说，表、实、热为阳，里、虚、寒为阴。八纲辨证，首辨阴阳，即首先通过判断病证是在表还是在里，是热证还是寒证，是实证还是虚证，从而确定疾病的阴阳属性，明确治疗的大方向。然后，再进一步区分患者的表证属于表证中的哪一种，实证属于实证中的哪一种，根据辨证细节决定处方用药。在某些情况下，八纲的阴阳属性可能并不一致，比如，在表可有虚证和寒证，在里亦可有实证和热证。判断八纲的阴阳属性，首看虚实，次看寒热，最后参考表里。因虚生实者，本虚标实，急则治标，缓则治本。在另一些情况下，阴阳的属性可能同时存在于同一患者体内，比如上热下寒、上实下虚，则应阴阳兼顾、并治。

虚证主要表现为面色苍白或萎黄、身倦乏力、精神萎靡、形寒肢冷、心悸气短、五心烦热、自汗盗汗、大便溏泻、小便频数等。可源于体质虚弱、久病伤正、过度汗吐下、出血、失精等因素。临床上可细分为气虚、血虚、阴虚、阳虚和各脏腑功能的虚证。实证的形成，往往见于体质素壮的患者，因感受外邪或脏腑功能失调导致体内出现某些病理产物的异常积聚，如气滞、血瘀、痰饮水湿等，亦可因于外物的入侵或过度摄入，如食滞、虫积等。临床常见脘腹胀满、胸胁胀痛、瘀血、肿块、痰涎壅盛、水肿、大便秘结、小便不利、虫积、食滞、面红、高热、谵语、烦躁等异常表现。临床上，亦可见正气不足与邪气过盛同时并现的虚实夹杂的情况，既可为以虚为主的虚中夹实证，又可为以实为主的实中夹虚证，如上虚下实、表虚里实等。虚证和实证在一定条件下亦可相互转化。实证久病，耗伤正气，可由实转虚；虚证日久，气不能行血、行水，导致痰饮、瘀血形成，可由虚致实。另外，在疾病发展过程中还可能出现大实有羸状的真实假虚或至虚有盛候的真虚假实等情况。

表里是说明病变部位深浅的两纲。一般来说，表证多为外感六淫所致，临床常见发热、恶风寒、头身痛、四肢关节痛、鼻塞、咳嗽等症状。根据外感邪气的不同，又可分为表寒、表热、表虚、表实等不同情况。里证多源于七情内伤、饮食、劳倦等因素，亦可为表证内传入里或外邪直中脏腑。里证可发生于脏腑、筋脉、骨髓、三焦等位置在内的多种部位，病因复杂，表现各异，其具体辨证常需结合脏腑辨证、病因辨证、卫气营血辨证等其他辨证方法。里证的辨证亦分为里寒、里热、里虚、里实几个方面。

寒热是辨别疾病阴阳性质的另外两纲。一般来说，寒证是机体阳气不足（虚寒）或感受寒邪（实寒）的证候，其中实寒多为表寒，虚寒多为里寒。表实寒多表现为恶寒重、发热轻、无汗、头身强痛；里虚寒多表现为畏寒肢冷、倦怠懒言、自汗、喜暖、色白、大便稀溏、小便清长。热证是机体阳气偏盛（虚热）或感受热邪（实热）的证候，其中实热既多见于表热，亦多见于里热，而虚热多为里热。表实热主要表现为发热、微恶风寒、头痛、有汗等；里实热主要表现为发热、心烦、口渴喜冷、面红目赤、咳吐黄痰、大便燥结、小便短赤等，甚则高热、大汗、神昏、谵语。虚热多表现为低热、骨蒸潮热、颧红、盗汗、五心烦热、失眠多梦、口干不多饮、痰少而黏、小便黄。疾病发展到寒极或热极的危重阶段，亦可出现真热假寒或真寒假热的现象。

上述辨证方法是中医学传统辨证体系的主要内容，它们从不同方面描述病变的性质、部位、成因及传变等内容，阐述病变特征，为合理立法、制方提供依据。这些不同的辨证方法，彼此间形成有益的补充。

除了这些传统的辨证方法以外，现代中医工作者根据临床诊疗实践需要，在中医理论指导和现代科学技术支撑下，又创新和发展了许多新的辨证方法，如微观辨证、证素辨证、方证辨证、汤方辨证、病机辨证、病证结合等，成为中医辨证体系的有益补充。

（九）微观辨证

微观辨证是采用现代科学技术手段，对各类中医证型就生理、生化、病理、免疫、微生物等方面进行客观指标的检查和分析，以阐明证候的微观机制，探讨其发生发展的物质基础，为中医辨证提供客观量化指标。

微观辨证的概念始于 1978 年，是中西医结合的产物，由陈可冀率先提出，其核心是"中医整体观念与现代科学分子水平相结合"，以解决证候诊断标准的客观化和量化的问题。对于同一件事物来说，不管有多少个不同的学科来认识它，不管它们认识的角度如何，只要它们反映的都是客观真理，那么彼此间一定是互相认证、互相支持的，而不是互相矛盾的。对于生命科学也同样。中医虽然主要是从宏观角度解释生命现象，但是其从不拒绝微观的观察和感悟。中医理论中所提及的"气"，在很多时候就是指的实实在在的气体，其不仅阐明了气的来源、运行途径、功用，而且通过"调气"来恢复机体正常的生理功能。中医不仅认识到水的代谢对生命活动的重要性，而且把水代谢障碍又细分为"痰""饮""水""湿"等不同方面。中医讲"肾主骨生髓""脑为髓海"，西医就真的从肾脏中分离出一种生物活性物质——促红细胞生成素（EPO），而且 EPO 已被证明能够促进神经细胞的生长。《素问·天元纪大论》中所引用的"太始天元册"甚至提出"太虚寥廓，肇基化元"。这意味着几千年前的中医人就已经知道，无垠的宇宙不仅是由那些看不见的"元气"所构成，而且连这些"幽微"的"元气"，也是由更微小的物质构成。可见，以"天人合一"为主要理论体系的中医，与以"细胞生物学""分子生物学"为主体的西医学之间一定是互相补充的，中医学中很多的证候，在西医学中一定能够找到相应的指标去描述它，进而量化它。这是"微观辨证"提出的理论基础。

随着对"证"本质研究的不断深入，人们对疾病的微观病理改变越来越感兴趣，迫切需要将传统中医的宏观辨证与西医学的辅助检查相结合，以拓宽中医视野，为临床诊疗提供可量化的辨证依据。1986 年，陈可冀主持制定了《血瘀证诊断标准》，这是中医证候标准中纳入微观改变的典型代表，是对中医辨证体系的创新和发展。此后，沈自尹又明确提出了"微观辨证"和"辨证微观化"的概念。

微观辨证作为宏观辨证的必要补充，不仅能够阐明证候在功能、代谢和形态结构方面的病理生理学改变，以实现中西医的有机结合，让更多的人认识中医、接受中医，更能为临床诊断提供有价值的客观标准，便于临床诊疗工作的标准化。另外，微观辨证对于临床上无证可辨、有证难辨的情况尤其具有独特优势，有利于疾病的早期诊断和治疗。

（十）证素辨证

证素辨证是湖南中医药大学朱文锋教授首创的现代辨证体系。该体系根据中医基本理论，将疾病相关的一些基本因素（证素）按照病位、病性分为两大类，共 63 项。其中病位证素 30 项，分空间性位置和层次（时间）性位置两种。空间病位 20 项，包括心神（脑）、心、肺、脾、肝、肾、胃、胆、小肠、大肠、膀胱、胞宫、精室、胸膈（上焦）、少腹（下焦）、表、半表半里、肌肤、经络、筋骨（关节）。层次（时间）病位 10 项，包括卫、气、营、血、太阳、阳明、少阳、太阴、少阴、厥阴。病性证素 33 项，包括（外）风、寒、暑、湿、（外）燥、火（热）、毒（疫疠）、脓、痰、饮、水停、食积、虫积，气滞、气脱、气闭、气虚、气陷、气不固、血瘀、血热、血寒，血虚、阴虚、亡阴、阳虚、亡阳、阳亢、阳浮、津液亏虚、精髓亏虚、动（内）风、动血。

在临床具体实践过程中，首先根据望闻问切收集四诊资料，得到患者寒热、疼痛、汗出、饮食、睡眠、大便、小便、舌象、脉象、声音、神色等基本信息，并将这些表现按照程度的轻重进行证素的定量判断。然后确定病位（如心、肝、脾、肺、肾、胃、胆、大肠、小肠等）和病性（如寒、热、燥、湿、痰、瘀、气虚、血虚、阴虚、阳虚等）。最后再经过模式识别，诊断为心脾两虚证、脾肾亏虚证、肝阳上亢证、心肾不交证、肝火犯胃证、肝肾阴虚证等证型。即根据辨证思维的认识过程，形成"证候－证素－证名"的辨证体系，其中证素为该辨证体系的核心。证素辨证体系的建立是对传统辨证方法的继承和创新，它整合了多种传统辨证方法的主要内容，揭示了传统辨证方法的普遍规律、实质与特点，解决了传统辨证方法难以掌握的问题，具有适用面广、辨证准确性高、可重复、易学易用的特点，奠定了中医诊疗规范化、客观化、标准化的基础。

（十一）方证辨证

方证辨证首先对患者的脉症等临床资料进行收集、分析、整理，然后通过鉴别、比较，判断临床病证与方剂的对应关系和契合程度，再进行方剂的选取和加减。从严格意义上说，方证辨证不是一种全新的辨证方法，是古代辨证方法的延续和发展。传统的方证辨证主要是指《伤寒论》中的辨证模式。在《伤寒论》中，每一首方剂都有其相对应的方证。"有是证则用是方"，即使同一经的病变，具有相似的病因和临床表现，也会有不同方剂对应不同方证的情况。比如，同是外感性疾病，发热、恶风、汗出、脉缓者应选用桂枝汤，而发热、恶寒、无汗、头项强痛、脉紧者则宜选用麻黄汤，充分体现了方证相应的关系。但是，由于《伤寒论》的卓越成就无人能出其右，传统的方证辨证只有继承，没有发展，完全局限于《伤寒论》所提供的方证对应关系内，只有在方证不完全吻合的情况下，才会根据医者的临床经验进行选方和加减。

现代的方证辨证，是古代方证辨证模式的扩展和深化，赋予其更深刻的含义和更广泛、更准确的应用。现代方证辨证的指导思想是通过对证候要素的提取、证候要素间的组合、证候要素与其他传统辨证方法的组合等方式，建立以证候要素和应证组合为核心的、多维多阶的辨证方法新体系。

该辨证体系指出，方证对应是方剂与主证的相对应；证不变方亦不变，方随证变、随证加减；方证对应体现了方证间病势、病位、病情、病性的对应；方证对应是一个动态对应，同一疾病，证候有所变化时方亦应有所变化；准确的方证相应才能取得最佳临床疗效；方证对应可以是一方对多证。"方证对应"的核心是"证候要素和应证组合"，其全称为"方证相应辨证"，简称"方证辨证"，由王永炎等人于 2003 年提出。

（十二）汤方辨证

汤方辨证是前述多种辨证方法的有益补充，在一定意义上应从属于方证辨证。汤方辨证的内容主要包括三个方面：一是专病专方，为比较成熟的治疗经验，只要诊断为该病就可给予此方，所用方剂既可是古方、经方，也可以是现代已被证实的成熟、有效方剂。二是专证专方，见是证、用是方，如少阳病证中"口苦、咽干、目眩、往来寒热、胸胁苦满、默默不欲饮食"，"但见一证便是，不必悉具"，即可选用小柴胡汤类方。三是经过上述多种辨证方法进行正确辨证后，在同类方剂中选择最适方剂的过程。汤方辨证是对现存辨证方法的细化，能够简化临床诊疗过程，提高疗效。

（十三）藏象辨证

藏象辨证学说认为，"脏腑"只是指人体内的脏器及其生理功能，而"藏象"还包括脏腑与机体皮肉筋骨等所有组织的对应关系及其与五运六气等自然环境的对应关系。因此"藏象辨证"可以从理论和临床两个方面来体现、联络中医学的阴阳、五行、脏腑、经络、气血津液，以及病因病机、治则治法等诸多理论，从而更系统、更全面地体现中医学的整体观，并有利于克服传统辨证论治方法的局限性、重复性和随意性。

藏象辨证的具体过程是以五脏为中心，将患者的临床症状和体征具体划分为主症、次症、舌脉和现代检测指标 4 个部分，再从这 4 类信息中分别提取其病位特征和病性特征，然后由单一病位和单一病性构成基础证，从而把患者复杂的临床表现划分为多个基础证，最后把若干个基础证有机组合，辨别出其复合证候。藏象辨证体系总结了常见的五脏系统基础证 67 个，其中心系基础证 18 个、肺系基础证 17 个、脾系基础证 12 个、肝系基础证 10 个、肾系基础证 10 个。

藏象辨证是在证素辨证基础上的进一步发展。它坚持了证素辨证的核心，即任何一个"基础证"都由病位和病性两部分所组成，缺少任何一部分都不是一个规范的证，从而将临床上复杂的辨证过程转化为病位、病性的辨识问题。所不同的是，藏象辨证较证素辨证的病位划分更加系统。证素辨证的病位初期以空间和时间划分，后期又单独划分了五官专科病位。这一病位划分方式与其他辨证体系有较高的融合度，但系统性不强。藏象辨证以五脏系统划分病位，将五脏及其所属的器官、组织、官窍、华、液、志等，以五脏为中心，划分为心系统、肝系统、脾系统、肺系统、肾系统等5个生理、病理系统，从而将脏腑、经络、五体、五官、九窍、四肢百骸等全身组织器官联系成一个有机的整体。另外，证素辨证的实践过程是根据症状，辨识证素，组成证名，即"证候－证素－证名"三阶结构，其中辨证候是基础、辨证素是关键。而藏象辨证规范了证名的层次性，例如"虚证－阴虚证－肾阴虚－肝肾阴虚"，可以更好地指导临床实践。

（十四）病机辨证

病机辨证是以病理因素为主导、病机证素为条目、症状体征为依据、病性病位为核心、脏腑理论为基础、多元辨证为内涵、提示治则为目的的辨证体系。病理因素包括风、寒、热、火、痰、饮、水、湿、燥、瘀、郁等。病机是指疾病发生、发展、变化的机制。其内涵包括病性、病位、病势、病理因素等，是构成病机辨证的基本要素，即"病机证素"，再由这些"病机证素"组合成证候。今人总结的病机辨证相关的基本病机有十三条，包括风病善变、寒多阴伏、火热急速（温暑同类）、湿性缠绵、燥盛伤津、郁病多杂（气病多郁）、瘀有多歧（血病多瘀）、痰证多怪、水饮同源、虚多久病、毒多凶顽、疫为戾气、多因复合（风火相煽、湿热郁蒸、痰瘀互结、瘀热相搏、燥湿相兼、虚实相因、寒热错杂等），以此为病机证素的主要条目。病机又可细分为基本病机、病类病机、疾病病机、证候病机和症状病机等几个亚类。基本病机包括邪正盛衰、阴阳失调、脏腑经络功能失调、气血失常、津液代谢失常等。病类病机指一类疾病或一个系统疾病发生、发展、变化的病机，如肺系疾病的主要病机为肺气宣降失常。疾病病机是指某一疾病发展变化的机制，如肺痈的主要病机为邪热郁肺、蒸液成痰、热壅血瘀、血败肉腐、成痈化脓。证候病机指某一具体证候的发病机制，如肝郁气滞所致胁痛的病机为肝失条达、气机郁滞、络脉失和。症状病机是具体症状、体征的发病机制，如呕吐为胃气上逆所致。病机辨证的病位主要在五脏、六腑、经络、表里，也可在卫气营血、上中下三焦等。病机辨证的病性主要包括阴、阳、寒、热、虚、实，表现有阴盛阳衰、阳盛阴衰、实寒、虚寒、实热、虚热。病势是指病机转化的趋势，即病情的轻重缓急。

病机辨证突破了传统辨证论治中证和证型的束缚，提出了以"病机证素"为核心的新的辨证论治体系，为临床辨证提供了简约性和可操作性，并有利于提升对疑难杂症的诊疗能力。

病证结合辨证与方证辨证一样经历了从古至今不同的发展历程。传统的病证结合指中医辨病与中医辨证相结合，现代病证结合指西医辨病与中医辨证相结合。传统病证结合的辨证过程包括两种模式，即以辨证为主结合辨病的模式和以辨病为主结合辨证的模式。前者是着眼于证的共性，在解决机体某一阶段或某一状态下特殊矛盾的基础上，结合辨病论治；后者是着眼于病的共性，在解决疾病基本矛盾的基础上，结合辨证论治。简单来说，前者是治"证"为主，后者是治"病"为主。现代病证结合的辨证过程主要包括五种模式，即西医诊病、中医辨证模式；辨证论治与专病专方专药论治相结合模式；疾病分期分阶段论治模式；辨中医基本病机结合辨证论治模式；无病从证、无证从病模式。

传统病证结合辨证的局限性在于病证诊断和疗效判定多由主观经验判断，缺乏客观指标和可靠的定量标准，优势在于能够诊断部分西医无法诊断的疾病，从而弥补西医学的不足。现代病证结合辨证以病（西医）统证（中医），不仅能够提高中医辨证的确定性，而且能够避免只注重症状的改善和整体功能的调整，而忽视对微观病理改变的针对性治疗。其缺陷在于不利于中医辨病体系的自身发展，易导致中医辨证的机械化倾向。随着中医临床实践的积累和西医疾病谱的不断演变，病证结合能够更好地发挥中西医诊疗优势，促进中西医结合临床实践的发展。

由上可知，中医辨证经历了由古至今不同的发展阶段，形成了多种有效的、互补的临床辨证方法和体系，对准确、高效的临床诊疗活动具有重要指导意义。但是，由于临床上症情千变万化、证型异同难辨，导致辨证方法越来越多，而辨证思维却越来越混乱。如何将上述复杂的辨证方法有效的用于临床实践，是中医临床亟待解决的问题。《伤寒论》第十六条指明："观其脉证，知犯何逆，随证治之"。这是中医临床必须遵循的"三确认"："观其脉证"，是四诊合参确认"主证"；"知犯何逆"，是辨析病因病机确认

"主变";"随证治之",是针对主证、主变确认"主方"。其中"观其脉证"是辨证的切入,"知犯何逆"是审证求因的思辨。孙光荣教授通过其经验总结创立的中医辨证六步程式理论体系,完美地阐明了由"主证"到"主变",最终到"主方"的全过程,为临床辨治提供了明确的诊疗思路。

三、贾先红应用中医辨治六步程式病案举例

正所谓"不以规矩,无以成方圆","中医辨治六步程式"作为对中医临床思维模式的高度概括,贯穿于中医诊疗过程的始终。身为合格的中医,无论接诊新患者还是老患者,在诊疗活动中都会不自主的运用六步中的一步或几步,而不是单纯依靠西医诊断以消炎杀菌、抑制免疫等西医思维进行组方配药。因此,"中医辨治六步程式"作为中医辨证之根本,需要我们不断坚持发展下去。近几年来,孙光荣的徐州弟子贾先红主任中医师率领团队,以孙老中医辨治六步程式为基础,运用于临床实践,取得了显著疗效,特精选医案60篇(见第二章~第十章)以中医辨治六步程式角度展开论述,以飨中医临床医生及中医爱好者。

典型医案如下。

单某,女,33岁,2019年7月15日初诊。己亥年六月十三,小暑。

第一步:四诊审证——打开病锁之钥

主诉:宫颈癌术后1年余,化疗4个周期。

望诊:青年女性,精神萎靡,闷闷不乐,面色欠润,舌质淡红,苔黄腻。

闻诊:声低气怯,应答流利,口中无异。

问诊:患者于2018年5月无明显诱因阴道出现黄色分泌物、量多,伴有阴道不规则出血、下腹坠胀不适。遂于外院就诊检查TCT示鳞状上皮内低度病变。确诊为宫颈癌,予手术切除病灶,紫杉醇和顺铂化疗4个周期。刻下患者神疲乏力,胸闷气短,易感冒,胃脘胀,阴道有少量分泌物、色黄有异味,月经量少,经行腹痛,纳差,寐安,大便质黏,小便正常。

既往体健,平素易生气,否认高血压、糖尿病等慢性病史,否认肝炎、结核等传染病史,否认食物、药物过敏史,否认家族性相关遗传病史。

切诊：脉沉弦。

审证：肝郁脾虚，湿热内蕴→湿热下注，癌毒蕴结→攻法伤正，正气亏虚。

第二步：审证求因——寻求病门之枢

患者1年前确诊为宫颈癌，术前患者阴道分泌物量多色黄，术后仍有少量黄色分泌物，大便质黏，结合舌质淡红、苔黄腻，应为湿热下注表现。患者平素有易生气、闷闷不乐等肝气郁结的表现，可推断其湿热下注应为肝郁脾虚病机的进一步发展。患者现阶段以精神萎靡、面色欠润、声低气怯、神疲乏力、胸闷气短、易感冒等正气亏虚表现为突出症状，考虑为病后患者行宫颈癌手术，加之以紫杉醇和顺铂化疗，大伤人体正气所致。

根据中医理论，本病常由于外邪内侵，或七情、饮食内伤，或先天不足，或产后、经行不慎，导致脾、肾、肝脏腑失调，使得"痰""湿""瘀""滞"互结，留滞胞宫，而为冲任胞门癌毒。综合判断，患者病因应为癌毒。

第三步：求因明机——探究疗病之径

中医古籍中无"子宫颈癌"病名，根据临床表现可将其归属于"癥瘕""崩漏""五色带"等范畴。如孙思邈《备急千金要方》提出"妇人崩中漏下……阴中肿如有疮之状"，其描述与子宫颈癌的临床表现有类似之处。患者情志不遂日久，而成肝郁气滞之证。肝气郁滞，横逆犯脾，则成肝郁脾虚之证。脾胃虚弱，水湿运化失常，导致痰湿内生，日久则化热，湿热之邪下注，故患者有大便黏腻、带下色黄多等症；湿热之邪留滞冲任胞宫，久则酿生癌毒。虽然癌毒为患常夹有"痰""瘀""滞"，但根据患者症状体征其癌毒以湿热毒邪为主。

目前认为，"手术、放疗、化疗"相当于中医攻毒治法，属"中医八法"里的攻法。应用攻伐手段，减轻癌毒的同时也损伤机体正气，久之正气虚弱，五脏受损，因而出现神疲乏力、胸闷气短、易感冒等症状。由此可推断其病机为肝郁脾虚、湿热内蕴→湿热下注、癌毒蕴结→攻法伤正、正气亏虚。患者目前病情虚实夹杂，既有癌毒蕴结的表现，也有正气亏虚的症状。

第四步：明机立法——确立治疗之圭

结合四诊辨证，考虑目前治疗上当以扶正为主、祛邪为辅。所谓"正胜邪自去"，只有增强患者体质，才能提高机体的抗邪及康复能力。扶正的基本治疗方法主要为健脾益气，祛邪治法根据湿热毒邪的病理性质情况，确定为祛湿、清热解毒。

第五步：立法组方——部署疗疾之阵

依据所立之法选方，从扶正祛邪两方面着手。健脾益气可参考《太平惠民和剂局方》中四君子汤，方由人参、白术、茯苓、甘草等组成。现阶段以正虚为主，故应在四君子汤基础上加用黄芪、山药、陈皮等药物以增加补益脾胃的功效。

祛湿、清热解毒可参考任青玲教授根据《丹溪心法》二妙散所拟的加味二妙方。药物组成：黄柏、苍术、白术、薏苡仁、重楼、板蓝根、白花蛇舌草、土茯苓。

第六步：组方用药——派遣攻守之兵

太子参 15g，炙黄芪 25g，炒白术 20g，茯苓 20g，炙甘草 10g，山药 30g，陈皮 10g，枳壳 10g，苍术 10g，生薏苡仁 30g，炒薏苡仁 30g，板蓝根 10g，土茯苓 30g，白花蛇舌草 20g，黄柏 10g，重楼 10g，麦芽 30g，鸡内金 20g。14 剂，水煎服，日 1 剂，饭后温服。

1. 健脾益气：取四君子汤加黄芪、山药、陈皮、枳壳、麦芽、鸡内金，以太子参代党参。用太子参补益中气为主；辅以白术、茯苓健脾益气，兼以祛湿，湿去脾自健；甘草养胃和中；黄芪补气健脾同时又能固表；山药补脾养胃、生津益肺；陈皮、枳壳既能助运脾胃运化，又可疏解肝郁；麦芽行气消食、健脾开胃，合鸡内金并用有助健脾胃运化的功效。

2. 祛湿、清热解毒：取二妙散中苦寒之黄柏清下焦湿热，苦温之苍术燥湿，合白术、薏苡仁健脾祛湿，标本同治以除湿热。又加重楼、板蓝根、白花蛇舌草等清热解毒药物防邪毒入里。重楼味苦、甘，性寒，清热解毒、活血除湿，可防止毒邪聚积，现代药理研究有抗肿瘤、调节人体免疫功能的作用；板蓝根味苦性寒，功能清热解毒，板蓝根提取物靛玉红有抗炎、抗肿瘤等作用；白花蛇舌草味苦、甘，性寒，清热解毒，对宫颈癌细胞的增殖具有抑制作用；土茯苓味甘淡平，功能解毒除湿。

二诊：2019 年 8 月 2 日。己亥年七月初二，大暑。

病史同前，服上方后患者精力较前充沛，面色红润，神疲乏力、胸闷气短、胃脘胀满等症状好转。纳食增加，夜寐安，大便顺畅，小便正常。患者仍有少量阴道分泌物，色黄有异味，舌质红苔薄黄，脉弦滑。

经初诊治疗后，患者正气渐复，脾胃功能得到改善。其阴道有少量分泌物，色黄有异味，结合舌脉，考虑系由下焦湿热癌毒所致。治疗上需要进一步治疗，应加强祛湿、清热解毒。故本次用药应扶正祛邪并重。

处方：太子参 15g，炙黄芪 15g，茯苓 20g，炙甘草 10g，山药 30g，陈皮 10g，郁金 10g，生薏苡仁 30g，炒薏苡仁 30g，黄芩 15g，板蓝根 10g，蒲公英 30g，垂盆草 30g，土茯苓 30g，白花蛇舌草 20g，麦芽 30g，鸡内金 20g。14 剂，水煎服，日 1 剂，饭后温服。

本次在初诊方中减黄芪用量，改枳壳为郁金，去苍术、白术，加黄芩、垂盆草、蒲公英而成。患者湿毒、癌毒蕴结，下焦湿热之症明显，苍术、白术性燥烈，故去苍术、白术，加黄芩、垂盆草、蒲公英等清热利湿药；黄芪甘温升补，减其用量以防化热加重湿毒。另改枳壳为郁金，疏解肝郁。

三诊：2019 年 8 月 19 日。己亥年七月十九，立秋。

服药两周后，患者自觉精神状态较好，未再有胸闷气短、乏力等感觉。近期进食辛辣后感口干，咽痛，喉中有痰，仍有阴道分泌物，色黄有异味。纳可，夜寐欠安，二便调。舌红苔黄腻，脉滑稍数。

患者经健脾益气后正气虚弱症状得到改善，但进食辛辣后出现上焦火热表现，《丹溪心法》提出"气有余便是火"。患者本有湿热癌毒，饮食不慎促使火、湿、热、毒互结；另外也考虑时值盛夏，暑湿较重，进一步加重体内湿热。故本次治疗应以祛除邪实为主，减去参、芪等温燥药物。

处方：茯苓 20g，炙甘草 10g，山药 30g，陈皮 10g，郁金 10g，生薏苡仁 30g，炒薏苡仁 30g，黄芩 15g，板蓝根 10g，蒲公英 30g，垂盆草 30g，土茯苓 30g，白花蛇舌草 20g，菝葜 20g，浙贝母 10g，麦芽 30g，鸡内金 20g。14 剂，水煎服，日 1 剂，饭后温服。

本次在清热祛湿、消癌解毒方面在二诊用药基础上加用菝葜、浙贝母。其中菝葜利湿祛浊、解毒消痈，现代药理研究表示其有抗肿瘤作用。浙贝母性寒凉，善治热痰，《本草求原》谓其："专攻解毒，兼散痰滞。"与板蓝根、黄芩、蒲公英等合用清火热湿毒；与陈皮、郁金同用有疏解肝郁之效。

并以茯苓、炙甘草、山药甘平健脾、补而不燥；麦芽、陈皮、鸡内金行气健脾和中。

按语： 癌毒致病在分析病情时，应理清"痰、瘀、湿、热"邪的主次兼夹，进而针对性用药。本案患者宫颈癌手术及放化疗的治疗伤及人体正气，因此初诊时治疗以扶正为主、祛邪为辅。到三诊时患者病机转以邪实为主，所以治疗方向转变为祛邪为主兼以扶正，整个用药过程与病机环环相扣。

四、结语

中医学博大精深，经历了数千年的临床实践，中医药的疗效在临床中具有举足轻重的地位，也是医学不可替代的独特优势学科。相关文件提出应坚持中西医并重，推动中医药和西医药互相补充、协调发展，健全中医药服务体系，推动中医药事业和产业高质量发展，加强中医药人才队伍建设，发挥中医药在疾病治疗和预防中的特殊作用。并从中医药产业发展方向、发展路径到人才建设，都作了精准规划。把中医药事业提升到国家战略高度，给中医发展提供了大好机遇。要发展中医，就要培养真正的中医人才。因为中医学生的培养模式欠完善及中医学习氛围的缺乏，目前大多数中医医师缺乏系统的中医思维模式，在独立处理疾病时对中医药的认知存在一定问题。所以，培养中医临床人才除了强调"读经典、多临床、拜名师"外，还要强化中医思维模式，唯有强化中医思维模式，才能保有中医药学的特色优势。本书依照孙光荣"中医辨治六步程式"格式，结合临床书写数十例病案，以期中医学者更好地掌握此辨证步骤，培养临床思维能力，提高临床疗效。

第一章 肺系病证

一、咳嗽痰湿蕴肺案

吴某，男，71 岁，2019 年 3 月 25 日初诊。己亥年二月十九，春分。

第一步：四诊审证——打开病锁之钥

主诉：反复咳嗽咳痰伴胸闷憋喘 6 年余。

望诊：老年男性，形体消瘦，喘息稍急促，呼吸用力，口唇无发绀，舌红，苔白腻。

闻诊：咳嗽间作，喉中有痰声，双肺可闻及散在湿啰音。

问诊：患者 6 年来反复咳嗽咳痰，痰多色白黏腻，咳声重浊，晨起或受风寒后尤甚，感冒后则发作，近 1 年出现喘促气短，活动后加重。患者 3 天前受凉后出现咳嗽咳痰，痰多色白黏腻，时有黄痰，胸闷憋喘，心烦，脘腹胀满不适，身重困倦，纳差，偶有便溏，夜寐欠安。

切诊：脉弦滑。

辅助检查：胸部 CT 示慢性气管炎并肺气肿，双肺感染。

审证：肺气虚耗→痰湿蕴肺→风寒犯肺→郁而化热。

第二步：审证求因——寻求病门之枢

①患者咳嗽咳痰 6 年余，近 1 年来出现喘促气短，活动后加重，患者 3 天前受凉后再次出现咳嗽咳痰等症状，痰多，色白黏腻，时有黄痰，并伴有憋喘，可知患者既往有肺系疾病，此次由外邪触发。②患者舌苔白腻，脉象弦滑，提示外有风寒、内有痰饮蕴结。另外患者尚有脘腹胀满不适、身重困倦、纳差等表现，是为痰湿中阻、脾失健运。综上所述，可明确病因为外感风寒及内生痰饮。

第三步：求因明机——探究疗病之径

《素问·咳论》载："五脏六腑皆令人咳，非独肺也……此皆聚于胃，关于肺"，指出咳嗽病位在肺，并与五脏六腑相关。患者久咳耗伤肺气，且年事已高，肺气虚衰，故平日里有喘促气短、活动后喘促加重等表现。肺气受损，宣发和肃降功能受到影响，肺输布水液功能减弱，聚湿酿痰，内伏于肺。

患者每遇寒邪引发内伏之痰，阻塞气道，故咳嗽多痰，痰液黏腻色白。再加上肺气虚衰，肺气不利，故晨间痰壅，胸闷憋喘。风寒外袭，痰饮内停日久，饮郁化热，上犯心胸，因而时有黄痰、心烦胸闷。

痰湿阻滞，脾为湿困，脾喜燥而恶湿，痰湿停聚于脾，中阳受困，故出现脘腹胀满不舒、身重困倦、纳差诸症。湿困脾土，运化水液功能减退，则痰饮内生，出现大便溏薄。《素问·至真要大论》说："诸湿肿满，皆属于脾。"脾所生痰湿上输于肺，加重咳嗽咳痰。即李中梓所言"脾为生痰之源，肺为贮痰之器"，《景岳全书》又见"五脏之病，虽俱能生痰，然无不由乎脾生。盖脾主湿，湿动则生痰，故痰之化无不在脾"。

所以其病机为肺气虚耗→痰湿蕴肺→风寒犯肺→郁而化热。求因明机，必须明晰标本：患者痰湿蕴肺、肺气虚耗是本；风寒犯肺、痰郁化热是标。

第四步：明机立法——确立治疗之圭

治疗上首先重在治肺，其次在脾胃。患者以感受风寒后咳嗽咳痰、黄痰白痰间作、胸闷憋喘为主症，首先应缓解咳嗽咳痰症状，治拟宣肺散寒、肃肺降逆、清热化痰，针对脘腹胀满不适、身重困倦、纳差、偶有便溏等湿困于脾的表现，予理气和中、健脾助运、燥湿化痰等治疗。

第五步：立法组方——部署疗疾之阵

宣肺散寒、理气和中可选用《太平惠民和剂局方》香苏散，由香附、紫苏叶、陈皮、甘草组成，全方芳香散寒、理气健脾。肃肺降逆、清热化痰选用《医学统旨》中清金化痰汤，由黄芩、山栀子、知母、桑白皮、瓜蒌子、贝母、麦冬、橘红、茯苓、桔梗、甘草等组成，全方有化痰止咳、清热润肺之效；燥湿化痰、健脾助运可选用《太平惠民和剂局方》二陈汤，由半夏、橘红、白茯苓、甘草组成，理气行滞、燥湿化痰。

第六步：组方用药——派遣攻守之兵

处方：紫苏叶 10g，香附 10g，陈皮 10g，炙桑白皮 10g，杏仁 10g，连翘 15g，清半夏 9g，丝瓜络 10g，蒲公英 30g，麦芽 30g，炒谷芽 30g，鸡内金 20g。7 剂，水煎服，日 1 剂，早晚分服。

1. 宣肺散寒、理气和中：方中紫苏叶，功用解表散寒、行气和胃，《雷公炮制药性解》："紫苏味甘、辛，性温，无毒，入肺、脾二经。叶能发汗散表，温胃和中，除头痛、肢节痛，双面紫者佳。不敢用麻黄者，以此代之。"香附味微辛微苦性平，归肝、脾、三焦经，主发散疏通。陈皮味苦辛性温，归肺脾经，功用理气调中、燥湿化痰，《长沙药解》："陈皮味辛、苦，入手太阴肺经。降浊阴而止呕哕，行滞气而泻郁满，善开胸膈，最扫痰涎。"三药配合，既能宣肺散寒，又能理气和中。

2. 肃肺降逆、清热化痰：方中桑白皮味甘性寒，归肺脾经，功能泻肺平喘。罗谦甫言桑白皮"是泻肺中火邪，非泻肺气也。火与元气不两立，火去则气得安矣"。杏仁，止咳嗽，消痰润肺。《神农本草经读》："杏仁气味甘苦，下气二字足以尽其功。肺实而胀，则为咳逆上气，杏仁下气，所以主之。"二药共奏止咳平喘之效。痰热蕴肺而咳痰，《医学启源》云连翘"泄上焦诸热"，《神农本草经百种录》云"连翘之气芳烈而性清凉，故凡在气分之郁热，皆能已之"。丝瓜络，味甘，性凉，入脾肺二经，清热化痰通络。二药共用以清热化痰。

3. 燥湿化痰、健脾助运：脾为生痰之源，清半夏，归脾肺经，燥湿化痰。《本草崇原》："胸者，肺之部，阳明金气上合于肺，金气不和于肺，则胸胀咳逆，半夏色白属金，主宣达阳明之气，故皆治之。"痰湿困脾，防其化热，用蒲公英，性寒，能泻胃火又不损土。麦芽、谷芽、鸡内金三药量大合用，健脾助运，兼可培土生金，以助肺气。

与选方相比，清金化痰汤中麦冬、知母养阴之力强，有碍祛痰之力，故舍弃不用。

二诊：2019年4月2日。己亥年二月二十七，春分。

现病史：患者服上方7剂后，咳嗽咳痰明显减少，现在偶有咳嗽咳痰，咳声低怯，痰液稀白；胸闷喘憋亦较前明显缓解，但时有气短，活动后即出现胸闷喘促；脘腹部胀满基本消失，身体较前轻快，胃口明显增加。刻下咳嗽咳痰，咳声低怯，痰液稀白，时有气短，乏力，活动后即出现胸闷喘促，纳可，夜寐安，二便调，舌淡红，苔白，脉弦虚。

患者外感寒邪已去，痰湿实邪已除，目前以肺气虚衰为主，治宜补益肺气，故减去宣肺散寒的紫苏叶、香附，泄肺热的桑白皮、杏仁，清热化痰的连翘、丝瓜络，加用补益肺气的人参、黄芪、麦冬、五味子。

处方：人参6g，炙黄芪15g，麦冬6g，清半夏9g，五味子3g，蒲公英30g，麦芽30g，炒谷芽30g，鸡内金20g，陈皮10g。7剂，水煎服，日1剂，早晚分服。

按语：《灵枢·本神》有言"肺气虚则鼻塞不利，少气，实则喘喝，胸盈，仰息"，故治疗重点是分清疾病正邪虚实。该案初诊时重点在祛除实邪，治疗予以宣肺散寒、清热化痰、燥湿化痰、健脾助运。复诊时患者外感寒邪、内伏痰饮已去，以肺气虚衰为主要表现，故重点在于补益肺气。

二、哮病痰热壅肺案

李某，男，57岁，2017年6月10日初诊。丁酉年五月十六，芒种。

第一步：四诊审证——打开病锁之钥

主诉：反复咳嗽气喘5年，加重3天。

望诊：神志清，神疲乏力，轻度憋喘貌，口唇无发绀，舌红，苔黄腻。

闻诊：应答自如，呼吸稍急促。

问诊：患者5年前受凉后出现咳嗽咳痰、胸闷气喘发作，发作时喉中痰鸣音，休息后稍缓解，活动后加重，诊断为支气管哮喘，应用支气管舒张剂及激素治疗后能缓解。5年来上述症状反复发作，好发于受凉后，吸入激素均能缓解。3天前患者再次受凉后出现咳嗽气喘，行走后感胸闷气短，呼吸急促，无畏寒发热，无端坐呼吸，应用激素吸入后症状稍缓解。刻下患者喘咳气逆，咳痰不爽，痰黏色黄，胃脘不适，呃逆嗳气，大便偏干，小便黄。

切诊：脉弦滑。

审证：风寒犯肺→痰饮内伏→郁而化热→痰热壅肺。

第二步：审证求因——寻求病门之枢

辨证依据：①患者自诉5年前受凉后出现咳嗽咳痰，胸闷气喘，发作时喉中有痰鸣音，休息后稍缓解，活动后加重，病情描述符合中医学哮病范畴，哮病外因主要责之于风寒、风热外邪，未能及时表散，邪蕴于肺，壅阻肺气而发病。本次受凉后病情再次发作，初步判断为风寒犯肺。②患者脉弦滑，弦脉多见于肝胆病、疼痛、痰饮等；滑脉主痰饮、食滞、实热等证。现患者有咳嗽、喉中痰鸣等表现，故弦滑脉应为痰饮。③患者现喘咳气逆，咳痰不爽，痰黏色黄，胃脘不适，呃逆嗳气，大便偏干，小便黄，舌红苔黄腻，是痰热壅肺、肺气上逆的表现。从当前四诊信息综合判断，患者病因应为风寒外袭。

第三步：求因明机——探究疗病之径

本例西医诊断为支气管哮喘，属中医学"哮病"范畴。秦景明《症因脉治》曰："哮病之因，痰饮留伏，结成窠臼，潜伏于内，偶有七情之犯、饮食之伤，或外有时令之风寒束其肌表，则哮喘之症作矣。"患者中年男性，平素体健，触感风寒邪气，未能及时散表，邪蕴于肺，化为痰饮，伏藏于肺，则成为发病的"夙根"。每遇受凉后寒邪引发内伏之痰，痰随气升，气因痰阻，相互搏结，壅塞气道，肺管狭窄，通畅不利，肺气宣降失常，故每遇受凉后出现咳嗽气喘、行走后感胸闷气短、呼吸急促等症状。哮病发病，因有伏痰夙根，所以有寒热虚实之不同。本患者素体阳盛，新感风寒发病，引动伏痰，邪从热化，痰热壅肺，肺气上逆。则见喘咳气逆、咳痰不爽、痰黏色黄等症状。子病及母，痰热留滞脾胃，又见胃脘不适、呃逆嗳气、大便偏干等脾胃升降失常之征象。脾胃为后天之本，水谷生化之源，脾胃升降失常又会影响加速哮病的发展。综上可知患者病机发展可确定为风寒犯肺→痰饮内伏→郁而化热→痰热壅肺。其中痰饮内伏为本；风寒犯肺为标，痰热壅肺为标。

第四步：明机立法——确立治病之圭

患者主诉为反复咳嗽气喘5年，加重3天。根据四诊审证，求因明机：证型为风寒犯肺→痰饮内伏→郁而化热→痰热壅肺。这是逐步递进的四个病机。按照朱丹溪"未发以扶正气为主，既发以攻邪气为急"治疗哮病的原则，先以攻邪为主，故相应的治法为宣肺散寒、清热化痰。

第五步：立法主方——部署疗疾之阵

①宣肺散寒选方可以参考《伤寒论》中小青龙汤。小青龙汤为散寒蠲饮之效方，乃医圣张仲景所创，《伤寒论》第40条曰："伤寒表不解，心下有水气……或喘者，小青龙汤主之。"病机为外感风寒，触动伏饮，水寒射肺，导致肺气失于宣降。小青龙汤从组成来看，是麻黄汤与桂枝汤合方，去生姜、大枣、杏仁，加法半夏、干姜、细辛、五味子而成。全方意在辛散解表、温肺化饮。②针对本病案痰热壅肺病机特点，可参考山东中医药大学张维录教授自拟方剂：清热化痰汤，由金银花、连翘、板蓝根、黄芩、

蜜桑白皮、蜜枇杷叶、瓜蒌、鱼腥草、浙贝母、前胡、北沙参、生地黄、麦冬、薏苡仁、甘草等组成。功效清热化痰、肃肺止咳。

第六步：主方用药——派遣攻守之兵

五味子10g，清半夏10g，细辛3g，炙麻黄10g，鱼腥草20g，连翘15g，金银花15g，黄芩15g，浙贝母10g，白前10g，炙枇杷叶20g，全瓜蒌30g，薏苡仁30g，桑白皮15g，甘草10g，丹参20g。7剂，水煎服，日1剂，饭后温服。

1.宣肺散寒：本病外感风寒邪气，引动内伏之痰从热而化。所以取用小青龙汤应去干姜、桂枝之温，去芍药之益阴血而敛津液等药物。用炙麻黄发汗宣肺，少用细辛温化寒饮，法半夏燥湿化痰，降逆止呕，能降肺胃气逆，使其风寒邪气不伏于肺络。用五味子酸收、敛肺气而止咳喘，恐耗散肺气故加之。

2.清热化痰：以金银花、连翘清散肺热，鱼腥草、黄芩清热燥湿，桑白皮、瓜蒌、枇杷叶、甘草清解肺热、降气化痰。浙贝母、白前一温一凉，共奏清热化痰、佐以降逆之功。再以薏苡仁健脾祛湿。现为哮病发作期，患者痰热较盛，故应以攻邪为急，在清热化痰汤基础上不用北沙参、生地黄、麦冬养阴之药。

二诊：2017年6月17日。丁酉年五月二十三，芒种。

现病史：患者服药后喉中痰鸣音不明显，无畏寒发热，喘咳气逆较前缓解，刻下咳嗽咳痰，痰黏色黄，不易咳出，胃脘不适，呃逆嗳气，纳谷少，大便正常，日行1次，小便稍黄，睡眠可。舌红，苔黄腻，脉弦滑。

患者服药1周后喘咳气逆较前缓解，表邪已散，可去麻黄。细辛、五味子等药物，但刻下仍有肺胃痰热、痰阻气逆等表现，治疗应以清肺化痰为主，佐以和胃降逆，可在清热化痰基础上参考旋覆代赭汤思路，降泄胃气。

处方：麦芽30g，清半夏10g，代赭石15g，旋覆花10g，鱼腥草20g，连翘15g，金银花15g，黄芩15g，浙贝母10g，白前10g，炙枇杷叶20g，全瓜蒌30g，薏苡仁30g，桑白皮15g，甘草10g，丹参20g。7剂，水煎服，日1剂，饭后温服。

按语：本病案为哮病之寒包热哮，初诊是先以表散风寒，复诊时风寒已去，则以清热化痰、降肺胃气逆等药为主。胡希恕教授曾提出瘀血为哮病灶根的观点，后通过临床和实验研究，证明哮病后期多有瘀血的症状、体征和血液流变学改变，用活血化瘀药治疗多获良效。故本案在宣肺散寒、清热化痰的基础上加用丹参活血化瘀。

第二章　心系病证

一、心悸痰瘀滞络案

郭某，女，77岁，2019年3月1日初诊。己亥年正月二十五，雨水。

第一步：四诊审证——打开病锁之钥

主诉： 反复心悸、胸闷憋喘30余年，加重3个月。

望诊： 患者老年女性，形体微胖，面色㿠白，精神欠佳，神疲乏力，睁眼无力，时有烦躁。舌暗红，苔白。

闻诊： 言语无力，音调低弱，喘息声粗，呼多吸少，咳嗽音调较低，略显乏力。

问诊： 反复心悸、胸闷憋喘30余年，心脏彩超示心脏扩大，近3个月病情加重，动则气喘，咳嗽，无痰，肢体沉重，倦怠乏力，腰痛，眼干涩，无心前区痛，纳可，睡眠可，二便调。

切诊： 手心尚温，无汗出，脉涩。

审证： 气血亏虚→寒凝血瘀→痰阻气滞→痰瘀滞络。

第二步：审证求因——寻求病门之枢

患者老年女性，以反复心悸、胸闷憋喘30余年为主症，何以审证为痰瘀滞络？其一，患者年迈体虚，面色㿠白，精神欠佳，神疲乏力，声音低弱，皆为气血渐衰之象。其二，患者舌暗红，脉涩，皆血行不畅、脉络瘀阻之象。其三，《丹溪心法》中云："人之所主者心，心之所养者血，心血一虚，神气不守，此惊悸之所肇端也。"气血不足，出现心悸等症，血脉不畅，兼有双目干涩、腰痛等症，形成痰饮、瘀血等病理产物。因此病因为痰饮、瘀血。

第三步：求因明机——探究疗病之径

确立本病的病因，究其病机，一者患者高龄，久病气血阴阳亏虚，心神失所养，阴寒自生，凝滞血脉，症见面色㿠白、神疲乏力、心悸、胸闷等；再者，患者年老体弱，脾胃失于运化，气血生化乏源，宗气不得畅行，血脉亦会凝滞；脾失健运的同时，痰湿内生，痰滞心胸，则会出现心悸胸闷等症状，心脉运行不畅，亦导致咳喘加重。总结归纳其病机：气血亏虚

→寒凝血瘀→痰阻气滞→痰瘀滞络。其中气血亏虚为本，痰饮、瘀血为标，但在该患者的发病过程中已形成的痰饮、瘀血又构成了新的致病因素。

第四步：明机立法——确立治疗之圭

本患者以反复心悸、胸闷喘憋 30 余年，加重 3 个月就诊。归纳本病病机后，急则治标，缓则治本，针对痰饮、瘀血予疏理气机、活血化瘀、辛温通阳、泄浊豁痰等治疗，《金匮要略》提出"病痰饮水者，当以温药和之"，故治疗需以温化痰饮、行气降逆，兼以活血化瘀，并健脾益气养血以固其本。

第五步：立法组方——部署疗疾之阵

选方可参考《太平惠民和剂局方》中的二陈汤和《金匮要略》瓜蒌薤白半夏汤加减。二陈汤组成：陈皮、半夏、茯苓、甘草。有燥湿化痰、理气和中之效，治疗痰湿证，拟选本方主因标本兼治，以燥湿化痰为其标，同时兼有健脾、利湿、行气以治其本。瓜蒌薤白半夏汤组成：栝蒌实、薤白、半夏、白酒。《金匮要略心典》有云："胸痹不得卧，是肺气上而不下也；心痛彻背，是心气塞而不和也，其痹为尤甚矣。所以然者，有痰饮以为之援也，故于胸痹药中加半夏以逐痰饮。"本方行气与祛痰并行、宽胸与通阳相协、化痰、活血、理气均寓于一方之中。

第六步：组方用药——派遣攻守之兵

枳壳 10g，丹参 20g，陈皮 10g，鸡内金 20g，茯苓 20g，制延胡索 15g，麦芽 30g，炒白术 15g，川芎 10g，清半夏 9g，紫苏子 10g，全瓜蒌 20g，薤白 10g。7 剂，水煎服，日 1 剂，饭后温服。

1. 温阳化痰、行气降逆：薤白通阳散结、行气导滞。《本草求真》云其："味辛则散，散则能使在上寒滞立消；味苦则降，降则能使在下寒滞立下；气温则散，散则能使在中寒滞立除。"全瓜蒌清热涤痰、宽胸散结。《本草别录》云其"主胸痹"，清半夏具有燥湿化痰、降逆止呕、消痞散结之功；三药合用，行气祛痰、宽胸散结。

紫苏子降气消痰，《本草纲目》言其"治风顺气，利膈宽肠"，陈皮有理气健脾、燥湿化痰之功，与半夏相配伍，可化痰降气，治疗痰涎壅盛，胸膈满闷，喘咳短气；枳壳理气宽中、行滞消胀，《开宝本草》言其能主："劳气咳嗽，背膊闷倦，散留结胸膈痰滞，逐水……"此几味药行气兼化痰，气行则痰湿易散。

2. 活血化瘀：《本草纲目》言延胡索能"活血利气，止痛"，川芎可行气开郁、祛风燥湿、活血止痛；丹参可活血祛瘀、清心除烦，功同四物汤。上三味为伍，可行气止痛并活血养血逐瘀。

3. 健脾益气：茯苓利水渗湿、健脾、宁心；炒白术燥湿利水，鸡内金、麦芽行气消食、健脾开胃，上四味功在健脾益气而治本。

二诊：2019 年 3 月 8 日。己亥年二月初二，惊蛰。

药后患者气喘、咳嗽较前好转，动则气喘不明显，腰痛仍时作，肢体沉重，倦怠乏力，无心前区痛，眼部稍有干涩，纳寐可，二便调。舌红，苔白，脉细涩。

处方：枳壳 10g，丹参 20g，陈皮 10g，鸡内金 20g，茯苓 20g，制延胡索 20g，麦芽 30g，炒白术 15g，川芎 10g，清半夏 9g，紫苏子 10g，全瓜蒌 20g，薤白 10g，谷精草 10g。7 剂，水煎服，日 1 剂，饭后温服。

患者经辛温通阳、行气降逆治疗后，咳嗽气喘较前好转，肢体沉重、倦怠乏力仍作，考虑脾胃之气仍显虚弱，治疗需加强补脾益气之效，使气血生化有源，乏力症状即可缓解；患者腰部仍疼痛，眼部干涩尚未缓解，考虑局部仍有气滞血瘀等症状，因此复诊方中增加延胡索用量，加强行气止痛等功效，加用谷精草明目，《本草纲目》云"凡治目中诸病，加而用之，甚良"。

按语：患者因反复心悸、胸闷伴憋喘就诊，辨证为痰瘀滞络，患者久病且年老体虚，气血生化不足，气滞血瘀，故导致痰、瘀等病理产物的形成，方药在以化痰、行气、活血等治标同时，注重健脾，脾健则气血生化有源，气行则血行，血脉自不会瘀滞，健脾则痰湿得以运化。二诊患者咳嗽、气喘得以缓解，仍有腰痛、眼部干涩，主因络脉阻滞，气血运行不畅，予加用延胡索行气止痛、谷精草明目，标本兼治。

二、心悸阴虚火旺案

王某，男，57 岁，已婚，2019 年 4 月 20 日初诊。己亥年三月十六，谷雨。

第一步：四诊审证——打开病锁之钥

主诉：胸闷心悸 1 个月，加重两天。

望诊：表情自然，神疲乏力，目光乏神，舌红，少苔。

闻诊：应答自如，呼吸平稳，两肺未闻及异常，心率85次/分，心律不齐，听诊可闻及期前收缩，每分钟约10～15次，各瓣膜听诊区未闻及病理性杂音。

问诊：患者1个月前劳累后出现胸闷心悸症状，休息后稍缓解，呈阵发性发作，无心前区疼痛及肩背部放射痛，无气喘、端坐呼吸、呼吸困难等，至当地医院，行动态心电图检查，诊断为心律失常（频发室性期前收缩），予倍他乐克、稳心颗粒等药物治疗后，胸闷心悸缓解，复查心电图室性期前收缩明显减少。两天前患者劳累后胸闷心悸发作，未予特殊治疗，刻下心悸不安、活动后加重，气短乏力，睡眠差，纳少，大小便正常。动态心电图：窦性心律、频发室性期前收缩。既往慢性胃炎病史十余年。

切诊：脉细代。

审证：心脾两虚→气阴不足→阴虚火旺。

第二步：审证求因——寻求病门之枢

辨证依据：①患者自诉劳累后出现胸闷、心悸症状，之后病情反复，劳累后再发，病情描述符合中医学心悸范畴，心悸主要责之于体质虚弱、饮食劳倦、七情所伤、感受外邪等。本案患者劳累后诱发，伴有神疲乏力，纳食减少，符合心脾两虚的特征。②患者脉细代，细脉为阴血亏虚不能充盈脉道所致，代脉为气血虚衰而致脉气运行不相连续。细代脉结合舌红少苔提示气阴不足为患。③患者心悸不安，睡眠差，舌红少苔，是阴虚火旺的表现。从当前四诊信息综合判断，患者病因应为劳倦。

第三步：求因明机——探究疗病之径

成无己在《伤寒明理论》中提道："心悸之由，不越二种，一者气虚也，二者停饮也。"患者中老年男性，劳倦太过，耗气伤神，故有神疲乏力、纳食减少等表现。加之长期慢性脾胃疾患，正虚气馁，子盗母气，而心主血脉，阴血无以化生，故有心悸不安、睡眠差等表现，从上可分析本病应为心脾两虚所致。随着病情发展，阴不制阳，虚热内生，见舌红少苔、脉细代等阴虚火旺的表现。阴虚内热，不能濡养心脏，心失所养而致胸闷心悸反复发作。综上可知患者病机发展可确定为心脾两虚→气阴不足→阴虚火旺。其中心脾两虚、气阴不足为本，阴虚火旺为标。

第四步：明机立法——确立治病之圭

根据四诊审证，求因明机：证为心脾两虚→气阴不足→阴虚火旺。这是逐步递进的三个病机，故相应的治法为健脾养心、滋阴清热。本病案虚实相兼、心脾同病，治法应当从以下三方面入手。①补虚：本病案病位在心，虚实相兼，以虚为主，故补虚是治疗本病的基本原则。②清滋：阴血暗伤而致火旺，故予清热滋阴以求阴平阳秘、气血调畅。③安神：由于本病的临床特征为心中悸动，故心神不宁为其共性，酌情配伍养心安神或镇心安神的方药，意图达到标本兼治，取得更好的治疗效果。

五步：立法主方——部署疗疾之阵

患者的病情选方可以参考《摄生秘剖》中天王补心丹。其功效为滋阴清热、养血安神。该方由生地黄、麦冬、天冬、丹参、玄参、党参、桔梗、远志、当归、五味子、酸枣仁、柏子仁、茯苓、朱砂等组成。该方以生地黄和玄参共为主药，滋阴凉血，引肾水以制心火，心肾相交、水火既济，则悸定神宁；朱砂、远志、柏子仁养心安神；酸枣仁、五味子收敛心气、引神入舍；远志通心魂；丹参、当归补血养血、活血化瘀；天冬、麦冬甘寒滋润以清虚火；党参生津益气；茯苓健脾宁心；桔梗载药上行，以起舟楫之功效。所以该方的方义可予参考。但此方滋阴药物较多，过于滋腻，有阻碍脾胃之弊，也需要进行适当的调整。

第六步：主方用药——派遣攻守之兵

生地黄 20g，玄参 15g，陈皮 10g，炙甘草 6g，丹参 20g，当归 10g，党参 10g，煅龙骨 30g，麦冬、天冬各 10g，五味子 6g，酸枣仁 10g，柏子仁 30g，苦参 12g，茯苓 20g。7 剂，水煎服，日 1 剂，饭后温服。

本方为天王补心丹去远志、桔梗、朱砂等药物。朱砂有毒故改为汤剂时应去掉。去远志加煅龙骨，因龙骨质重，入心肝经为重镇安神的要药，既有远志、石菖蒲之功能，又能潜阳入里，配合酸枣仁、柏子仁养心安神。加用陈皮、炙甘草。方中用党参、茯苓、陈皮、炙甘草，用意有以下两方面：①健脾益气治其本。②减少阴腻药物的滞胃之弊。桔梗药性升散不和病机故去之。苦参具有非特异性的奎尼丁样作用，即通过影响心肌细胞膜钾钠离子传递系统，延长不应期，降低心肌应激性，从而抑制异位起搏点，发挥抗心律失常作用。

二诊：2019 年 4 月 28 日。己亥年三月二十四，谷雨。

患者药后未出现胸闷心悸症状，睡眠改善。仍有气短乏力，纳少，进食后有上腹部饱胀感，无上腹部疼痛不适，无嗳气泛酸等。刻下神志清，面色无华，呼吸平稳。两肺未闻及异常。心率 78 次 / 分，心律齐，各瓣膜听诊区未闻及病理性杂音。纳少，大便日一行，量少。小便如常，夜寐安。舌质红，苔少，脉细。

患者药后未出现胸闷心悸症状，睡眠改善。说明经上方健脾益气、滋阴清火、养心安神治疗后症状改善。但仍有气短乏力、纳少、进食后上腹部饱胀感等症状。分析原因本例患者心脾两虚导致阴虚火旺，经治疗后得到控制。患者气短乏力、纳少，系由心脾两虚，此宿久之体质需要进一步调理。由此明确病机重在心脾两虚之本。既然经上方治疗有效，今再拟健脾益气、滋阴清火、养心安神法。去苦参之苦寒伤胃，增加茯神、石斛等平补心脾之药。

处方：生地黄 20g，玄参 15g，陈皮 10g，炙甘草 6g，丹参 20g，当归 10g，党参 10g，煅龙骨 30g，麦冬、天冬各 10g，五味子 6g，酸枣仁 10g，柏子仁 30g，茯苓 20g，茯神 15g，石斛 15g。10 剂，水煎服，日 1 剂，饭后温服。

按语：天王补心丹是养阴安神常用剂，但临床上应注意方中滋腻药物较多，多服有滞胃之弊，消化功能不良者应当慎用。本案以心脾两虚、气阴不足为本，阴虚火旺为标。故一诊时用党参、茯苓、陈皮、炙甘草健脾益气，减少阴腻药物的滞胃之弊。复诊时症状改善，即去苦参之苦寒，遣方用药中总顾及脾胃。因此选方用药难以固守成方，需要针对病因、病机做出适当灵活的调整。

三、不寐肝郁化火案

王某，男，35 岁，已婚，2019 年 1 月 8 日初诊。戊戌年腊月初三，小寒。

第一步：四诊审证——打开病锁之钥

主诉：失眠两年余。

望诊：神志清，形体适中，面色红润，目赤，舌质红，苔薄黄腻。

闻诊：语言流利，应答自如，呼吸平稳，偶有干咳，呼吸及言谈时口中未感有异味。

问诊：两年前因焦虑抑郁、情志不遂出现失眠，初起夜寐不安，进而夜不能眠，每因情绪不畅时加重，外院诊断为焦虑症，予氟哌噻吨美利曲辛治疗后可入睡。近1周停药后症状加重，刻下患者失眠，焦虑，情绪不稳定，干咳，胸闷善太息，脘腹胀满，嗳气，不思饮食，小便黄，大便秘结，一二日一行。否认慢性病史，否认外伤、输血史，否认药物、食物过敏史。否认家族性传染病及遗传病史。甲状腺功能、心电图及头部CT等辅助检查均未见异常。

切诊：脉弦数。

审证：肝郁气滞→肝火上炎→心神受扰。

第二步：审证求因——寻求病门之枢

①通过问诊可知患者胸闷善太息、脘腹胀满、不思饮食等症，均为中焦气滞的表现；通过望诊可见目赤、舌红苔黄腻，是为火热之象。②诊其脉为弦数脉。弦为肝脉，表示肝经脉气紧张，疏泄失常。数脉主热证。由此可推测病机为肝气郁滞，气郁化火。③据患者回忆，两年前由于焦虑抑郁，情志不遂而出现夜寐不安，进而夜不能眠而病失眠。因此，可判断病因为情志因素。

第三步：求因明机——探究疗病之径

患者两年前因情志因素诱发失眠，初起夜寐不安，进而夜不能眠。根据症状可辨病为中医学不寐病。肝为刚脏而主疏泄，其气象春木升发之性，喜条达而恶抑郁。情志不舒则肝气郁结，疏泄功能失常，致气血循行不畅，各脏腑气机升降出入平衡失调。《丹溪心法·六郁》中提出："气血冲和，万病不生，一有怫郁，诸病生焉，故人生诸病，多生于郁。"肝为风木之脏，相火内寄，肝气怫郁，日久化火，循经上炎，上逆为患。肝为心之母，肝火扰乱心神，则心神不安，可见失眠、焦虑。如张景岳在《景岳全书·不寐》中说："盖寐本乎阴，神其主也，神安则寐，神不安则不寐。"另外肝失疏泄，则脾土壅滞，中焦气滞，故大便秘结。据此可确定病机为肝郁气滞→肝火上炎→心神受扰，其中肝郁气滞为本，肝火上炎、心神受扰为标。

第四步：明机立法——确立治病之圭

通过分析病情可知其病机为肝郁气滞→肝火上炎→心神受扰。遵循"气之亢于上者抑而降之，结于内者疏而散之"的原则，治疗时标本兼顾，补虚泻实，调整脏腑阴阳。由此可确立治法为疏肝解郁、养心安神、理气健脾。

第五步：立法组方——部署疗疾之阵

依据所立治法，选定方剂。疏肝理气，参考《医学统旨》柴胡疏肝散。方中以柴胡疏肝解郁，香附理气疏肝而止痛，川芎活血行气，陈皮、枳壳理气行滞，芍药、甘草养血柔肝、缓急止痛，甘草调和诸药。诸药相合，共奏疏肝行气、活血止痛之功。养心安神，参考《金匮要略》酸枣仁汤。方中重用酸枣仁，以养血补肝、宁心安神；茯苓宁心安神；知母滋阴清热；川芎调畅气机、疏达肝气；甘草生用，和中缓急。诸药相伍，一则养肝血以宁心神，一则清内热以除虚烦，共奏养血安神、清热除烦之功。另再酌予理气健脾之药相辅为用。

第六步：组方用药——派遣攻守之兵

郁金10g，香附10g，川芎10g，枳壳10g，陈皮10g，白芍10g，甘草6g，酸枣仁15g，柏子仁15g，茯神10g，知母10g，栀子10g，麦芽30g，炒谷芽30g，鸡内金20g。14剂，水煎服，日1剂，饭后温服。

本方为柴胡疏肝散合酸枣仁汤加减而成，其中柴胡虽疏肝之功强，但其性升散，气机上逆者应慎用，故以郁金替代。《本草备要》言郁金"行气解郁，泄血破瘀。凉心热，散肝郁"，故郁金既能疏肝又能清火，一药多用切中病机。茯苓虽有健脾宁心之功，但其更专于利水，宁心之力不及茯神，故以茯神取而代之。加用麦芽、炒谷芽、鸡内金三药味甘入脾，健脾助运、理气开胃，栀子清火除烦，柏子仁养心安神，《本草求真》云柏子仁，专入心，辛甘平可以通窍而入心，宁神而定智。

二诊：2019年1月27日。戊戌年腊月二十七，大寒。

服药半月后睡眠较前显著改善。无嗳气胀满等症状。刻下仍有干咳，早晨有黄黏痰，时有烦躁、焦虑，腹胀，纳谷乏馨，大便干燥，一二日一行，小便可。舌淡红，苔白腻，脉弦数。

处方：郁金 10g，香附 10g，川芎 10g，枳壳 10g，陈皮 10g，白芍 10g，甘草 6g，知母 10g，麦芽 30g，炒谷芽 30g，鸡内金 20g，莱菔子 10g，竹茹 10g，垂盆草 30g，合欢皮 10g，百合 10g，杏仁 10g，栀子 15g。14 剂，水煎服，日 1 剂，饭后温服。

患者肝气郁结伤及脾胃气机，胃气壅滞不降，故大便秘结，一二日一行。脾胃气机失调，运化水液功能失调，水液潴留成痰为饮，痰饮郁而化热，痰热上扰心神，故烦躁、焦虑不安。由此可明确病机为肝郁气滞→脾胃失和→痰热上扰→肺气不降。由于肺主一身之气，肺气降则周身之气皆降。故相应治法应降气和胃、化痰清热。在前方基础上进行加减。莱菔子，入脾胃肺经，降气导滞。竹茹，入脾胃经，清热化痰。清代黄宫绣认为竹茹专入肺胃，清肺凉胃、解烦除呕。垂盆草，入肝经，清热解毒。合欢皮，安神解郁。百合，清心安神，滋阴润肺。叶天士有言："百合甘平，平则气降。"杏仁，入肺与大肠经，降气润肠。诸药合用，痰热得清，气滞得疏，心神得安。患者睡眠显著改善，故去养心安神之药酸枣仁、柏子仁及茯神，患者仍感烦躁不安，故加大栀子用量以清心除烦。

按语： 失眠产生并不是单一脏腑单一因素致病的结果，往往是多脏功能失调的结果。在治疗时，要分清主要失调脏腑气机的变化，在此基础上，进行相关治疗。调节脏腑气机是治疗失眠症的重要方法。正如《医源》所说："故吾人业医，必先参天地之阴阳升降，了然于心目间，而后以药性之阴阳，治人身之阴阳，药性之升降，调人身之升降，则人身之阴阳升降，自合于天地之阴阳升降矣。"

四、不寐肝火上炎案

肖某，女，65 岁，2019 年 3 月 1 日初诊。己亥年正月二十五，雨水。

第一步：四诊审证——打开病锁之钥

主诉：失眠 10 余年。

望诊：老年女性，形体偏瘦，面红目赤，舌质红，苔白。

闻诊：语声正常，口中有异味。

问诊：患者于 10 年前生气后出现失眠、多梦，每晚能入睡 4～5 小时，睡后易醒，常于凌晨 2～3 点醒，再难入眠，伴有头晕耳鸣。西医诊为神经症，口服西药不详，未见明显效果。10年来失眠时轻时重，平素急躁易怒，怒时易诱发、加重失眠等症。刻下头晕耳鸣，身体沉重，胃脘不适，泛酸，进食生冷后易腹痛腹泻，口干口苦，偶有胸胁胀痛，纳谷一般，大便黏滞，日二三行，小便偏黄。患者49岁绝经，否认精神病史，相关西医检查未见明显异常。

切诊：脉弦数。

审证：肝气郁结→郁久化火→肝火上炎→热扰心神（并有肝火犯胃）。

第二步：审证求因——寻求病门之枢

患者失眠，凌晨易醒，又有头晕耳鸣、口苦口干、急躁易怒等表现，望其面色红目赤，舌质红，苔白，闻其口中有异味；诊脉可见弦数，弦为肝气郁结之象，数为热证的主脉；患者无精神病史，相关检查未见明显异常，可推断失眠可能缘于肝郁化火，心神受扰。另外患者身体沉重，胃脘不适，泛酸，进食生冷后易腹痛腹泻，偶有胸胁胀痛，大便黏滞，可判定为肝火犯胃之象。

综上分析，患者的诸多表现总是与肝郁化火相关，追问患者生活史知其多年以来性情常急躁，病情也每因情志因素诱发加重，因此可明确患者诸症病因为情志因素。

第三步：求因明机——探究疗病之径

《灵枢·经脉》云："肝足厥阴之脉……属肝络胆，上贯膈，布胁肋，循喉咙之后，上入颃颡，连目系，上出额，与督脉会于巅。"患者肝气郁结，久而化火，上炎而成耳鸣、口苦、面红目赤等症，兼有胸胁胀痛。肝气太过，郁而化火，母病及子，热扰心神，心神不安而烦热不寐。肝木过旺则无所畏惧，夹火势而妄行，故又可来乘脾土。脾主湿，又主运化，厥阴夹相火来犯，湿、热相合，蕴结脾土。患者进食生冷之物之后，中焦气机受阻，则脾运化、升清愈加失职。中焦脾胃，一升清，一降浊，犹如上下之枢纽，枢机不利不畅，功用受影响，因而出现泛酸、胃脘不适等症状。患者肝郁化火，火势上扰于心，且又脾胃受肝火所犯而"胃不和则卧不安"，则发为失眠。

综上分析患者的病机为肝气郁结→郁而化火→肝火上炎→热扰心神（并有肝火犯胃），其中肝郁化火为本，热扰心神为标。

第四步：明机立法——确立治疗之圭

如第三步所分析病机为肝气郁结→郁而化火→肝火上炎→热扰心神（并有肝火犯胃），这是一个逐步发展，渐波及肝、心、脾三脏的过程，一在肝木之郁结化火，一在脾土被乘气机不畅，一在心神失养又受火热困扰。患者刻下为失眠易醒所苦，据此可得出相应治疗大法：清肝疏肝、养心安神、健脾和胃。

第五步：立法组方——部署疗疾之阵

1. 疏肝理气、清肝泻火：可参考《医宗金鉴》龙胆泻肝汤。由龙胆、生地黄、当归、柴胡、泽泻、车前子、木通、黄芩、栀子、甘草等组成。

2. 养心安神为辅助：可参考《金匮要略》酸枣仁汤，由酸枣仁、甘草、知母、茯苓、川芎等组成。另酌加健脾和胃之品共组一方。

第六步：组方用药——派遣攻守之兵

根据立法组方，选用方药如下。

茯苓、茯神各10g，酸枣仁15g，龙胆6g，生地黄15g，当归10g，郁金10g，泽泻10g，车前子10g（包煎），木通10g，黄芩15g，栀子10g，炙甘草6g，麦芽30g，知母10g。7剂，水煎服，日1剂，早晚分服。

上方为龙胆泻肝汤合酸枣仁汤思路加减组成，其中去柴胡改用郁金，因其柴胡升散，恐劫阴化热。改为郁金既能行气解郁又能清心凉血，加茯神安神定志，合酸枣仁、郁金同用有安神助眠功用。加麦芽顾护脾胃。

二诊：2019年3月9日。己亥年二月初三，惊蛰。

初诊参考龙胆泻肝汤合酸枣仁汤思路，加护胃之品。服用2剂后患者自觉头晕耳鸣、口干口苦减轻，7剂后失眠较前大有改善，凌晨2～3点钟未再早醒，仍多梦。服药期间不慎受凉，胃脘不适，泛酸加重，纳食减少，大便日二三行，较前顺畅，小便偏黄。故去龙胆、木通苦寒，当归润滑，加煅龙骨、煅牡蛎以安神，党参、白术、乌贼骨以健脾制酸治疗。

处方：茯苓、茯神各10g，酸枣仁15g，生地黄15g，郁金10g，泽泻10g，车前子10g（包煎），黄芩15g，栀子10g，炙甘草6g，煅龙骨、煅牡蛎各30g，麦芽30g，知母10g，党参10g，乌贼骨15g，白术10g。7剂，水煎服，日1剂，早晚分服。

复诊由于受凉后胃脘不适加重，诸症较前缓解，故调整用药以健脾和胃、养心安神为治法，去龙胆、木通等苦寒败胃之药，经上方7剂后，患者胃脘无不适感，未有泛酸嗳气等症状，睡眠亦能保持6～8小时，大便顺畅日行2次，小便可。

三诊：2019年3月18日。己亥年二月十二，惊蛰。

患者诸症已平，服上方无不适，继服14剂，电话随访，不寐改善，一切正常。

处方：茯苓、茯神各10g，酸枣仁15g，生地黄15g，郁金10g，泽泻10g，车前子10g（包煎），黄芩15g，栀子10g，炙甘草6g，煅龙骨、煅牡蛎各30g，麦芽30g，知母10g，党参10g，乌贼骨15g，白术10g。14剂，水煎服，日1剂，早晚分服。

按语：中医学将失眠称为"不寐""目不暝"等，但究其本质应为阴阳失交、心神不宁所致。本病例由情志不畅，肝郁日久化火，火扰心神，阴阳失调则发为不寐。因此应从肝论治失眠。另外肝开窍于目与睡眠直接相关。患者凌晨2～3点易醒，而此时间段为肝经所主，故肝论治失眠有依据可循。治以疏肝泄热，佐以健脾安神而愈。

五、胸闷肝郁化火案

陈某，女，43岁，2019年1月7日初诊。戊戌年腊月初二，小寒。

第一步：四诊审证——打开病所之钥

主诉：胸闷、后背不适3个月。

望诊：中年女性，形瘦少神，面色萎黄，发枯多白，唇色偏暗，舌红，苔白。

闻诊：言语急躁。

问诊：患者近3个月来常感胸闷、后背不适，咽部不适，咳灰色痰，易上火，时有牙龈肿痛，头痛，四肢酸痛，月经不调，月经愆期，末次月经12月15日，近3个月来心情抑郁焦虑，急躁易怒，纳可，睡眠可，二便调。

切诊：脉细、左关稍大。

审证：肝血不足→肝郁气滞→肝郁化火。

第二步：审证求因——寻求病门之枢

其证为肝肾不足，肝郁气滞，肝郁化火。之所以辨为此证，一是面色萎黄，形瘦少神，情志抑郁焦虑，发枯多白，唇色偏暗，舌红，苔白，肝郁之象可见。二是脉细、左关稍大，患者年过六七，三阳脉衰于上，面皆焦，发始白，此年龄易见肝血不足。三是患者近3个月来常感胸闷、后背不适，咽部不适，咳灰色痰，易上火，时有牙龈肿痛，月经愆期，头痛，四肢酸痛，急躁易怒。追问病史，病证发作多与情绪因素相关，由此病因属情志因素。

第三步："求因明机"——探究疗病之径

《中医基础理论》中归纳：肝主疏泄，其用属阳，又主藏血，其体属阴，故有肝体阴用阳之说。患者年过六七，三阳脉衰于上，面皆焦，发始白，此年龄易见肝血不足，而脉细可参，因此肝血不足是病理基础，由此影响肝之疏泄功能，出现胸闷、后背不适等肝气郁结症状，《素问·六元正纪大论》言肝木郁甚而发，可以表现为"民病胃脘当心而痛，上支两胁，膈咽不通，食饮不下，甚则耳鸣眩转，目不识人，善暴僵仆"。肝气郁结既成木郁之证，则终有"木郁之发"。这里所谓郁发实则是本气来复，怒而自相发作，不是所生之气来复其母仇。故"木郁之发"本质上是自调现象，表现为肝郁而化火，产生咽部不适、易上火、牙龈肿痛、急躁等肝火症状。所以病机是肝血不足→肝气郁结→肝郁化火。

"求因明机"必须明晰"标本"，肝血不足为本，肝郁化火为标，肝气郁结为中间环节。本案依照《中藏经》脏腑辨证八纲（虚实、寒热、生死、顺逆）辨析，为本虚标实、热证、脉证相符为顺，方证对应可生。

第四步：明机立法——确立治病之圭

既然其病机是肝血不足→肝气郁结→肝郁化火，相应的治法便是滋阴养血、疏肝理气、疏肝泻火。由于本病病机是逐步递进、互为影响的关系，并根据"治病必求于本""急则治标""缓则治本"的原则，将该患者的证治过程分为两步：

第一步，重于治标，以疏肝泻火为主，即重在治肝郁化火之标。因其具有"其气郁，其用暴"的特性，便决定了有"肝郁化火"的出现。治疗上首应"疏肝泻火"，待郁火散去，再缓行养阴。

第二步，顾护脾胃。肝为刚脏，易于横逆克伐脾土。《金匮要略》云"见肝之病，知肝传脾"，《临证指南医案》也提及"风木过动，中土受戕，不能御其所胜"。患者时有头痛发作，正是风木过动的表现，应谨防肝木克脾土。

故此病治法可以定为疏肝泻火、健脾和中。

第五步：立法组方——部署疗疾之阵

根据重于治标的原则，确立了疏肝泻火、健脾和中的治法。疏肝之品首先考虑柴胡疏肝散，组成：陈皮（醋炒）、柴胡、川芎、香附、枳壳（麸炒）、芍药、炙甘草。方药中柴胡、川芎、香附辛烈走窜而易劫伤肝阴，考虑患者肝血不足的身体基础，应参考清宫医案中疏肝清热类方剂，改用调养柔和之品清疏肝木。非疏不能散郁，非清不能制肝。

第六步：主方用药——派遣攻守之兵

郁金10g，合欢皮15g，枳壳10g，蒲公英30g，连翘10g，茯苓20g，黄连6g，佛手10g，陈皮10g，砂仁6g，麦芽30g，炒谷芽30g，鸡内金20g，板蓝根20g。7剂，水煎服，日1剂，饭后温服。

1. 疏肝泻火：方以郁金、合欢皮、枳壳、佛手、陈皮疏肝理气。郁金味辛、苦，性寒，归肝、心、肺经。《本草求真》言："其气先上行而微下达，凡有宿血凝积，及有恶血不堪之物，先于上处而行其气，若使其邪其气其痰其血在于膈上而难消者，须审宜温宜凉，同于他味，兼为调治之。"合欢皮功能解郁和血、宁心消肿；枳壳理气宽中、行滞消胀；佛手功能疏肝理气、和胃止痛、燥湿化痰；陈皮理气健脾、燥湿化痰。另以蒲公英、黄连、板蓝根、连翘清散肝火。

2. 健脾和中：药用茯苓、砂仁、麦芽、炒谷芽、鸡内金。砂仁味辛，性温，有化湿开胃、温脾止泻、理气安胎的功效。若与木香、枳实同用，可疗脾胃气滞，如香砂枳术丸。若配健脾益气之党参、白术、茯苓等，可用于脾气虚、痰阻气滞之证，如香砂六君子汤。在此方中与茯苓、枳壳、陈皮等同用，以健运脾气、行滞化湿。麦芽、谷芽、鸡内金健脾护胃，以助运化。

按语：依照患者主诉，病位在胸腹。《内经》中提道：从岁运来说，金气太过之年可因金来乘木而产生木郁之象；木运不及之年，也可见金气来乘而产生木郁现象。因而在这类肝郁化火病案中，虽所化之火为肝气自身之郁而本气来复，但也应当考虑佐金平木及金木乘侮关系。

六、胸闷痰火郁结案

李某，女，49岁，2019年4月1日初诊。己亥年二月二十六，春分。

第一步：四诊审证——打开病锁之钥

主诉：胸闷气短1年余。

望诊：中年女性，精神欠佳，体形偏瘦，面色淡黄无华，口唇稍干，舌红，苔黄。

闻诊：语速偏快，声音响亮，应答自如，呼吸平稳，有口气。

问诊：患者1年来生气后经常出现胸闷气短，无心前区疼痛及肩背部放射痛，无泛酸嗳气，伴有乏力、易上火等。刻下患者胸闷心悸，舌体不适，咽痒，咳嗽，有黄痰，难咳出。纳差，大便溏，日二三行，小便正常，夜寐欠安。平素性情急躁，遇事易怒，曾体检查有肺部结节病史。月经史：末次月经2019年3月25日，月经量少，经前有乳房胀痛。

切诊：脉弦数。

审证：肝郁脾虚→肝郁化火→痰火郁结。

第二步：审证求因——寻求病门之枢

审证求因，考虑病因有如下方面：①患者平素性情急躁，遇事易怒，经前有乳房胀痛，易上火，其脉弦数，弦脉乃气郁之象，数乃郁而化火之象，故可辨为肝郁化火之证。②患者面色发黄，既非面黄鲜明如橘皮色，亦非面黄晦暗如烟熏之色，而是淡黄无华，故可排除湿热、寒湿为患，加之患者神疲乏力，体形偏瘦，纳差，大便溏，故可推测为脾虚导致的面色萎黄。③患者生气后经常有胸闷气短，同时可见咳嗽，有黄痰、难以咳出，口唇稍干，检查有肺部结节，可考虑为痰火郁结于肺，肺失宣降所致。

故综合四诊，病因明确是情志因素。

第三步：求因明机——探究疗病之径

患者平素性情急躁，遇事易怒，郁怒伤肝，肝失条达，横乘脾土，脾气虚弱，不能运化水谷精微，故神疲乏力，体形偏瘦，面色发黄，纳差，大便溏。肝气郁结，郁久化火，肝火上入肺之虚地，炼液为痰，故咳嗽、咳黄痰，检查亦可见有肺部结节，痰火郁结于肺，肺失宣降，即见胸闷气短。因此患者胸闷气短与肝、肺两脏相关，正如《柳宝诒医案》曰"木郁化火，上刑肺金，则咳嗽口干"。

所以其病机为肝郁脾虚→肝郁化火→炼液为痰→痰火结肺→肺失宣降，其中肝郁化火、痰火结肺为本，肺失宣降为标。

第四步：明机立法——确立治疗之圭

明确肝郁脾虚→肝郁化火→炼液为痰→痰火结肺→肺失宣降的病机。肝郁化火、痰火结肺是本，肺失宣降是标。患者以胸闷气短、乳房胀、易上火、咽痒、咳嗽有黄痰为主要临床表现，首先应以疏肝解郁、清肝泻火、清热化痰为主；其次患者兼有神疲乏力，体形偏瘦，面色发黄，纳差，大便溏等脾虚表现，故兼以健脾为辅。

第五步：立法组方——部署疗疾之阵

根据所立治法，选取对应方剂，疏肝解郁可参考《医学统旨》中的柴胡疏肝散，方中含有陈皮、柴胡、川芎、香附、枳壳、芍药、甘草；清肝泻火可参考《医方集解》龙胆泻肝汤，方由龙胆、黄芩、栀子、泽泻、木通、当归、生地黄、柴胡、生甘草、车前子等组成；清热化痰可参考《袖珍方大全》的黄芩半夏丸，方由黄芩、半夏组成；健脾可选用补而不燥、补而不腻之品，如鸡内金、谷芽、麦芽等。

第六步：组方用药——派遣攻守之兵

合欢皮15g，枳壳10g，郁金10g，制延胡索15g，蒲公英30g，夏枯草15g，黄芩15g，栀子10g，炒白芍20g，麦芽30g，谷芽30g，鸡内金15g，清半夏9g，炙甘草6g，浙贝母10g。7剂，水煎服，日1剂，早晚分服。

本方参考柴胡疏肝散、龙胆泻肝汤、黄芩半夏丸等用方思路，但结合本案病机，需要加减用药，其思路如下。

1. 疏肝解郁：虽然参考柴胡疏肝散用药思路，但患者病机以肝郁化火、痰火结肺为本，故需去柴胡、川芎、香附、陈皮等辛散类药物，以防助热。用合欢皮，郁金，延胡索代替。其中合欢皮，味甘性平，《神农本草经》有云"主安五脏，和心志，令人欢乐无忧"，亦可活血消肿，治疗肺痈、胸痛等；郁金、制延胡索可治肝郁气滞之胸胁痛，《本草纲目》言"延胡索，能行血中之气滞，气中之血滞，故专治一身上下诸痛证"。郁金辛苦寒，《本草备要》言"行气，解郁，泄血，破瘀，凉心热，散肝郁，治妇人经脉逆行"。诸药相合，疏肝解郁、行气止痛，兼有安神之功效。

2. 清肝泻火：龙胆泻肝汤为肝胆实火上炎或肝胆湿热下注所设。本案湿热在上炼液为痰，故舍去泽泻、木通、车前子等渗湿之品。当归、生地黄补血滋阴不合病机。龙胆大苦大寒有碍脾胃。用夏枯草、蒲公英代替。其中夏枯草，味辛性苦寒，入肝经，善泻肝火；蒲公英，味苦性甘寒，《医林纂要》云"补脾和胃，泻火，通乳汁，治噎膈"。《本草汇言》有云："夏枯草、蒲公英各等份，酒煎服，或作丸亦可，治乳痈初起。"因此二味药物配伍，清肝泻火同时可消除乳房胀痛之症。

3. 清热化痰：黄芩味苦性寒，《本草正》有云"枯者清上焦之火，消痰利气，定喘咳"。清半夏味辛性温，可燥湿化痰。浙贝母味苦性寒，《本草求真》云"象贝，治风火痰嗽为佳"。再合栀子善清上焦风热，诸药相配，共奏清热化痰之功。

4. 健脾：麦芽味甘性平，《滇南本草》云其"宽中，下气，止呕吐，消宿食，止吞酸吐酸，止泻，消胃宽膈"。谷芽味甘性温。《本经逢原》云"谷芽，启脾进食，宽中消谷，而能补中，不似麦芽之克削也"。鸡内金甘，平，《滇南本草》云"宽中健脾，消食磨胃"。以上三味常于平淡之中见良功。

二诊：2019 年 4 月 8 日。己亥年三月初四，清明。

经疏肝泻火、清热化痰、健脾治疗后，患者胸闷气短症状明显减轻，情绪较前平稳，已无咽痒，仍有阵发性咳嗽咳痰，为白黏痰，咳痰不爽。刻下精神尚可，面色淡红，胃口明显增加，大便正常，睡眠亦有改善。患者已无黄痰，但近日工作缘由讲话较多，时有阵发性咳嗽，以干咳为主，考虑肺热阴伤，故去掉辛温之性的半夏，防止助火伤肺。加桑白皮、鱼腥草清肺热，麦冬养肺阴。

处方：合欢皮 15g，枳壳 10g，郁金 10g，制延胡索 15g，蒲公英 30g，夏枯草 15g，黄芩 15g，栀子 10g，炒白芍 20g，麦芽 30g，谷芽 30g，鸡内金 15g，炙甘草 6g，浙贝母 10g，桑白皮 20g，鱼腥草 20g，麦冬 15g。14 剂，水煎服，日 1 剂，早晚分服。

按语： 患者胸闷气短、咳嗽咳痰等症状，系由情志致病，木火侮金，初诊治以疏肝解郁、清泻肝火、清热化痰为主，健脾为辅；气火咳嗽每易灼伤肺阴，复诊时配合清滋之品。

第三章　脾胃系病证

一、胃痛肝火犯胃案

董某，女，46岁，2019年3月18日初诊。己亥年二月十二，惊蛰。

第一步：四诊审证——打开病锁之钥

主诉：反复胃脘不适5年。

望诊：形体消瘦，面色少华，鼻旁、口唇溃疡，口唇无发绀，舌红，苔白。

闻诊：言语清晰，声音高亢，呼吸规则，双肺呼吸音正常，无口气、汗臭等特殊气味。

问诊：患者5年来反复胃脘不适，泛酸，呃逆，烧心腹胀，晨起头晕眼花，纳谷不健，大便不爽，失眠、盗汗，情绪易怒，月经尚调，量少。胃镜示食管炎、浅表性胃炎、胃黄斑瘤。

切诊：脉细弦。

审证：肝郁化火→肝火犯胃→胃气上逆。

第二步：审证求因——寻求病门之枢

本病审证求因需从症状追溯：患者有胃脘不适、纳差、泛酸、呃逆、烧心等症，且反反复复，并有盗汗、失眠、晨起头晕眼花等不足之症的表现。通过症状描述可知病位在中焦肝胃，病性与火热相关。如《证治汇补·吞酸》所言："大凡积滞中焦，久郁成热，则本从火化，因而作酸者，酸之热也。"此类疾患发病多与中焦饮食相关，追问个人生活起居状况，饮食多是其诱发因素，并受情志影响。总结下来，病因应为饮食失宜及情志因素。

第三步：求因明机——探究疗病之径

探究病机，因胃主受纳，腐熟水谷，为五脏六腑大源，以通为用，和降为顺，不宜郁滞，肝主疏泄，促进脾胃运化水谷，若忧思恼怒，肝气横逆，势必克脾犯胃，出现胃气上逆，甚至大便溏泄等症；肝气郁久，则可出现月经量少、失眠等症，亦可化火伤阴，出现盗汗、胃痛加重、酸水上泛等症，火热内结，三焦壅塞，可见鼻旁、口唇溃疡等热证症状；故总结病机为肝郁化火→肝火犯胃→胃气上逆。其中以肝郁化火为本，胃气上逆为标。

第四步：明机立法——确立治疗之圭

根据探究的病机，制定治疗法则。因肝胃关系密切，治肝可以安胃，肝气疏泄太过，木旺克土，治疗以疏肝气、泻肝火为主，肝火犯胃引起胃气上逆，则需理气和胃。故治疗应标本兼治：一则疏肝解郁、清肝泻火；二则固护中焦、理气降逆和胃。

第五步：立法组方——部署疗疾之阵

清肝护胃常选用左金丸。方中重用苦寒之黄连清中焦肝胃之火，胃火降则胃气自降，对肝火犯胃之呕吐吞酸尤为适宜。吴茱萸辛苦而温，入肝、脾、胃、肾经，辛能入肝，散肝之郁，苦能降逆，助黄连降逆止呕之功。二药辛开苦降，寒热并用，使肝火得清，胃气得降，泛酸、呃逆、吞酸诸症自愈。

胃气不降，中焦易于积滞停留，需予助脾运化、理气降逆和胃之品，如旋覆代赭汤。旋覆花性温可下气消痰、降逆止噫；代赭石质重而沉降，善镇冲逆；生姜和胃降逆止呕、散水气并祛痰。诸药配合，降逆化痰、益气和胃，使得逆气得平、胃气得和。

第六步：组方用药——派遣攻守之兵

黄连 6g，制延胡索 15g，蒲公英 30g，枳壳 10g，茯苓 20g，浙贝母 12g，旋覆花 12g，代赭石 10g，生姜 10g，炙甘草 7g，紫苏梗 10g，佛手 10g。7 剂，水煎服，日 1 剂，饭后温服。

首先应疏肝解郁、清肝泻火。方中黄连清热燥湿、泻火解毒；制延胡索，味辛苦，性温，功于活血行气止痛；蒲公英、浙贝母均性寒味苦，具有清热解毒之功效，四药合用，可以疏肝解郁、清肝泻火。

其次理气降逆和胃。枳壳、紫苏梗均可理气宽中，枳壳兼有行滞消胀，紫苏梗偏于止痛；佛手味辛、苦、酸，性温，除疏肝理气、和胃止痛外，优于燥湿化痰，《本草再新》言其"治气舒肝，和胃化痰，破积，治噎膈反胃，消癥瘕瘰疬"。三药并用行气宽中、助脾运化；茯苓利水渗湿、健脾宁心，上四味药理气和胃、助脾运化，以改善肝火亢盛致脾胃虚弱诸症；旋覆花降气消痰兼止呕，代赭石质重沉降，功善止呕降逆、平肝潜阳、止眩；炙甘草健脾和中、调和诸药。以上药物可改善脾胃虚弱失于健运所致气血郁滞，防止疾病的进一步加重。

二诊：2019年3月25日。己亥年二月十九，春分。

现病史：患者药后泛酸，呃逆症状减轻，失眠、盗汗，晨起头晕眼花症状不显，纳食较前明显好转，小便正常，大便仍有黏腻不爽，夜寐尚安，舌红，苔白，脉细滑。

患者服用7剂药后，诸症缓解，可知肝火得以清解，肝气得疏，胃气平降，但患者仍有大便黏腻不爽之症，考虑脾虚湿热，加用薏苡仁健脾祛湿。

处方：黄连6g，制延胡索15g，蒲公英30g，枳壳10g，茯苓20g，浙贝母12g，旋覆花12g，代赭石10g，生姜10g，炙甘草7g，苏梗10g，佛手10g，炒薏苡仁20g。7剂，水煎服，日1剂，饭后温服。

按语： 患者因反复胃脘不适、泛酸、呃逆兼易怒为主症，辨证为肝火犯胃，方中在清泻肝火、和胃降逆的同时，兼以固护脾胃，使中焦充实。六腑以通为用，实脾护胃的同时，不忘加用行气之药，谨防壅塞。二诊患者泛酸呃逆好转，但大便仍有黏腻，考虑体内湿热所致大便黏腻，方中加用炒薏苡仁健脾祛湿，且助脾胃运化之能。

二、胃痞湿热中阻案

孙某，女，41岁，2019年3月29日初诊。己亥年二月二十三，春分。

第一步：四诊审证——打开病锁之钥

主诉：上腹部饱胀两年。

望诊：中年女性，精神一般，体形适中，面色暗、油腻，口唇淡，舌质红，苔黄腻。

闻诊：应答自如，呼吸平稳。

问诊：两年前无明显诱因出现胃脘部饱胀感，进食后症状明显。大便溏薄、黏腻，日二三行，食欲无明显减退，体重无明显下降，无恶心呕吐，无嗳气呃逆，无泛酸，胃镜检查示慢性胃炎，幽门螺杆菌阳性，予四联杀菌、莫沙必利、多潘立酮治疗，效果不佳，幽门螺杆菌未能根除。刻下胃脘部饱胀不适，裆部潮湿，四肢肌肉酸胀，纳寐可，大便日二三行，排便不爽，小便可。

切诊：胃脘部喜按，无压痛及反跳痛，脉弦滑。

审证：脾胃不和→脾虚湿滞→郁久化热→湿热中阻。

第二步：审证求因——寻求病门之枢

审证依据：①患者因胃脘部饱胀不适两年为主诉来诊，追问生活史，其自诉平素工作繁忙，饮食不规律，进食后饱胀明显，大便溏薄、黏腻，日二三行，四肢肌肉酸，是为脾胃不和、脾虚湿滞之象。②患者脉弦滑，考虑与痰饮、食滞、实热等因素相关。《素问·脉要精微论》："滑者阴气有余也。"结合患者面色暗、油腻，裆部潮湿，舌质红，苔黄腻，则可断定为湿阻中焦、郁久化热。③胃镜检查示慢性胃炎，幽门螺杆菌阳性。四诊合参，明确病因为饮食不节。

第三步：求因明机——探究疗病之径

患者胃脘部饱胀不适，病属中医学痞满范畴。《难经·四十九难》云"饮食劳倦则伤脾"，患者中年女性，工作繁忙，饮食不规律，导致脾运失常，故见上腹部饱胀、进食后饱胀明显。《素问·至真要大论》言"诸湿肿满，皆属于脾"，脾居中焦，主水液升降输布。脾气虚弱则脾失健运，水液不能正常的输布，化为湿浊，郁而生热，故患者大便溏薄、黏腻，面色暗、油腻，裆部潮湿。《灵枢·五邪》云："邪在脾胃，则病肌肉痛。"患者脾胃湿热，故见四肢肌肉酸症状。由此可知本病病机为脾胃不和→脾虚湿滞→郁久化热→湿热中阻。明晰标本：脾虚为本，湿热为标。

第四步：明机立法——确立治病之圭

痞满为病，伤及脾胃，病机为脾胃不和→脾虚湿滞→郁久化热→湿热中阻，相应治法则为健脾和胃、清热燥湿。需要指出的是脾健不在补贵在运，单纯补脾有助热生变和碍胃减纳的弊端，而运脾法有助于消除影响脾运的各种病理因素，恢复患者脾主运化的生理功能，更符合患者脾失健运而湿滞化热的病机。本案标本明确，病因为饮食不节。其治法应健脾和胃、清热燥湿同用，使其脾胃健以杜湿热之源，湿热除则不碍脾胃运化之功能。

第五步：立法主方——部署疗疾之阵

根据所明确的治法来选取方剂，可选方剂黄连温胆汤。此方出自清代陆廷珍所著《六因条辨》，原方主治"伤暑汗出，身不大热，烦闭欲呕，舌黄腻"，具有"清热燥湿，理气化痰，和胃利胆"之功。由黄连、半夏、竹茹、枳实、陈皮、茯苓、甘草等组成。方中黄连清热燥湿、清除病邪；半夏、陈皮、竹茹、茯苓健脾祛湿和胃；炙甘草益脾和胃；枳实破气下积、消痰去滞；其中半夏、黄连有小陷胸汤之意，消痞清热畅中，消胀力宏，故可用黄连温胆汤加减化裁一方。

第六步：主方用药——派遣攻守之兵

赤小豆30g，茯苓20g，枳壳10g，法半夏10g，黄芩15g，黄连7g，麦芽30g，鸡内金20g，陈皮10g，垂盆草30g，浙贝母10g。7剂，水煎服，日1剂，饭后温服。

本方以黄连温胆汤去竹茹、炙甘草，加赤小豆、浙贝母、垂盆草、黄芩、麦芽、鸡内金组成。竹茹性甘寒，清热化痰、除烦止呕，《药义明辨》言其"为呕吐呃逆要药"，本案患者无呕吐症状，故可去竹茹。炙甘草虽有益脾和胃之功，但味甘滋腻，有碍脾胃运化，故去之不用，而加麦芽、鸡内金健脾和胃，助运而不滋腻。赤小豆，《本草新编》言其"入脾经"，《本草经疏》云"凡水肿、胀满、泄泻，皆湿气伤脾所致，小豆健脾燥湿，故主下水肿胀满，止泄，利小便也"，可知赤小豆为健脾、利湿、去满之要药。浙贝母性寒，有清热、化痰、散结之功，此二药均为甘寒之品，加入黄连温胆汤中能助其健脾和胃之功，又能防半夏、枳壳、陈皮过于温燥。患者四肢酸胀，大便溏薄、黏腻，面色暗、油腻，裆部潮湿，可知本病热象亦重。故方中加黄芩、垂盆草以助黄连清热燥湿、除热开郁，药理研究示其有杀幽门螺杆菌作用。

二诊：2019年4月6日。己亥年三月初二，清明。

药后患者胃脘部饱胀好而未除，无上腹部疼痛感，无嗳气泛酸，无呕吐。进食稍多仍有饱胀感，大便溏薄，排便较顺畅，日二三行，小便可。睡眠可。舌苔黄腻较前改善，脉弦滑。胃脘部按之柔软，无压痛。患者痞满缓解，仍有大便溏，日二三行。叶天士《温热论》："湿温病大便溏为邪未尽，必大便硬慎不可再攻也，以粪燥为无湿矣。"结合初诊病机及辨证，说明中焦湿热减而未除，效不更方，续上药。

处方：赤小豆 30g，茯苓 20g，枳壳 10g，法半夏 10g，黄芩 15g，黄连 7g，麦芽 30g，鸡内金 20g，陈皮 10g，垂盆草 30g，浙贝母 10g。14 剂，水煎服，日 1 剂，饭后温服。

按语：本例幽门螺杆菌阳性慢性胃炎属于中医痞满的范畴，其主要证型为湿热中阻，治疗上采取清热燥湿、健脾和胃的原则，选方剂黄连温胆汤加减。以黄连为君，《珍珠囊》载黄连可泻心火，去中焦湿热，诸疮必用，去风湿，治赤眼爆发，止中部见血。研究发现黄连温胆汤可以有效抑制胃酸分泌及幽门螺杆菌的生长繁殖，缓解平滑肌痉挛。故疗效显著，值得进一步研究推广。

三、胃痞肝胃不和案

徐某，女，66 岁，2019 年 3 月 18 日初诊。己亥年二月十二，惊蛰。

第一步：四诊审证——打开病锁之钥

主诉：胃脘不适 8 个月余。

望诊：老年女性，神志清，面色红润，双目有神，形体偏瘦，头发油腻。舌质红，苔黄厚腻。

闻诊：声音洪亮，言语流利，对答切题，偶有太息，呼吸时口腔伴有异味。

问诊：患者 8 个月前与邻家生气后出现纳差，胃脘痞塞，满闷不舒伴嗳气，逐渐出现肢体困重，无上腹部疼痛。刻下患者咳嗽咳痰，口渴不欲饮，饮后渴不解。纳差食减，大便每日二三次，排便不爽，睡眠欠佳。平素脾气急躁，生气后胃脘症状加重，近 1 个月体重减轻 10kg。有鼻窦炎病史数十年，有高血压史，用药不详，血压控制尚可，脑梗死病史 7 年，两年前行肠息肉切除术，否认食物药物过敏史。辅助检查血糖、甲状腺功能、肿瘤指标均正常。月经史：14 岁初潮，经期 6 ~ 7 天 /35 ~ 40 天，50 岁绝经。

切诊：腹部软，无压痛；脉弦滑。

审证：肝气郁结→郁久化火→肝气犯胃、肝胃不和→湿热中阻。

第二步：审证求因——寻求病门之枢

何以审证如上？①患者胃脘痞塞，满闷不舒，无上腹部疼痛。伴嗳气，肢体困重，舌红苔黄厚腻。大便每日2～3次，排便不爽，此为湿热中阻、脾胃受纳运化失司的表现。②患者肢体困重、脾气急躁的表现正如李杲所谓的"为热所伤"。③患者睡眠欠佳，亦可从脾胃论。《素问·逆调论》言："阳明者，胃脉也，胃者，六腑之海，其气亦下行，阳明逆不得从其道，故不得卧也，《下经》曰：胃不和则卧不安。"可知胃气不得下行，浊阴不降，故中焦不适，卧而难安。④患者咳嗽有痰，口渴而不欲饮，饮后渴不解为脾因湿困，酿湿生痰，阻滞中焦，肺失宣降而发咳嗽，津液不能上乘而发口干。⑤患者脉弦滑，脾气急躁，生气后可诱发或加重诸不适，当与肝失疏泄相关。结合患者病史诱因为与邻家争端后生闷气所诱发，可知患者病因为情志因素及痰饮。

第三步：求因明机——探究疗病之径

脾胃属土，胃主受纳水谷加以腐熟，其性以降为和，脾主运化精微，其性以升为顺。一脏一腑，一升一降，位居于中土，为升降之枢。患者情志不畅，肝郁气滞，肝失条达，木郁乘壅，致脾胃枢机不利，胃气不降，脾气不升，则纳差、胃脘痞塞、嗳气诸症并起。《素问·太阴阳明论》："脾病而四肢不用何也？岐伯曰：四肢皆禀气于胃，而不得至经，必因于脾，乃得禀也。今脾病不能为胃行其津液，四肢不得禀水谷气，气日以衰，脉道不利，筋骨肌肉皆无气以生，故不用焉。"脾不能为胃行津液，加之"壮火食气"，一劫精气之化源，二耗其暂存之精气，故患者四肢困重、口渴。

脾运化失职，又有肝气郁结，气有余便是火，肝木夹此火来乘，则湿、热相合，故而脾为湿困。中土被抑，水液不能运化，日久生痰，故患者咳嗽痰多，此即所谓"脾为生痰之源，肺为储痰之器"（《医宗必读》）。中焦湿热蕴结，兼之运化水液之功不行，故患者口渴、得饮不解。脾胃湿热，则大便不爽。

回顾病史，患者既往有肠息肉、鼻窦炎，也与肝郁化火及中焦湿热相关。患者有高血压及脑梗病史，睡眠欠佳，亦与肝气郁结相关。

综上所述，本病病机为肝气郁结→郁久化火→肝气犯胃、肝胃不和→湿热中阻。其中肝气郁结、湿困脾胃为本，湿热为标。

第四步：明机立法——确立治病之圭

如第三步"求因明机"所论，本病病机为肝气郁结→郁久化火→肝气犯胃、肝胃不和→湿热中阻。其基本病机为中焦气机不利，脾胃升降失宜。治法总以调理脾胃升降、疏肝理气治病之本，同时注意清热利湿治病之标，以缓患者刻下之苦。

第五步：立法主方——部署疗疾之阵

根据病机分析，应疏肝解郁、健脾和胃以顾本，清热化湿治其标。清热化湿可参考王氏连朴饮。组方：厚朴、黄连、石菖蒲、半夏、淡豆豉、焦栀子、芦根。功能清热化湿、理气和中。治霍乱，湿热阻于胃肠，症见呕吐泄泻、胸闷、不思饮食、舌苔黄腻等。疏肝解郁可参考《伤寒论》四逆散。组方：柴胡、枳壳、甘草、芍药。功能透解郁热、疏肝理气。主治肝郁乘脾。可参考上两方方义，根据患者病机化裁一方。

第六步：主方用药——派遣攻守之兵

黄连 7g，清半夏 9g，芦根 30g，石菖蒲 10g，厚朴 10g，蒲公英 30g，白芍 10g，郁金 10g，浙贝母 10g，制延胡索 10g，炙甘草 5g，茯神 20g，麦芽 30g，炒谷芽 30g，鸡内金 20g。7 剂，水煎服，日 1 剂，饭后温服。

1. 健脾和胃、清热利湿：以王氏连朴饮化裁加减。本案病机为肝气犯胃，故其去淡豆豉、焦栀子清心之药。加蒲公英清热利湿，且有疏肝之用。《本草新编》载："蒲公英亦泻胃火之药，但其气甚平，既能泻火，又不损土，可以长服久服无碍。凡系阳明之火起者，俱可大剂服用，火退而胃气自生。"麦芽、谷芽、鸡内金可消磨食积，合甘草健脾和中，复脾胃升清降浊之用，一消一健，标本兼顾。且麦芽、鸡内金兼有疏肝解郁之用，能助疏肝解郁诸药之功。陈皮、半夏、茯神、甘草为二陈汤之意。痰之生，本源于湿，半夏燥湿，茯神渗湿，阳明中土被制，所以以甘草补脾气、陈皮利气机，则可助土制湿，且使因湿所生之痰无所壅滞，另方中茯神，因其兼可入心，安魂养志，可助睡眠。脾胃运化正常，则痰湿无所生，中焦通畅，肺肃降无阻碍，又以浙贝母清热化痰止咳。则咳嗽咳痰自止。

2. 疏肝理气：参考四逆散之方义，但因柴胡升散之药，易耗气伤津。本方用郁金性辛、苦，味寒，可疏肝解郁。《本草汇言》言其为"清气化痰，散瘀血之药"，肝主藏血，其气郁结则血难畅行，此处亦借郁金行血之功。延胡索行气止痛，可替代枳壳功效。其又功擅活血，既能助郁金行气活血，又能缓解患者胃脘不适之症。

二诊：2019年3月26日。己亥年二月二十，春分。

患者服药后胃脘不适好转，胃脘饱胀不明显，口干、肢体困乏已除，纳食渐增，时有嗳气，大便每日一二次，睡眠改善。咳嗽，有痰，较前减少。舌红苔黄腻，脉弦。患者胃部症状好转，说明经疏肝解郁、清热利湿后脾胃功能渐复。时有嗳气，咳嗽咳痰减而未除，结合舌脉考虑既有中焦湿热影响肺金的肃降功能，又有木亢侮金存在。《素问·五运行大论》："气有余，则制己所胜而侮所不胜。"故其病机为肝气郁结→郁久化火→肝火犯肺、肝胃不和→脾胃湿热。治法在初诊方药中加入清肺泻肝、化痰止咳药物。

处方：黄连7g，清半夏9g，芦根30g，石菖蒲10g，厚朴10g，蒲公英30g，白芍10g，郁金10g，浙贝母10g，制延胡索10g，炙甘草5g，茯神20g，麦芽30g，炒谷芽30g，鸡内金20g，桑白皮15g，黄芩15g，大青叶15g。7剂，水煎服，日1剂，饭后温服。

按语：本病例应属中医学胃痞、痞满的范畴，治疗参考《临证指南医案·脾胃》："总之脾胃之病，虚实寒热，宜燥宜润，固当详辨。其于升降二字，尤为紧要。"以健脾和胃、疏肝理气、清热利湿治疗为主。二诊时胃部症状已除，仍有嗳气、咳嗽等，考虑肝木郁久化热，木亢侮金，加用黄芩、桑白皮、大青叶，有黄芩泻白散合黛蛤散之意。

四、胃痞气火上逆案

张某，女，33岁，已婚，2019年3月18日初诊。己亥年二月十二日，惊蛰。

第一步：四诊审证——打开病所之钥

主诉：胃脘胀满不适5个月。

望诊：青年女性，形体中等，目光有神，舌红，苔白。

闻诊：声音洪亮，语速较快，与人交谈较近时，可闻及轻微酸臭味。

问诊：患者自5个月前阑尾炎术后心情郁闷，不久出现胃脘部胀满不适，且伴有食欲不佳、泛酸、呃逆等症状，口服奥美拉唑、多潘立酮等药物，上述症状时好时坏，并行胃镜检查示慢性胃炎。刻下胃脘部胀满不适，泛酸、呃逆时作，口干口苦，晨起有痰，心烦易怒。纳食减少，大便黏腻，小便可，睡眠尚可。有荨麻疹、心肌炎病史，超声检查示胆囊壁增厚。月经史：12 岁初潮，经期 3 ~ 7/27 ~ 30 天，LMP：2019 年 3 月 12 日。否认外伤、输血史，否认药物、食物过敏史。

切诊：上腹部无压痛、反跳痛；脉弦滑。

审证：肝郁气滞→肝气乘脾→气滞痰阻→气火上逆。

第二步：审证求因——寻求病门之枢

通过四诊得知，患者行阑尾切除术后心情不佳，随后则出现胃脘部胀满不适，伴有泛酸、呃逆，食欲不佳，且脉有弦象，考虑为肝郁气滞、肝气犯胃；患者又有脉滑、晨起有痰，提示体内有痰饮产生，结合患者胃脘不适、纳谷不健等症状，可推测出体内痰饮由肝气乘脾，脾虚不健，津液不能输布，聚而成痰所形成；患者术后常感情志郁闷，口干口苦，与人交谈时声音洪亮，语速较快，且口中有酸臭味，表明体内有郁火。所以综合以上信息判断，患者病因应为情志因素。

第三步：求因明机——寻求疗病之径

患者 5 个月前因行阑尾手术后出现胃脘部胀满不适，无胃脘痛症状，当属中医学痞满范畴。肝主疏泄，喜条达而恶抑郁。患者术后心情不佳，致肝气疏泄失司，横犯脾胃。脾胃为中焦气机升降枢纽之地，肝气来犯，脾胃气机斡旋不能，故脾胃损伤。肝木乘脾，脾失健运，气机不展，凝液成痰。痰气阻滞郁而化火，痰火上逆故出现泛酸、呃逆、口干口苦等症。火性炎上，心居高位，故心神为火扰，故见心烦等症。

综合以上分析，本例患者的病机转化为肝郁气滞→肝气乘脾→气滞痰阻→气火上逆。其中肝郁、脾虚为本，痰阻、气火上逆为标。

第四步：明机立法——确立治疗之圭

患者病机的关键在于肝郁气滞，治宜疏肝理气、健脾和胃。即"木郁达之"之意。结合患者的发病过程，患者肝郁、脾虚为本，痰阻、气火上逆为标，治疗上应当标本兼顾，既要疏肝解郁、健脾治本，又要清火降逆、化痰以治标。

第五步：立法组方——部署疗疾之阵

依据所立之法确定选方。方可参考《太平惠民和剂局方》逍遥散，其组成为柴胡、当归、芍药、白术、茯苓、炙甘草、煨生姜、薄荷。方中当归、白芍养血柔肝；柴胡疏肝解郁，加薄荷少许以增疏散条达之功；茯苓、白术、甘草培土；煨姜与茯苓、白术相配以调和脾胃。诸药合用，使肝郁得解、血虚得养、脾虚得补。患者目前有火逆的表现，故不用大辛大热之煨生姜。需要根据患者之病机加减施治。①加强理气化痰之功，选用二陈加入方中。②酌情加以清降气火药组，降火药的选择总以不伤脾胃为原则，即"清火无过"。③酌情予健脾护胃及治疗患者兼症之药。

第六步：组方用药——派遣攻守之兵

柴胡 7g，当归 10g，芍药 12g，炒白术 10g，茯苓 15g，炙甘草 10g，薄荷 9g，清半夏 9g，陈皮 9g，浙贝母 20g，蒲公英 30g，麦芽 30g，炒谷芽 30g，鸡内金 20g。14 剂，水煎服，日 1 剂，饭后温服。

此方为逍遥散去生姜，加入半夏、陈皮、浙贝母、蒲公英、麦芽、炒谷芽、鸡内金而成，逍遥散功能疏肝解郁、健脾养血，加入陈皮辛香而行，善疏理气机；半夏味辛苦，性燥，既能燥湿化痰，又能降逆止呕；浙贝母苦寒，清化热痰，色白入肺，能佐金平木，制化肝木横逆之气。蒲公英，性凉，既能清热解毒，又能泄降滞气，陈士铎谓其"泻胃火之药，但其气甚平，既能泻火，又不损土，可以常服、久服无碍"；用麦芽、炒谷芽、鸡内金健脾和胃，同时麦芽亦有疏肝之效。

二诊：2019 年 4 月 3 日。己亥年二月二十八日，春分。

患者服药两周后晨起已无痰，胃脘不适感、泛酸、呃逆、心烦均明显减轻，纳谷增加。刻下胃脘不适、心烦仍时有发生，泛酸、呃逆偶作，舌偏红，脉稍弦。

患者服药后晨起无痰、纳谷增加说明脾脏功能逐渐恢复，能够布散津液、行气消食。胃脘不适、泛酸、呃逆仍有发生，脉弦，说明肝郁气滞、胃气上逆的病况没有完全解除。泛酸、心烦、舌偏红表明体内仍有郁火。结合患者初诊时的病机，可以得出患者现在的病机转化是肝郁气滞→郁而化火→气火上逆。既然上方治疗有效，所以复诊用药应在上方的基础上减去升散之柴胡及化痰药物，适当调整疏肝理气和清解郁火药。

处方：茵陈 10g，制海螵蛸 20g，芍药 12g，陈皮 10g，茯苓 15g，炙甘草 10g，郁金 10g，合欢皮 15g，蒲公英 30g，佛手 12g，黄连 7g，麦芽 30g，炒谷芽 30g，鸡内金 20g。14 剂，水煎服，日 1 剂，饭后温服。

其中合欢皮性平，入肝经血分，疏肝解郁。《神农本草经》言其"安五脏，和心志，令人欢乐无忧"。郁金，其用有三，一是清心除烦，二是疏肝解郁，三是活血通经。佛手辛行苦泄，功善疏肝解郁，又能燥湿化痰、理气和中，《本草再新》言其"治气舒肝，和胃化痰"；黄连清热燥湿，尤擅清上焦火热。陈皮、茵陈疏肝理气，海螵蛸制酸。

按语：《难经》载："见肝之病，知肝传脾，当先实脾。"此例患者因肝郁气滞造成脾胃的气机损伤，首诊疏肝健脾为主，复诊则重在疏肝清火。

五、吐酸肝郁化火案

张某，女，49 岁，已婚，2019 年 4 月 1 日初诊。己亥年二月二十六，春分。

第一步：四诊审证——打开病锁之钥

主诉：上腹部及胸骨后灼热两年余。

望诊：中年女性，精神可，形体偏瘦，面色红润，爪甲干枯少华，舌红，苔薄黄。

闻诊：声音高亢有力，时有呃逆声，呼吸及言语间口中有异味。

问诊：患者两年前反复出现上腹部及胸骨后灼热，生气后加重，伴口干，呃逆。无进食后哽噎感，无上腹部规律性疼痛，无心前区疼痛及肩背部放射痛，无呕吐腹泻。刻下患者上腹部及胸骨后灼热感，咽部不适，自觉有痰，心烦易怒，自觉手足热。夜寐欠安，易醒，幻听，可闻及歌声，纳可，二便尚可。有复发性口腔溃疡病史，子宫切除术后 5 年，否认内科其他慢性病史。

切诊：手足皮温无明显温度增高，胸骨及上腹部按诊无异常；脉弦滑。

审证：肝郁气滞→气滞痰阻→肝郁化火→气火上逆。

第二步：审证求因——寻求病门之枢

审证依据：①患者以上腹部及胸骨后灼热伴心烦易怒为主诉，生气后加重，可推测患病与情志有关。病程中无胸痛胸闷、喘息等症状，可排除胸痹为患。②津液输布失常，易生痰湿，见喉中有痰；脉气失于柔和，气机郁滞可见脉弦滑。③患者心烦易怒，夜寐欠安，易醒，幻听，可闻及歌声，手足热。此类症状总与情志因素相关，又有反复口腔溃疡、呃逆等情况，是一派气火上逆的表现。

追问生活史，患者平素情志不畅，心烦易怒，从当前一切信息综合判断，患者病因应为情志因素。

第三步：求因明机——探究疗病之径

根据患者症状，本病应属中医学吐酸泛酸范畴，《医家心法》提出："凡是吞酸，尽属肝木曲直作酸也。"肝为刚脏，性喜条达而恶抑郁，在志为怒，肝主疏泄，若郁怒不伸，肝木不能随其条达之性，气失疏泄，而致肝气郁滞。《丹溪心法》中提出："气血冲和，百病不生；一有怫郁，诸痛生焉，故人身诸病，多生于郁。"患者平素情志不畅，气机阻滞，水液输布障碍而成痰。若痰与肝气相搏于胸膈之上，则表现为咽中如有炙肉，咳之不出，咽之不下，自觉有痰。而"五志过极皆能化火"，患者由于平素心烦易怒，肝郁化火，故见呃逆、口中异味。气属阳，有余之邪气郁结不解，积蓄为热为火，气火上逆则见胸骨后灼热、上腹部热、口腔溃疡等症。火为阳邪，劫烁津液，故见口干。痰郁化热，上扰心神，故见夜寐欠安、易醒、幻听等症。结合舌脉表现，可知其病机为肝郁气滞→气滞痰阻→肝郁化火→气火上逆。肝气郁结是本，气滞痰阻、化火上逆为标。

第四步：明机立法——确立治病之圭

根据四诊审证，求因明机：证为肝郁气滞→气滞痰阻→肝郁化火→气火上逆。并且患者以上腹部及胸骨后灼热为主诉，故治宜疏肝解郁、行气化痰、清火安神、降逆和胃。患者因肝气不疏而致气滞痰阻，郁久化火进而出现气火上逆一系列不适症状，所以当以疏肝理气与清火化痰标本兼顾，气顺则痰消，火降则诸症皆愈。此外患者脾胃已经受病，当加以健脾护胃之药，同时予以清心安神之品，改善患者睡眠情况。

第五步：立法主方——部署疗疾之阵

依据所立之法确定选方，疏肝行气解郁可参考《景岳全书》里的柴胡疏肝散，由柴胡、香附、川芎、陈皮、枳壳、芍药、甘草组成。遵《内经》"木郁达之"之旨，治宜疏肝理气之法。清热化痰、和胃安神，可参考《六因条辨》中的黄连温胆汤，由半夏、枳实、竹茹、陈皮、茯苓、黄连、生姜、甘草、大枣组成。方中半夏降逆和胃、燥湿化痰；枳实行气消痰；竹茹清热化痰、止呕除烦；陈皮理气燥湿化痰；茯苓健脾渗湿消痰；黄连清热燥湿、泻火解毒；甘草、生姜、大枣益脾和胃，以绝生痰之源。

第六步：主方用药——派遣攻守之兵

郁金 10g，香附 10g，枳壳 10g，蒲公英 30g，陈皮 10g，白芍 12g，甘草 10g，黄连 6g，茯神 10g，清半夏 9g，竹茹 10g，麦芽 30g，鸡内金 20g，煅龙骨 20g。7 剂，水煎服，日 1 剂，饭后温服。

本方由柴胡疏肝散合黄连温胆汤加减组成。其中柴胡味苦、辛，有"柴胡劫肝阴"之说，且柴胡有升发之用，此患者肝郁化火，气火上逆，故不宜用柴胡，改为郁金替代。《本草备要》言郁金"行气解郁，泄血破瘀。凉心热，散肝郁"，故郁金既能疏肝又能清火，一药多用恰中病机。川芎辛温香燥，走而不守，此患者亦不宜使用。疏肝行气解郁，加煅龙骨镇安精神，能入肝经以防其疏泄元气，且能入肝敛戢肝木，合茯神又能安神。蒲公英，入肝胃经，清热散结而能护胃，麦芽健脾兼以疏肝，鸡内金善化瘀积，为健脾补胃之妙品，共司护胃之职。

二诊：2019 年 4 月 15 日。己亥年三月十一，清明。

刻下上腹及胸骨灼热感、口干、咽中不适症状减轻，仍有口腔溃疡、呃逆、夜寐欠安，纳可。舌红，苔薄黄，脉弦。

患者服药后症状改善，仍有气火上逆的表现，脉弦，故治疗应在前方基础上去温燥之陈皮，收涩之煅龙骨。加清心宁神之栀子，滋阴生津之牡丹皮、玄参。

处方：郁金 10g，香附 12g，枳壳 10g，蒲公英 20g，白芍 12g，甘草 10g，黄连 6g，栀子 10g，清半夏 9g，竹茹 10g，麦芽 30g，鸡内金 20g，玄参 10g，茯神 10g，牡丹皮 12g。14 剂，水煎服，日 1 剂，饭后温服。

按语：本案虽由肝郁化火导致诸症迭起，但因气火上逆，病性属实，用药不可选升提、酸收之品，治以疏肝清热之药为主，参以化痰和胃等药物，诸症渐平。

六、嘈杂食滞胃脘案

郑某，女，63岁。2019年4月8日初诊。已亥年三月初四，清明。

第一步：四诊审证——打开病锁之钥

主诉：胃部嘈杂伴口中有异味两天。

望诊：老年女性，神志清，面部红赤，目内眦发红，口唇无发绀，舌红，苔黄腻。

闻诊：呼吸规则，呼吸及言谈间口中有异味。

问诊：患者两天前吃喜宴，因过食佳肴而出现胃脘部嘈杂不适，难以名状，伴口中有异味，偶有泛酸及胃脘部疼痛，未予相关药物治疗，休息后症状未有缓解。刻下仍有胃脘部嘈杂感，口中有异味，偶有胃痛、嗳腐吞酸、失眠心烦，纳可，二便调。否认慢性病病史。

切诊：上腹部胀满拒按，脉滑数有力。

审证：食滞胃脘、脾胃受损→脾失健运、胃失和降→郁而化火、心火内炽。

第二步：审证求因——寻求病门之枢

通过问诊可知，患者因两天前饮食不节后出现胃脘部嘈杂不适，伴口中有异味，偶有泛酸及胃脘部疼痛，结合患者舌苔黄腻，考虑为食滞胃脘、胃失和降；另患者症见面赤，目内眦发红，且有心烦、失眠等症状，切其脉滑数有力，是有内郁化火的表现，胃不和则卧不安，可见失眠、心烦等症状。故从当前一切信息综合判断，该病病因为饮食不节。

第三步：求因明机——探究疗病之径

《素问·痹论》有云："饮食自倍，肠胃乃伤。"患者因食滞损伤脾胃气机，出现胃脘部嘈杂不适，伴口中有异味，当属中医学嘈杂范畴。

脾胃位居中州，是人体气机升降之枢，脾的升清和胃的降浊作用，通上彻下，斡旋阴阳。脾胃受损，阻碍气机，胃失和降，则胃中浊气上逆，故呼吸及言谈间可闻及口中异味，且偶有泛酸。胃腑气机失常，壅滞不降，影响血液运行，则胃部脉络气血壅滞，故胃脘胀痛。食滞日久，郁而化火，热炽胃中，热盛伤津，故口干渴。足阳明胃经上与心相连，胃气不降，浊邪循经上逆，胃火上炎，扰动心神，以致心烦、失眠。手少阴心经，出于面，合目内眦，手少阴心经火盛则心系急而眦伤，心火上炎则目内眦发红。

因此，其病机为食滞胃脘、脾胃受损→脾失健运、胃失和降→郁而化火、心火内炽。求因明机，必须辨明标本，相对而言食滞胃脘，胃失和降是本，胃热炽盛、心火内炽、心神受扰为标。

第四步：明机立法——确立治疗之圭

明机立法：既然病机是食滞胃脘、脾胃受损→脾失健运、胃失和降→郁而化火、心火内炽。这三层病机逐步递进，那么相应的治法即健脾消食、理气和胃、清胃泄热、清心除烦。患者因食积导致心胃诸症，然脾胃功能不足，无力运化食滞，所以治疗应当注重消食健脾，恢复脾胃功能，并以清心除烦、理气和胃等佐治兼证。

第五步：立法组方——部署疗疾之阵

依据所立之法确定选方，健脾消食可选用《丹溪心法》中保和丸加减，易丸为汤，方药组成：山楂、神曲、半夏、茯苓、陈皮、连翘、莱菔子。清心除烦取用《伤寒论》栀子豉汤，方中栀子味苦性寒，泄热除烦、降中有宣；香豉体轻气寒，升散调中、宣中有降，二药相合，共奏清热除烦之功。另加健脾消食、理气和胃之品。

第六步：组方用药——派遣攻守之兵

生山楂 15g，麦芽 30g，黄连 7g，淡豆豉 15g，栀子 9g，枳壳 10g，谷芽 30g，鸡内金 20g，莱菔子 15g，陈皮 12g，神曲 10g，连翘 15g，法半夏 7g，蒲公英 30g。7 剂，水煎服，日 1 剂，饭后温服。

上方为保和丸合栀子豉汤加减。方中以山楂、麦芽、谷芽、神曲、莱菔子、鸡内金消食积，枳壳、陈皮、淡豆豉、法半夏和胃降逆，黄连、连翘、蒲公英清解心胃之郁热。全方标本兼治，总以和畅脾胃气机为主。

二诊：2019 年 4 月 15 日。己亥年三月十一，清明。

患者服药 1 周后，诸症好转，刻下无胃脘部嘈杂感，口中异味减轻，无明显泛酸及胃脘部疼痛感，睡眠改善，心烦胸闷，大小便尚可，纳谷不健，舌红苔黄腻，脉滑数。服用上方后，患者食滞胃脘症状已除，自诉平日亦常有心烦胸闷之症，此次因食积诱发，结合舌脉，判定为痰热扰心。故酌减消导之品，增用清热化痰类药物。

处方：竹茹 10g，蒲公英 20g，黄连 7g，淡豆豉 15g，栀子 10g，枳壳 10g，麦芽 30g，鸡内金 20g，瓜蒌皮 10g，郁金 10g，陈皮 12g，茯苓 12g，浙贝母 15g，法半夏 7g。7 剂，水煎服，日 1 剂，饭后温服。

按语： 此案中食滞胃脘为患者发病之根本，胃不和则卧不安，故初诊时总以消食导滞、条畅脾胃气机为主，兼顾他症。复诊中见痰热扰心，考虑仍与患者脾胃失健、气机失调有关，故在健运脾胃基础上，去消导之品，加清热化痰药物。

七、腹痛肝郁乘脾案

王某，女，31 岁，已婚，2017 年 6 月 17 日初诊。丁酉年五月二十三，芒种。

第一步：四诊审证——打开病锁之钥

主诉：腹痛间作 10 年余。

望诊：年轻女性，神志清，精神尚可，面色暗黄少华，口唇淡红，舌红，苔黄腻。

闻诊：应答自如，语声低沉。

问诊：患者上腹痛间作 10 年余，痛无定处，以胀痛为主，时痛窜两胁，疼痛时发时止，嗳气后减轻，每因抑郁恼怒或情绪紧张而诱发，经期加重，西医诊断为慢性浅表性胃炎，口服奥美拉唑肠溶片、达喜等治疗，但腹痛仍然间断发作，兼有泛酸、呕吐。刻下患者上腹部疼痛不适，嗳气时作，泛酸，纳谷不健，食后饱胀感，受凉后脘腹觉冷，四肢乏力，大便溏滞不爽，小便短黄，夜寐安。平素情绪低落，兴趣索然，心中惕惕，生怕患病，遇事急躁易怒，喜食冷饮。妇科、辅助检查均未见异常，平素月经规律。

切诊：脉弦。

审证：肝气郁结→横逆乘脾→脾失健运→内生湿热。

第二步：审证求因——寻求病门之枢

审证依据：①患者平素情绪低落，兴趣索然，对自己评价低，处于焦虑状态，性情急躁易怒，自诉间断上腹痛十余年，痛无定处，以胀痛为主，时有痛窜两胁，疼痛时发时止，得嗳气减轻，多于抑郁恼怒或情绪紧张时发作，经期痛甚，是肝气郁结、横逆乘脾之象。②患者脉弦，是气机闭阻于经络的反应，苔黄腻提示湿邪为患。③患者现大便溏滞不爽，小便短黄，是湿热内蕴的表现。从当前信息综合判断，患者病因应为情志因素。

第三步：求因明机——探究疗病之径

肝属木应春令，其气温而性喜条达。肝气冲和条达，不致郁遏，则血脉得畅，气机运行无碍。患者平素心情抑郁，处于焦虑状态，肝失疏泄，则肝气郁结。肝体阴而用阳，其性刚，主动主升，其志在怒，郁久化火，肝气上逆则见急躁易怒。肝气郁滞，横逆犯脾，脉络痹阻，不通则痛，则以腹痛为苦，时有痛窜两胁，且易受情绪影响。肝气郁滞，经期血行不畅导致不通则痛，故经期腹痛加重。脾气虚弱，运化水谷失司则无以充养四肢百骸，故面色暗黄少华、食少、胃胀、乏力。

《素问·玉机真脏论》云："五脏受气于其所生，传之于其所胜，气舍于其所生，死于其所不胜。"脾为肝之所不胜，肝木气机郁滞，疏泄失职，径克脾土。如叶天士所云"肝病必犯土，是侮其所胜也，克脾则腹胀，便或溏或不爽"。加之患者过食生冷导致素体脾胃虚弱，寒凉伤阳，故受凉脘腹觉冷。

《血证论》有云："木之性主于疏泄，食气入胃，全赖肝木之气以疏泄之。"肝失疏泄影响脾胃升清降浊，脾不能运化水液而生湿，正值仲夏，内外相合，湿从热化，故见大便溏滞不爽，呕吐、泛酸，小便短黄。如《素问·至真要大论》曰："诸呕吐酸……皆属于热。"

由此可知其病机为肝气郁结→横逆乘脾→脾失健运→内生湿热。相对而言，肝气郁结是本，横逆乘脾为标，脾失健运是本，湿热内蕴为标。

第四步：明机立法——确立治病之圭

根据四诊审证，求因明机：证为肝气郁结→横逆乘脾→脾失健运→内生湿热。故相应的治法为疏肝理气、健脾和胃、清热利湿。腹痛为病，其邪在脾，其病在肝，脾病则药食之气不能行，脏腑皆失其所禀，肝病不治，疏泄无源，脾的健运功能难以恢复，故当标本兼顾。根据肝气之亢与郁、脾气之虚与实，采用疏肝健脾之法，肝脾同调。

《素问·六元正纪大论》言："木郁达之。"可用疏肝畅达之法令肝气吐令条达。张景岳言："肝邪之见，本由脾胃之虚，使脾胃不虚，则肝木虽强，必无乘脾之患。"故当疏肝理气与健脾益气相合，则腹痛自止。对于久痛兼夹湿热者，在健脾的同时佐以黄芩、黄连，清温并用，则病可愈。"治中焦如衡，非平不安"，用药更应固护脾胃，本案第一重在肝，第二重在脾胃。

第五步：立法主方——部署疗疾之阵

根据所立之法确定选方。①疏肝理气可参考《景岳全书》的柴胡疏肝散。该方由陈皮、柴胡、川芎、香附、枳壳、芍药、甘草组成。诸药相合，共奏疏肝行气、活血止痛之功。②清热温中可用《伤寒论》中干姜黄芩黄连人参汤，此方主治，寒热格拒之呕吐。《医方考》云："中气既虚且寒，便恶谷气，故食入口即吐。入口即吐者，犹未下咽之谓也。用干姜之辛热，所以散寒；用人参之甘温，所以补虚；复用芩、连之苦寒者，所以假之从寒而通格也。"

本案属寒热错杂，如单用苦寒，必致下泄更甚；单用辛热必致呕吐泛酸增剧。因此只宜寒热、苦辛并用，调和其上下阴阳。又因脾胃素来虚弱，人参微温，性偏刚烈，功效力强，党参性平，不温不燥，作用平和。故以潞党参代人参，健脾益气和胃扶其中气。

第六步：主方用药——派遣攻守之兵

柴胡 7g，延胡索 15g，香附 10g，佛手 10g，合欢皮 15g，鳖甲 20g，海螵蛸 30g，蒲公英 30g，白芍 15g，黄芩 15g，黄连 5g，干姜 10g，潞党参 10g，麦芽 30g，炒谷芽 30g。14 剂，水煎服，日 1 剂，饭后温服。

1.疏肝理气解郁：药用柴胡、延胡索、香附、佛手、白芍、合欢皮、鳖甲等。本案虚实寒热错杂，少用柴胡升散疏肝。制延胡索破滞行血之品兼能行气，走而不守，通行上下内外，通滞散结以疏肝郁。香附，理气解郁，时珍有言"香附之气，平而不寒，香而能窜……为气病之总司，女科之主帅"，入肝胆经，易开肝中之滞涩。佛手疏肝理气兼能和胃，白芍柔肝止痛。合欢镯忿，使心志安悦。久郁易化火，鳖甲益阴且能软坚散结，以散郁滞之肝气。

2. 温中益气、清热利湿：药用干姜、黄芩、黄连、党参等。干姜味辛，止而不移，温中散寒，能治脾胃虚寒所致的脘腹冷痛。党参补中益气，和胃生津，适用于脾虚食少便溏、四肢乏力。黄芩、黄连清内蕴湿热。

3. 健脾和胃：药用海螵蛸、蒲公英、麦芽、炒谷芽等。海螵蛸制酸止痛。蒲公英入肝胃经，清热散结而能护胃，麦芽健脾兼以疏肝，鸡内金善化瘀积，为健脾补胃之妙品，诸药共健脾司护胃之职。

二诊：2017年7月2日。丁酉年六月初九，夏至。

患者服上方5剂后，腹痛频次，疼痛程度明显减轻，14剂后已无腹痛症状，情绪平稳。刻下面色偏黄少华，纳谷一般，偶有泛酸，乏力，大便顺畅，小便淡黄，舌红苔薄白，脉弱。考虑患者目前以脾胃虚弱为主，故减去疏肝解郁、清热化湿之药，加用和养脾胃之品。

处方：海螵蛸20g，荷叶10g，党参10g，山药20g，茯苓10g，鸡内金30g，麦芽30g，炒谷芽30g，陈皮10g，炙甘草6g，枳壳10g。7剂，水煎服，日1剂，饭后温服。

按语： 本案腹痛主要由肝气乘脾所致，腹痛日久不愈，因实致虚，可转化为脾胃虚弱证。复诊中，见脾胃虚弱，结合夏至时令，于健脾之品中酌加荷叶以清香升散、健脾祛湿。

八、泄泻湿热下注案

曹某，男，31岁，2019年3月25日初诊。己亥年二月十九，春分。

第一步：四诊审证——打开病锁之钥

主诉：反复腹泻两年余。

望诊：青年男性，体形偏胖，神志清，精神可，面色偏黄，皮肤油腻，口唇干燥，舌淡红，胖大，苔黄腻。

闻诊：语言清晰，呼吸平稳，口中秽气，无汗臭等特殊气味。

问诊：近两年来无明显诱因出现反复腹泻，现大便日行一二次，不成形，无脓血黏液，无里急后重感，时便干，有解不尽之感，伴胃脘胀闷，口干口黏，不欲饮，时有呃逆，肛门湿痒，矢气多，小便发黄，纳食欠馨，夜寐欠安。

切诊：脉细，沉取无力。

审证：脾胃虚弱，湿热内盛，湿热下注。

第二步：审证求因——寻求病门之枢

患者近两年来反复腹泻，肛门湿痒，皮肤油腻，体形偏胖，观其舌质淡红，舌体胖大，苔黄腻，大便不成形，解之不尽，肛门湿痒，首当考虑湿热为患。《类经》有云："肥贵之人，每多厚味，夫肥者令人热中，甘者令人中满，热蓄于内，多伤其阴，故为此诸病。"但诊其脉见细脉，沉取无力。追问患者病史，自诉平时工作繁忙，长期饮食不规律，饥饱无度，则可推断由饮食劳倦导致脾胃虚弱。病因明确是饮食不节、劳倦。

第三步：求因明机——探究疗病之径

探求病机，需从病因入手。患者平时饮食不节，加之工作劳倦，损伤脾胃，中土运化失职，湿热内蕴，结滞在中焦则胃脘胀闷伴呃逆，胃纳欠馨，口干口黏。《古今医鉴》云："夫泄泻者，注下之症也，盖大肠为传送之官，脾胃为水谷之海……或为暑湿风寒之所感，脾胃停滞……而为泄泻也。"患者反复腹泻，大便黏腻不成形，矢气多而不畅，系由湿热流注下焦所致，并有肛门湿痒的表现。再结合患者舌脉：舌质淡红，舌体胖大，苔黄腻；脉细，沉取无力，可知患者湿热蕴结体内日久，正邪呈现胶着之势而虚实错杂，其主诉之腹泻，既是由湿热下迫引起，也有脾胃虚弱不能相助运化的因素。因此总结本病病机为脾胃虚弱→脾失健运→湿热内盛→湿热下注，其中湿热内盛、湿热下注为标，脾胃虚弱为本。

第四步：明机立法——确立治疗之圭

患者年轻体盛，湿热胶着，以反复腹泻为主症，伴有大便次频、解之不尽、肛门湿热等表现，所以治疗先予清热燥湿止泻以治湿热之标；其病日久，已成虚实夹杂之证，治疗上又当标本兼顾，予健脾止泻以治本。

第五步：立法组方——部署疗疾之阵

方随法出，法随证立，方药乃出。清热燥湿治其标，可选用《伤寒论·辨厥阴病脉证并治》中白头翁汤，组成为白头翁、黄连、黄柏、秦皮。

健脾止泻治其本，可取法《太平惠民和剂局方》中参苓白术散，组成为白扁豆、白术、茯苓、甘草、桔梗、莲子、人参、砂仁、山药、薏苡仁。

第六步：组方用药——派遣攻守之兵

白头翁10g，黄连6g，黄柏6g，秦皮10g，白扁豆30g，薏苡仁30g，茯神20g，砂仁6g，炒白术15g，山药20g，炙甘草6g。7剂，水煎服，日1剂，饭后温服。

首先予以清热燥湿止泻：方中以白头翁清热解毒、凉血止痢，黄连之苦寒清热解毒、燥湿厚肠，黄柏除下焦湿热，秦皮收敛作用强，四药并用，为清热燥湿止泻之良药。次以健脾止泻：参苓白术散去人参、桔梗、莲子等。白扁豆、薏苡仁均可健脾化湿，其中白扁豆可和中消暑；山药味甘性平，可健脾、补肺、固肾、益精，有"益肾气，健脾胃，止泄痢，化痰涎"等功效；茯神宁心、安神、利水；白术、炙甘草补益脾胃，加以砂仁，补而不滞，为防助湿化热、闭门留寇故去人参。

二诊：2019年4月1日。己亥年二月二十六，春分。

现病史：患者经治腹泻症状较前明显好转，排便次数较前减少，胃脘胀满依旧，纳食一般，小便可，睡眠较前亦有改善，仍有呃逆。舌：舌红，苔薄黄，脉沉。

患者经治腹泻较前明显好转。但仍有腹胀、呃逆，考虑仍有气机阻滞，复诊予理气降逆之品，加用柿蒂降逆止呃，陈皮理气健脾兼燥湿化痰，枳实破气消积、化痰散痞，并减黄柏、秦皮等苦寒之品。

处方：白头翁10g，黄连6g，陈皮15g，枳实10g，白扁豆30g，薏苡仁30g，茯神20g，砂仁6g，炒白术15g，山药20g，炙甘草6g，柿蒂10g。7剂，水煎服，日1剂，饭后温服。

按语：本案患者反复腹泻，并伴有胃胀呃逆、肛门湿痒等症，综合辨证属脾胃虚弱、湿热内盛。予以清热燥湿止泻为主，健脾益胃止泻为辅，其中清热燥湿止泻参考白头翁汤，健脾益胃止泻参考参苓白术散。复诊时患者腹泻较前减轻，舌苔由黄腻转为薄黄，提示祛湿有效，湿热之象得以改善，再予理气降逆之品疏理气机。

九、泄泻脾虚湿盛案

丁某，男，22 岁，2019 年 4 月 22 日初诊。己亥年三月十八，谷雨。

第一步：四诊审证——打开病锁之钥

主诉：腹泻间作 1 年余。

望诊：神志清，面色稍黄，头发稀疏，口唇淡，舌质淡，苔白腻。

闻诊：应答自如，声音低沉，呼吸平稳。

问诊：患者近一年因准备考研，常熬夜看书，紧张焦虑，渐出现大便稀溏，次数增多，迁延反复，常感上腹部痞闷及烧心感，稍进油腻食物，则大便次数明显增多，近 3 个月脱发严重，常感乏力。刻下患者大便日二三行，夹有不消化食物，无黏液脓血便，无里急后重感。仍常感上腹部痞闷及烧心感，三餐后明显，饮食减少，口中乏味，睡眠夜间易醒，小便正常。

切诊：脉细弱。

审证：肝郁脾虚→气虚下陷→水湿内盛。

第二步：审证求因——寻求病门之枢

审证依据：患者近一年反复腹泻，结合患者腹部痞闷、舌苔白腻等表现，可知患者体内湿邪较重，内湿的生成多与脾胃相关。通过问诊得知，患者还有上腹部痞闷及烧心感等消化方面症状。观其面色稍黄，口唇色淡，头发稀疏，切其脉细弱，为气血不足之象，考虑脾胃为气血生化之源，患者上述气血不足的症状应当与脾胃虚弱、气血生化不足有关。结合患者近一年来精神紧张焦虑，中医学认为这种情志因素可以影响到脾胃功能，因此综上可明确病因为情志因素。

第三步：求因明机——探究疗病之径

患者腹泻间作，辨病当属中医学泄泻范畴。张介宾言："泄泻之本，无不由于脾胃。盖胃为水谷之海，而脾主运化，使脾健胃和，则水谷腐熟，而化气化血，以行营卫。若饮食失节，起居不时，以致脾胃受伤。则水反为湿，谷反为滞，精华之气不能输，乃致合污下降，而泻利作矣。"

患者学业压力大，思虑劳倦，致使肝气郁结，肝木太过导致脾土受损，清气不升而下陷，清浊不分，并走大肠，则大便溏泄，偶食油腻，脾失健运，加重泄泻。《景岳全书·泄泻》有云："凡遇怒气，便作泄泻者……致伤脾胃，故但有所犯，即随触而发，此肝脾二脏之病也，盖以肝木克土，脾气受伤而然。"脾胃升降失常，出现纳食减少、面色少华、泛酸烧心、上腹痞闷等症。脾胃虚弱，气血生化之源，发为血之余，气血失荣，可见脱发。由此可知其病机为肝郁脾虚→气虚下陷→水湿内盛。相对而言，肝郁脾虚为本，水湿内盛为标。

第四步：明机立法——确立治病之圭

李东垣强调"脾胃虚则百病生，调理中州，其首务也"，故根据明确的病机，治疗大法宜抑木扶土，首当疏肝，气机升降有度，其次健脾，水谷精微得以运化，泄泻自愈。《景岳全书·泄泻》："凡泄泻之病，多由水谷不分，故以利水为上策。"脾喜燥恶湿，水湿内停则脾运难复，故当"标本兼顾"，疏肝健脾、运化水湿。

第五步：立法主方——部署疗疾之阵

李东垣有云："内伤不足之病……唯当以甘温之剂，补其中，升其阳……"患者肝郁脾虚以致水湿内盛，健脾时应当注意患者气虚下陷之病机，因此健脾方药的选取应当学习李东垣甘温益气的治法。选方可参考《丹溪心法》中痛泻要方，由白术、白芍、陈皮、防风组成，方拟泻肝补脾；以及《内外伤辨惑论》中补中益气汤，该方由黄芪、甘草、人参、当归、橘皮、升麻、柴胡、白术组成，治疗脾胃不足、阳气不升之证，以调理中焦气机、升举阳气立方。另外由于患者肝脾失调，针对上腹部痞闷及烧心等郁热症状，可与枳壳、黄连对证处理。根据治法及选方斟酌拟用药如下。

第六步：主方用药——派遣攻守之兵

白芍 10g，炒白术 20g，陈皮 10g，炙甘草 10g，枳壳 10g，黄连 7g，薏苡仁 30g，茯苓 20g，柴胡 7g，炙黄芪 30g，泽泻 10g，麦芽 30g，炒谷芽 30g，鸡内金 20g，防风 6g。7 剂，水煎服，日 1 剂，饭后温服。

本方由上两方加减化裁而成，加用黄连，其性苦寒，功能清热燥湿，其用意有以下两方面。一为清中焦郁热，二为反佐用药以制黄芪、白术、陈皮等之燥热。薏苡仁、茯苓，泽泻均可健脾、利水祛湿。使之"利肠胃，消水肿，令人能食"。以利小便而实大便之功能。患者有气虚下陷的表现，但毕竟正值青年时期，以柴胡、防风疏肝升阳则可，不用补中益气汤中升麻，因其升麻有清热解毒功效与病机不符合。当归质润通便亦不当用。另外人参偏燥热，以麦芽、炒谷芽、鸡内金、枳壳等代替，其中麦芽、枳壳健脾兼以疏肝，炒谷芽健脾开胃，鸡内金善化瘀积，共司和胃助运之职。

二诊：2019年5月2日。己亥年三月二十八，谷雨。

现病史：患者服药期间遵医嘱以规律饮食，服药3日大便即成行，日行一二次，进食油腻后亦不腹泻，睡眠显著改善，自觉乏力好转，但仍有胸骨后烧灼感，服药期间在当地医院行胃镜示胆汁反流型胃炎伴糜烂。舌淡红，苔白腻，脉细滑。

患者胃脘泛酸烧心尚未缓解，故在原方基础上加用海螵蛸及煅瓦楞子，此二药味涩，皆有制酸止痛之功。

处方：白芍10g，炒白术20g，陈皮10g，炙甘草10g，黄连7g，薏苡仁30g，茯苓20g，柴胡7g，黄芪30g，泽泻10g，麦芽30g，炒谷芽30g，鸡内金20g，防风6g，海螵蛸15g，煅瓦楞子15g。14剂，水煎服，日1剂，饭后温服。

按语：肝脾之间存在着相克关系，脾的运化健旺当有赖于肝的疏泄正常，肝失疏泄，横逆克脾，脾气虚弱，运化失常导致泄泻。肝郁所致的泄泻，当以抑木扶土为治疗大法，首重抑木，其次扶土。选方以痛泻要方为主，予白芍、陈皮等柔肝、散肝，配以白术健脾，补中寓疏，泄肝补脾。其次健脾祛湿，不可分利太过，以防耗其津气。赵献可曾说："凡脾胃喜甘而恶苦，喜补而恶攻，喜温而恶寒，喜通而恶滞，喜升而恶降，喜燥而恶湿。"以补中益气汤为底，胃中清气在下，必加柴胡以引之，引黄芪、甘草等甘温之气味上升，可以使中焦健运，元气充足，内虚得补，阳气得升。

十、泄泻肝郁脾虚案

王某，男，55岁，2019年3月25日初诊。己亥年二月十九，春分。

第一步：四诊审证——打开病锁之钥

主诉：腹痛腹泻两天。

望诊：中年男性，形体消瘦，精神不振，面色萎黄少华，皮肤、目睛无明显黄染，口唇色淡，舌淡，苔白腻，舌边有齿痕。

闻诊：语声低沉，时有叹息。

问诊：患者近两天出现水样便，日二三行，伴左侧腹痛，午后腹胀，无恶心呕吐，无嗳气呃逆，下肢时有浮肿，纳寐可。平素急躁易怒，便溏、腹痛时作。发现乙肝20年，肝硬化1年，口服恩替卡韦片至今。

切诊：左腹部压痛，无反跳痛，肝脾胁下未及，双下肢轻度凹陷性水肿，脉弦缓。

审证：湿热内蕴→肝郁脾虚→脾失健运→水湿内盛。

第二步：审证求因——寻求病门之枢

审证依据：①观其面色萎黄少华、下肢浮肿是脾虚失运之征。②患者水样便，午后腹胀，舌淡，苔白腻，舌边有齿痕，脉缓为水湿内盛之象。③结合病史患乙肝20年，肝硬化1年。目前一般将乙肝的中医病因归为湿热毒邪，其侵袭人体后宿留体内，影响人体脏腑气机功能，并在此基础上又易使宿主遭受其他邪气或其他因素影响，加重脏腑的阴阳失调。患者近两天来腹痛腹泻，细追病史，与饮食不慎有关，且近年来多次反复出现，并有逐渐加重的趋势。因此四诊合参明确病因是湿热毒邪及饮食因素。

第三步：求因明机——探究疗病之径

主流观点认为慢性乙肝的中医病机多为体虚邪恋。人体感受湿热毒邪，寄居肝木。肝为风木之脏，体阴而用阳，其性刚，主动主升，性喜条达畅遂，然湿性黏滞，与热交织，一方面湿热黏滞之性影响肝气的正常疏泄升发，使得肝气郁结，郁而化火故见平素急躁易怒；另一方面湿热之性黏滞互结，如油入面，因此病程缠绵难愈。

《素问·玉机真脏论》云："五脏受气于其所生，传之于其所胜，气舍于其所生，死于其所不胜。"肝木为湿热所困，湿热内蕴，气机郁滞，疏泄失职。正邪交争日久，体虚气馁，郁遏之肝气遂径克脾土，木乘土壅，由此而成肝郁脾虚之证。叶天士云："肝病必犯土，是侮其所胜也，克脾则腹胀，便或溏或不爽。"故易有腹痛、腹胀不适等表现。脾土为肝木所克，运化水谷失司，无以充养四肢百骸，故见面色不华。《素问·至真要大论》言"诸湿肿满，皆属于脾"，脾居中焦，主水液升降输布。既已成肝郁脾虚之体，再稍有饮食不慎，便易加重脾的运化负担，引起水湿不化、清浊不分，水湿并走肠间，而有水样便。湿性趋下，故下肢时有浮肿。由此可知其病机为湿热内蕴→肝郁脾虚→脾失健运→水湿内盛。明晰标本：肝郁脾虚为本，水湿内盛为标。

第四步：明机立法——确立治病之圭

既然病机是湿热内蕴→肝郁脾虚→脾失健运→水湿内盛。相应治法则为①清热利湿、疏肝解郁；②健脾祛湿止泻。今是病发水泻，其邪位在肝脾，故当急则治标，重在健脾祛湿止泻守住中焦要塞，再兼以清热利湿、疏肝解郁以治本。

第五步：立法主方——部署疗疾之阵

健脾祛湿止泻可选用参苓白术散加减，其组成为白扁豆、白术、茯苓、甘草、桔梗、莲子、人参、砂仁、山药、薏苡仁，多用于脾胃虚弱引起的食少便溏、气短咳嗽、肢倦乏力等症状。该患者湿热内蕴，黏滞难除，故去甘温之人参，辛燥之砂仁，易麦芽、炒谷芽、鸡内金等平和护胃之品。再结合患者素有湿热毒邪寄宿肝木，再参之清利湿热、疏肝解郁之品。

第六步：主方用药——派遣攻守之兵

鸡内金 20g，垂盆草 30g，田基黄 30g，麦芽 30g，炒谷芽 30g，蒲公英 30g，延胡索 15g，淡竹叶 10g，赤小豆 15g，生白术 20g，茯苓 20g，茵陈 30g，陈皮 10g，山药 30g，郁金 10g，炙甘草 6g，薏苡仁 20g。14 剂，水煎服，日 1 剂，饭后温服。

1. 健脾祛湿止泻：以茯苓、生白术、山药、薏苡仁健脾祛湿，脾能运化，则水湿自去。茯苓、薏仁味甘淡，其性平和，祛湿养正；白术，《汤液本草》谓其"去诸经之湿，理胃"；山药可补脾气、益胃阴；另外炙甘草甘以缓中，谷麦芽、鸡内金，共奏健脾祛湿止泻之功。

2. 清热利湿、疏肝解郁：蒲公英、垂盆草、田基黄、茵陈、赤小豆、淡竹叶功能清热利湿；郁金、延胡索、陈皮力能疏肝解郁。《本草求真》："蒲公英专入胃、肝，即黄花地丁草也。味甘性平，能入阳明胃、厥阴肝凉血解热……"蒲公英虽味苦性寒而无败胃之虞。垂盆草、田基黄清热解毒、利湿退黄。茵陈味苦性凉，清热利胆、利水消肿。三药合用有保肝利胆之功。延胡索味辛苦，性温，叶天士言"辛能散结，温能行血，肝藏血，故入肝而破血"，用之行气疏肝、通滞散结。郁金，行气解郁、泄血破瘀。陈皮，《医理纂要·药性》谓"上则泻肺邪，降逆气；中则燥脾湿，和中气；下则舒肝木，润肾命。主顺气，消痰，去郁"。诸药共奏清热利湿、疏肝解郁之功。

二诊：2019年4月8日。己亥年三月初四，清明。

服药1周左右腹泻止，浮肿未作。刻下患者大便日行1次，质黏腻不畅，有排不净感，腹痛腹胀较前缓解。纳饮可，夜寐安。舌淡红，苔稍腻，边有齿痕，脉弦细。

处方：鸡内金20g，垂盆草30g，田基黄30g，麦芽30g，蒲公英30g，炒谷芽30g，炙甘草6g，茵陈20g，茯苓20g，延胡索15g，陈皮10g，枳壳10g，黄芩15g，郁金10g，白花蛇舌草15g，白扁豆10g。14剂，水煎服，日1剂，饭后温服。

湿与热合，以无形之热，蒸动有形之湿，热处湿中，湿蕴热外，如油入面，蕴蒸胶着，难分难解，去之难有速效。故此次复诊前次症状虽有好转，仍未尽愈。明确病机：肝郁脾虚→内生水湿→湿久郁热。眼下"腹泻"标症已解，重点在疏肝健脾以治本，但湿热病因贯穿疾病发展始终，用药要兼顾。去淡竹叶、赤小豆、生白术、山药等药，加用黄芩，《珍珠囊》谓其"可升可降……得甲胆之气，黄有土金相兼之德，治气热之药，必不可少"，泻肝胆火而敛肠胃之气。白扁豆味甘，健脾化湿和中。枳壳理气宽中、行滞消胀。白花蛇舌草清热解毒、消痈散结、利尿除湿，此药具有抗病毒作用。诸药并用，共奏疏肝健脾、清热利湿之功。

按语：《素问·经脉别论》："食气入胃，散精于肝。"故脾胃气机的升降赖于肝气条达疏泄，即"土得木达"。肝脾两脏生理上相互联系决定了其病理上相互影响。肝气太旺，疏泄太过，可见肝气乘脾，故慢性肝病临床常见脾虚症状。因此在治疗中当遵循仲景古训"故实脾，则肝自愈，此治肝补脾之要妙也"。肝病患者经久难愈，在疾病进展过程中，也容易产生病理产物，使得病势更加缠绵难解。湿热交困不解是导致慢性乙肝迁延缠绵的主要原因之一，疏肝健脾之余需牢记清热祛湿，治本时刻不忘祛邪。

第四章 肾系病证

一、水肿瘀水阻滞案

刘某，男，68 岁，2019 年 3 月 25 日初诊。己亥年二月十九，春分。

第一步：四诊审证——打开病锁之钥

主诉：双下肢水肿 6 个月。

望诊：中老年男性，精神一般，面色潮红，两目有神，形体适中，口唇稍干，双下肢中度水肿，舌红苔黄，舌底脉络粗胀，色紫。

闻诊：声音洪亮，语言流利，应答自如，呼吸平稳，呼吸时口中未感有异味。

问诊：患者于 6 个月前无明显诱因出现双下肢水肿，长时间步行后出现双下肢疼痛感，至外院检查，发现右肾多发囊肿、左肾结石，口服利尿剂治疗，水肿短暂消除，后水肿又作，刻下口干、口苦，睡眠饮食尚可，大便正常，小便色黄。患者有高血压病史 10 年余，服用降压药，血压控制尚可，近两年未更换降压药（排除药物性水肿）。否认手术、外伤、输血史，否认药物、食物过敏史。

切诊：双下肢按之凹陷，举手缓慢而起，脉涩而数有力。

辅助检查：CT 检查发现右肾有多个小囊肿，最大 16mm×12mm；左肾盂处有一 3mm×7mm 大结石。尿常规、肾功能正常，其他辅助检查均未发现异常。

审证：瘀血阻滞→瘀久化热→阻滞水道→水湿内停。

第二步：审证求因——寻求病门之枢

审证依据：①患者舌底脉络粗胀，色紫。《中医诊断学》载："舌下络脉粗胀，或呈青紫、绛、绛紫、紫黑色，或舌下细小络脉呈暗红色或紫色网络，或舌下络脉曲张如紫色珠子状大小不等的结节等改变，皆为血瘀的征象。"《脉经》言涩脉"主血少伤精，津液亏损，或气滞血瘀"。结合患者行走时间较长时双下肢疼痛的症状，说明患者双下肢有瘀血。②患者口苦、口干、小便色黄、舌红苔黄、脉涩而数，提示患者体内有瘀热之象。因瘀血为有形之邪，阻滞经脉，久易化热。热邪伤阴，津液凝滞，水湿停留，故而水肿，综合当前信息可以判断患者的病因为瘀血。

第三步：求因明机——探究疗病之径

患者因瘀血而致病。"瘀之日久，则发为热"。而热为阳邪，煎熬阴血使之浓稠，令其逐渐呆滞，化为瘀血。热与瘀结，阻滞下焦水道。《灵枢·本输》云"三焦者，中渎之腑，水道出焉，属膀胱，是孤之腑也"，《灵枢·五癃津液别》云"阴阳气道不通，四海闭塞，三焦不泻，津液不化，水谷并行肠胃之中，别于回肠，留于下焦，不得渗膀胱，则下焦胀，水溢则为水胀"。患者水道通行之路阻滞，水行不畅导致水湿内停，故出现下肢水肿、疼痛等症状。综上可知患者病机发展可确定为瘀血阻滞→瘀久化热→阻滞水道→水湿内停。其中瘀血阻滞为本，水湿、瘀热为标。

第四步：明机立法——确立治病之圭

根据四诊审证，求因明机：证为瘀血阻滞→瘀久化热→阻滞水道→水湿内停。这是逐步递进的四个病机，故相应的治法为活血化瘀、清热利水祛湿。按照"治病必求于本""急则治标，缓则治本"的原则。治法应当标本兼顾、内外兼治。第一步，利水祛湿，解除患者较急之症状。第二步，清泄郁热，斩断病邪之发展。第三步，活血祛瘀，虽瘀血为患病之根本，然瘀血日久，只可缓图，不宜操之过急。

第五步：立法主方——部署疗疾之阵

根据患者的病机、症状，可以参考《金匮要略》当归芍药散，其功效活血利水、养血益脾，由当归、茯苓、白术、川芎、泽泻、白芍组成。其中川芎行气活血，当归、白芍滋养阴血；泽泻、茯苓淡渗利水，白术健脾益气。此六药合用血水同治，共除瘀水互结之患。

然而该方只宜参考加减，不宜直接使用。一者，此患者病因以瘀血为主，当归芍药散化瘀之力较弱；二者，此患者内有郁热，应当于方中多用清泄郁热之药；三者，此患者虽病程日久，但观其症状与脉象，并无脾胃虚弱之表现，不需要健脾益气之白术，况且白术性偏温燥，不适用于患者瘀热的病况，当归亦属辛温之品，故弃而不用，白芍味酸，酸性收敛，水肿当泄，故不用白芍。

第六步：主方用药——派遣攻守之兵

茯苓 20g，泽泻 10g，猪苓 15g，蒲公英 30g，黄芩 10g，枳壳 10g，鸡内金 20g，丹参 20g，红花 10g，川芎 10g。7 剂，水煎服，日 1 剂，饭后温服。

1. 以茯苓、泽泻、猪苓利水，急治其标，先祛患者最急之症：茯苓性味甘淡，淡能利湿、渗水下行，《本草纲目》云："茯苓气味淡而渗，其性上行，生津液，开腠理，滋水源而下降，利小便。"猪苓功同茯苓，《本草纲目》言其"开腠理，利小便，与茯苓同功"。泽泻性寒，泄热，能直入下焦利水渗湿。此三药合用能直泻下焦之水邪，使水湿立除。

2. 以蒲公英、黄芩清泻内郁之热邪：蒲公英，性寒，既能清热泻火、泄降滞气，又能利尿通淋，《本草备要》谓其为"通淋妙品"。黄芩性味苦寒，泄热之力较强，《神农本草经》言其"主诸热黄疸……逐水"。二药合用共奏清泄郁热之功。

3. 以丹参、红花、川芎、鸡内金、枳壳活血祛瘀，应对疾病之因：丹参性微寒，善于活血祛瘀，《本草便读》谓丹参为"调理血分之首药"。红花辛温，辛则能行，温则能散，《本草汇言》云"红花，破血、行血、和血、调血之药也"。川芎辛温，血中之气药也，活血之力较强，《本草汇言》言其"味辛性阳，气善走窜而无阴凝黏滞之态"。鸡内金，张锡纯谓其"善化瘀积"，况又能健脾护胃，防其他药伤脾胃。枳壳，性辛气温，其功用总在行气利气，根据"气为血之帅""气行则血行"的原则，在大队活血药中加入行气药，可增强活血之药的功效。此五药合用，气血同治，共治患者疾病之根本。

二诊：2019 年 4 月 2 日。己亥年二月十九，清明前三天。

患者服药后双下肢水肿明显消退，长距离步行后疼痛感消失，口干苦好转，饮食睡眠可，大便正常，小便色清。舌淡红，舌苔薄白，舌下脉络淡紫，脉细涩。唐荣川《血证论》云"瘀血化水亦发水肿，是血病而兼水也"，患者经治疗症状明显缓解，辨证准确，目前患者仍存在轻度水肿，双下肢疼痛感消失，应以利水消肿为主，原方用药不变，增大利水消肿药物剂量。

处方：茯苓 20g，泽泻 20g，猪苓 20g，蒲公英 30g，黄芩 10g，枳壳 10g，鸡内金 20g，丹参 20g，红花 10g，川芎 10g。7 剂，水煎服，日 1 剂，饭后温服。

患者此后未再来就诊，3个月后电话随访得知患者约后水肿完全消失，双下肢行走和疼痛感亦无，无口干口苦症状。饮食睡眠正常，二便调。

按语： 本患者双下肢水肿，当属中医学"水肿"范畴。其证型为瘀水阻滞，治疗当以活血祛瘀、化气行水为主；其中瘀血为本，水停为标，方选当归芍药散加减。当归芍药散本为张仲景治疗妇人腹痛之方，但观其药物组成，可知此方具有活血利水之用，原方弃用辛温之药白术、当归，酸收之药白芍，以丹参、红花、川芎、鸡内金、枳壳活血祛瘀；瘀久化热，故选用蒲公英、黄芩清泻内郁之热邪，张仲景《金匮要略·水气病脉证并治》提出"诸有水者，腰以下肿，当利小便，腰以上肿，当发汗乃愈"的治疗原则，此患者双下肢水肿，属腰以下肿，应利小便，故选用茯苓、泽泻、猪苓以利小便、消水肿。

二、阳痿湿热蕴结案

贾某，男，26岁，2019年1月11日初诊。戊戌年腊月初六，小寒。

第一步：四诊审证——打开病锁之钥

主诉：阳痿间作5年。

望诊：青年男性，面色红润，形体中等，口唇无发绀，舌质红，苔黄腻。

闻诊：声音洪亮，言语流利，对答切题。

问诊：患者5年来无明显诱因出现阳痿，刻下精力不集中，双下肢酸胀乏力，烦躁易怒，阴囊潮湿感，口苦，纳可，大便色黑黏腻。有过敏性鼻炎病史，各项辅助检查无异常。

切诊：脉弦数有力。

审证：肝气郁滞→脾失健运→湿热蕴结。

第二步：审证求因——寻求病门之枢

①患者舌红，苔黄腻，大便色黑黏腻，切其脉弦数有力，可判断此证其为实证。②患者平素烦躁易怒，抑郁不乐。肝喜条达而恶抑郁，若情志不畅，肝木失其条达之性，肝气自郁于本经。肝失疏泄，气行不畅，导致血运障碍，气血不能通达宗筋，则宗筋失于濡养，进而导致性欲减退而引

起阳痿。由此可明确病因为情志因素。

第三步：求因明机——探究疗病之径

阳痿在《内经》中被称作"阴萎""阴器不用"。肝为将军之官，性喜条达而恶抑郁。若平日情志抑郁则扰乱肝气，气机失于条达疏利。肝气郁结乘克脾土，脾之运化失职。肝郁化火，脾虚生湿，故湿热交蒸。阴茎以筋为体，以气为用，肝气充达于筋，则阴茎伸展自如，勃起刚劲。肝失疏泄则不能主持宗筋司事，而渐成阳痿。《素问·痿论》云："筋痿者，生于肝而使内也。"《杂病源流犀烛·前阴后阴源流》云："又有失志之人，抑郁伤肝，肝木不能疏达，亦致阴痿不起。"脾主四肢，《素问·阴阳应象大论》言"清阳实四肢"，若脾失健运，清阳不升，则四肢酸胀乏力。脾虚生湿，内蕴化热，湿热重浊趋下，浸淫宗筋则弛纵不举而为阳痿，并有阴囊部潮湿感。分析可知其病机为肝气郁滞→脾失健运→湿热蕴结。求之标本，湿热蕴结是标，肝气郁滞是本。

第四步：明机立法——确立治疗之圭

既然病机是"肝气郁滞→脾失健运→湿热蕴结"这逐步递进的三个层次。紧扣病机提出治法为疏肝理气、健脾助运、清热利湿。患者苦于阳痿、失眠等症状，因此首先要疏肝理气、清热利湿以缓解症状，继而健脾助运，顾护脾土以治其本。

第五步：立法组方——部署疗疾之阵

依据所立之法"疏肝理气、健脾助运、清热利湿"确立选方。首先，疏肝解郁、健脾助运，可以参考《太平惠民和剂局方》逍遥散，以疏肝解郁、养血健脾。方用柴胡使肝气条达；当归，白芍养血和血，养肝体而助肝用；白术、茯苓、甘草健脾益气，实土以抗木侮；稍加薄荷，疏散郁遏之气，透达肝经郁热；甘草以调和诸药。

其次，依据清热利湿的治法，可参考《医方集解》龙胆泻肝汤，方用龙胆大苦大寒，上泻肝胆实火、下清下焦湿热；黄芩、栀子具有苦寒泻火之功；泽泻、木通、车前子清热利湿，使湿热从水道排除；生地黄、当归滋阴养血，以防用药过于苦寒耗伤肝阴；柴胡，既可疏肝，又可引诸药入肝胆而设；甘草有调和诸药之效。另再加健脾助运之品。

第六步：组方用药——派遣攻守之兵

当归 10g，炒白芍 10g，柴胡 6g，茯苓 15g，炒白术 15g，甘草 6g，薄荷 6g，龙胆 10g，黄芩 10g，栀子 10g，泽泻 12g，木通 6g，车前子 15g（包煎），生地黄 15g，麦芽 30g，炒谷芽 30g，芡实 20g。7 剂，水煎服，日 1 剂，饭后温服。

本方为逍遥散合龙胆泻肝汤加麦芽、谷芽、芡实组成，麦芽，消食化积，又可疏肝；炒谷芽，消食化积兼以健脾；芡实，入脾肾二经，味甘涩，功能补脾固肾；此三药健脾以助运。既能防止大量清热药物损伤脾胃功能，又能疏肝健脾。

二诊：2019 年 1 月 18 日。戊戌年腊月十三。

患者服药后乏力感减轻，性功能稍有改善，晨勃次数增加。刻下仍大便黏腻，阴囊潮湿，近日夜寐不安，多梦，白日精力不集中，舌红苔黄腻，脉弦滑。

患者湿热下注，气机郁滞，心火不能下交肾水，故而夜晚失眠、白日精力不集中。在前方基础上加茯神、煅龙骨、郁金以清心安神。茯神，专入心经，功能宁心安神：煅龙骨，镇心安神。此三药入心经，清心安神。患者目前湿热较重，原方去当归、白芍、生地黄三药，此三药有助湿之弊。

处方：煅龙骨 30g，郁金 10g，柴胡 6g，茯苓 15g，炒白术 15g，甘草 6g，薄荷 6g，龙胆 10g，黄芩 10g，栀子 10g，泽泻 12g，木通 6g，车前子 15g（包煎），茯神 15g，麦芽 30g，谷芽 30g，芡实 20g。14 剂，水煎服，日 1 剂，饭后温服。

按语： 张景岳对于阳痿曾说"火衰者十居七八"，但在青壮年男性患者中，见火衰阳痿者并不多，肝郁湿热反而成了主要的证型。中青年男性是社会竞争中的主体，日常压力可致情志抑郁。《丹溪心法·六郁》提出"一有怫郁，诸病生焉，故人身诸病，多生于郁"，可见，朱丹溪强调诸病多可因郁而生。阳痿因湿而致者亦不少见，因此在治疗时要注意询问患者其他症状，综合判断，辨证论治。

三、尿浊湿热下注案

刘某，男，43 岁，2019 年 3 月 25 日初诊。己亥年二月十九，春分。

第一步：四诊审证——打开病锁之钥

主诉：尿检异常两个月。

望诊：患者中年男性，精神一般，体形偏胖，面色红润，舌红，苔黄腻。

闻诊：声音洪亮，言语急促，口中无异味。

问诊：患者两个月前发现小便黄而浑浊，尿中多泡沫，时有恶寒，口渴，饮后难解其渴，大便溏而恶臭，纳食较前减少。无恶心呕吐，无腹胀腹泻，无腰痛、尿频、尿急、尿痛。喜食荤腥食物，嗜酒20余年，平均每天半斤。辅助检查：尿常规：蛋白（－），白细胞（＋），红细胞（＋），乳糜试验（＋）。双肾、输尿管、膀胱、前列腺彩超未见明显异常。

切诊：掌心温热，脉濡数。

审证：脾胃湿热，湿热下注。

第二步：审证求因——寻求病门之枢

何以审证如上？①患者平素喜食荤腥食物，嗜酒20余年，平均每天半斤，今纳食较前减少，大便不爽，溏泻臭秽，舌红苔黄腻，脉濡数，考虑湿热为患。正如《内经·奇病论》所言："肥者令人内热，甘者令人中满。"②患者虽有恶寒之症，但无发热、头项强痛、脉浮等外寒之症，亦无精神不振、四肢不温、完谷不化、小便清长、脉沉细无力等阳虚之症，故患者恶寒之症系湿邪阻遏阳气。③患者小便黄而浑浊，尿中多泡沫，辅助检查：尿常规：蛋白（－），白细胞（＋），红细胞（＋），乳糜试验（＋）；但无尿频、尿急、尿痛等症，故考虑为尿浊，辨证为湿热之邪困阻下焦，膀胱气化不利，水液代谢失常，即如《临证指南医案·淋浊》所言"大凡痛则为淋，不痛为浊"。推及疾病缘由当属不内外因——饮食失节。

第三步：求因明机——探究疗病之径

《素问·至真要大论》曰："水液混浊，皆属于热。"指出小便浑浊由"热"导致；在《丹溪心法·赤白浊》中提及"浊主湿热，有痰有虚"。尿浊之病，常为湿热痰浊所致，日久则脾肾虚衰。水液运化是在多脏腑的协调统一下方能进行，中焦脾胃一升清，一降浊，乃上下之枢纽。患者饮食不节，喜食荤腥食物，嗜酒20余年，平均每天半斤，日久导致湿热蕴结中焦，困阻脾胃，即可见纳食减少，中焦气机不畅，水饮不得上承，则患者易感口渴，且饮后难解其渴。《灵枢·营卫生会》言："下焦者，别回肠，注于膀胱而渗入焉。故水谷者，常并居于胃中，成糟粕而俱下于大肠，而成下焦，渗而俱下，济泌别汁，循下焦而渗入膀胱焉。"湿热之邪困阻中焦，日久可流注下焦，影响大肠传导职能，可见便溏、色黄而臭秽；湿热之邪传入膀胱，则膀胱气化不利，小便黄而浑浊、尿中多泡沫等症状便与此相关。综上分析，可知患者病机为脾胃湿热→湿热下注。其中脾胃湿热为本，湿热下注为标。

第四步：明机立法——确立治疗之圭

吴鞠通《温病条辨》谓湿温病"汗之则神昏耳聋，甚则目瞑不欲言，下之则洞泄，润之则病深不解"，故治湿热之疾病，宜缓不宜急，宜清轻解之而不宜大攻，如第三步所分析病机为脾胃湿热→湿热下注，这是一个逐步发展的过程：一在脾胃湿热，中焦气机不畅；二在湿热下注，膀胱气化不利。此患者主要表现为小便黄而浑浊，尿中多泡沫，且无尿频、尿急、尿痛等小便不畅诸症，辨病为尿浊，辨证为脾胃湿热，湿热下注，故清利中下二焦湿热为主，兼以健脾和胃为辅。

第五步：立法组方——部署疗疾之阵

根据病机分析得出治疗原则：第一，清利中下二焦湿热；第二，健脾和胃。病机梳理清晰，清利中下二焦湿热可参考《医学心悟》程氏萆薢分清饮，其组成为萆薢、黄柏、石菖蒲、茯苓、白术、莲子心、丹参、车前子。方中以川萆薢为主，利湿通淋、分清别浊，为治疗尿浊的特异性药物；配合黄柏清热燥湿，车前子利水通淋、清利膀胱湿热；石菖蒲化湿通窍、定心志以止小便频数；佐以茯苓、白术健脾祛湿，使脾旺能运化水湿；另配莲子心、丹参清心火，以阻心热下移于小肠及小肠之热上扰于心。此方为治疗尿浊之湿热下注代表方，功能清热利湿、分清泄浊，故加减用之，并酌加健脾和胃之品。

第六步：组方用药——派遣攻守之兵

萆薢 15g，石韦 15g，瞿麦 15g，黄柏 10g，车前子 10g（包煎），茯苓 15g，炒白术 15g，石菖蒲 15g，山药 30g，金银花 10g，蒲公英 30g，麦芽

30g，鸡内金 20g，炙甘草 6g。7 剂，水煎服，日 1 剂，饭后温服。

此方为程氏萆薢分清饮加减而来，因患者无心火旺盛表现，故去除擅长清心火之莲子心、丹参。加用石韦、瞿麦以加强清利中下焦湿热之功，石韦，味苦，性平，《神农本草经》谓其"主劳热邪气，五癃闭不通，利小便水道"。瞿麦，可通小便、除五淋，用于下焦湿热疼痛尤宜。金银花味辛微凉，入手太阴肺、足厥阴肝经、凉肝清肺、消肿败毒，患者湿热下迫大肠而便溏，肺与大肠相表里，据此金银花正宜用之。蒲公英，加强清热利湿解毒之效，与上诸药协同为用。患者脾胃为湿热所困，一当清其湿热，二当健脾和胃以强其本体之用，所谓"土曰备化"，故以鸡内金、甘草、山药、麦芽以健脾和胃，除已有之湿，杜继来之困，此为正本清源之用，且麦芽、鸡内金兼可疏肝，有助于化浊之用。

上方清热、利湿、健脾，使三焦弥漫之湿得达膀胱以去，而阴霾湿浊之气既消，内里郁之热邪自透而解，阳气得通，一身之邪尽去。大法总从《素问·至真要大论》之"湿淫于内，治以苦热，佐以酸淡，以苦燥之，以淡泄之"。

二诊：2019 年 4 月 15 日。己亥年三月十一。

现病史：患者服前方后小便浑浊、尿黄症状较前减轻，后又续服上方十余剂，目前患者仍然有尿中泡沫，无腰痛、尿频、尿急、尿痛，无肉眼血尿，纳食较前增加，口渴好转，大便黏滞不爽，日行一二次，近来自觉头身困重。舌诊：舌红苔白腻。脉诊：脉濡数。辅助检查：尿常规：白细胞（－），乳糜试验（－）。

处方：萆薢 15g，石韦 15g，瞿麦 15g，薏苡仁 30g，芡实 20g，茯苓 20g，炒白术 15g，石菖蒲 15g，山药 30g，陈皮 10g，蒲公英 30g，麦芽 30g，鸡内金 20g，炙甘草 6g。14 剂，水煎服，日 1 剂，饭后温服。

患者前经清热、利湿、健脾治疗之后，纳欲增加，现仍小便黄而大便黏滞不爽，此为酒客内湿，湿酒生热，湿热浊气，纠缠混乱，致使脾为湿困，不能为胃行其津液，故而二便不爽。另刻下患者又自觉头身困重，正如《素问·生气通天论》所云："因于湿，首如裹"。治当于前法中加重健脾祛湿药用量，助脾运化水湿。

按语：患者小便黄而浑浊，尿中多泡沫，大便溏而恶臭，但无尿频、尿急、尿痛等小便不畅诸症，又加之喜食荤腥食物，嗜酒 20 余年，平均每天半斤。当属尿浊，辨证为脾胃湿热、湿热下注。治以清利中下二焦湿热为主，故以《医学心悟》程氏草薢分清饮加减。二诊患者诸症较前减轻，但仍有小便黄、大便黏滞不爽、头身困重等症，故加强清热利湿之药用量，使湿热之邪尽早外泄。

四、淋证膀胱湿热案

薛某，女，43岁，2019年3月25日初诊。已亥年二月十九，春分。

第一步：四诊审证——打开病锁之钥

主诉：尿频尿痛2周。

望诊：中年女性，形体消瘦，面色红润，舌红，苔黄腻。

闻诊：声音洪亮，言语流利，对答切题，口腔未伴有异味。

问诊：患者2周前出现发热、咳嗽、流黄鼻涕等症状，口服银翘片后症状好转。继而出现小便频数黄赤，淋沥涩痛，灼热，小腹部拘急隐痛连及腰部，口苦纳差，无泛酸呕吐，无腹胀腹泻。外院就诊查尿常规：白细胞（+++）、隐血（++），予左氧氟沙星口服治疗后诉小便频数稍有好转，但仍感小便灼热涩痛，小便黄而浑浊，腰膝酸软，头晕耳鸣。纳食较前减少，大便黏滞，一二日一行，睡眠一般。既往有糖尿病病史5年，血糖控制不详，平素经常有小便频、小便灼热等症状。

切诊：脉滑数。

辅助检查：尿常规：白细胞（+++），隐血（++）。

审证：阴虚内热→外感风热→膀胱湿热。

第二步：审证求因——寻求病门之枢

何以审证如上？①患者既往有消渴（糖尿病）病史5年，以多尿为突出症状，当属下消，消渴为患，易于耗伤津气，又患者形体消瘦，平素小便经常有灼热感，考虑既往有内热阴伤。②本次发病急，有明显外感症状，口服银翘片后缓解，可推断患者为外感风热。③患者小便频数黄赤，淋沥涩痛、灼热，小腹部拘急隐痛连及腰部，考虑膀胱湿热为患。④患者检查尿常规：白细胞（+++），隐血（++）。舌红苔黄腻，脉滑数。结合症状表现考虑淋证为患。患者出现淋证的表现较为突然，并有外感病史，推及疾病病因应为外感风热。

第三步：求因明机——探究疗病之径

患者以尿频尿痛 2 周为主诉来诊，结合舌脉当属中医淋证范畴。患者有消渴（糖尿病）病史，经常有小便频、小便灼热等症状。现又有腰膝酸软、头晕耳鸣症状，不难推断患者有阴虚内热的体质基础。巢元方在《诸病源候论·诸淋病候》指出："诸淋者，由肾虚而膀胱热故也。"患者外感风热，温热邪气循经入膀胱腑，膀胱气化失司，再加上患者素体阴虚内热，故可酿生湿热而发病，出现小便灼热涩痛、小便黄而浑浊等症。湿热之邪侵犯中焦，阻滞气机升降，则见纳食减少、口苦、大便黏滞等。综上分析，可知患者病机为阴虚内热→外感风热→膀胱湿热。其中阴虚为本，湿热为标。

第四步：明机立法——确立治疗之圭

淋证的治法古有忌汗、忌补之说，临床实际未必都是如此，应在辨证论治的基础上进行用药。本病案审证为热淋，其外感邪气已入里化热，首先治疗上当以清热通淋、清膀胱湿热为主，患者又兼纳差、口苦、大便黏滞等症状，治疗中应兼顾清脾胃湿热之药。另外，待湿热之邪清除后再予以滋阴补肾治法治其本。

第五步：立法组方——部署疗疾之阵

根据病机分析得出治疗原则：第一，清热通淋；则可选用《太平惠民和剂局方》中八正散方，由瞿麦、萹蓄、车前子、滑石、栀子、炙甘草、木通、大黄、灯心草组成。方中瞿麦、萹蓄、木通、车前子、滑石清热利水通淋；栀子、灯心草清心利尿，引湿热火毒从小便出；大黄泻火通便，引湿热火毒从大便出，二味相合，使心火清则不下移小肠膀胱；甘草调和诸药、缓急止痛。全方相合，既可作清热泻火之剂，又可作利尿通淋之方。再佐以黄连、蒲公英、土茯苓、麦芽、陈皮等清脾胃湿热之药。

第六步：组方用药——派遣攻守之兵

瞿麦 15g，萹蓄 15g，车前子 25g（包煎），滑石 30g，栀子 10g，生甘草 6g，木通 10g，熟大黄 10g，灯心草 3g，黄连 10g，蒲公英 20g，陈皮 10g，小蓟 10g，土茯苓 20g，麦芽 30g。7 剂，水煎服，日 1 剂，饭后温服。

本方为八正散加减化裁而成，其中八正散为治疗热淋证之常用方，也是历代医家治疗泌尿系疾病的首选方剂。加用土茯苓以加强清热利湿功能。患者小便可见隐血阳性，故加用小蓟以凉血祛瘀止血。黄连、蒲公英、麦芽、陈皮四药合用既能清利湿热，又能行气化滞，既能不伤胃气又能使脾胃气机得到舒展，并可配合八正散使中下焦湿热从小便而出。

二诊：2019 年 4 月 6 日。己亥年三月初二，清明。

患者服上药后小便频数黄赤，淋沥涩痛、灼热，小腹部拘急隐痛等症状均较前减轻，纳食增加，食欲可，无呕恶感，仍有口苦，大便通畅，日行 2 次，后按原方续服 5 剂。刻下患者自述小便频数涩痛已除，排尿时有尿道灼热不适，腰酸盗汗，头晕耳鸣，口干口苦，纳食正常，大便日行一二次，睡眠可，复查尿常规正常。舌诊：舌红，苔白腻。脉诊：脉细数。

患者之前经清热利湿通淋治疗后，复查尿常规正常，但患者时有尿道灼热不适，腰酸盗汗，头晕耳鸣，口干口苦。舌红，苔白腻，脉细数。结合患者有消渴（糖尿病）病史，考虑现在病机为膀胱湿热→湿热伤阴。患者素体肾阴亏虚，湿热进一步耗伤肾阴。故在原方减去滑石、车前子、大黄利水通便之药，加天花粉、知母、生地黄、芦根清热泻火、养阴润燥，熟地黄滋阴补肾以治其本。

处方：瞿麦 15g，萹蓄 15g，栀子 10g，生甘草 6g，灯心草 3g，黄连 10g，蒲公英 20g，陈皮 10g，小蓟 10g，土茯苓 20g，麦芽 30g，木通 10g，知母 10g，芦根 30g，天花粉 20g，生地黄、熟地黄各 20g。14 剂，水煎服，日 1 剂，饭后温服。

按语： 患者淋证以膀胱湿热为主，热重于湿，并伴有阴虚症状，治疗时先以清热通淋祛湿为主，待湿热减轻，再增滋阴补肾类药物以治本。

第五章　脑系病证

一、痴呆肝阳上亢案

吕某，女，28 岁，2019 年 1 月 15 日初诊。戊戌年腊月初十，小寒。

第一步：四诊审证——打开病锁之钥

主诉：精神行为异常、失认、失语 3 个月余。

望诊：年轻女性，形瘦少神，面色红润，烦躁不安，爪甲干枯少华，舌红，苔白。

闻诊：发音费力，言语急促，声时高时低。

问诊：患者 3 个月前熬夜后突发精神行为异常，至上海长海医院住院治疗后无明显好转，刻下精神恍惚，心神不宁，淡漠，失语失认，性情急躁易怒，夜寐欠安，纳可，二便调。患者平素工作繁忙，压力大，时常加班熬夜，14 年前检查诊断病态窦房结综合征，8 年前行心脏起搏器植入术，无家族性相关遗传病史。

切诊：手掌心稍热，脉弦细。

审证：阴血不足→肝郁血虚→肝阳上亢。

第二步：审证求因——寻求病门之枢

患者 3 个月前熬夜后突发精神异常，失语失认，观其形瘦少神，爪甲干枯，视物缺损，切其脉弦细，可知营血不足；结合病史患者长期熬夜工作压力大，营阴暗耗，阴血不足，阳亢上逆无所制，故见神志异常、急躁易怒、夜寐差等表现。故明确病因属劳神过度。

第三步：求因明机——探究疗病之径

患者少女时期即诊断病态窦房结综合征，此为器质性病变，缘由其先天禀赋不足，现在以精神异常、失语失认 3 个月为主诉，可归属于情志病范畴，在脏与心肝相关。肝开窍于目，目睛视物之明依赖于肝血的滋养与肝气之柔顺，患者素体禀赋不足，平日里工作过劳，压力较大，因而导致心身疾病。先后天因素相互影响致使肝血失养，血虚肝郁，症见视物缺损。又因其华在爪，肝血不足，则爪甲枯而色夭。《素问·痿论》曰："阴气者，静则神藏，躁则消亡。"心为神明之脏，五脏六腑之大主，主宰精神思维和情志活动。阴血不足，情志过极可直接伤及内脏，影响脏腑气机，使得肝气郁结，产生情志上的恶性循环。肝失于藏魂，心无所倚，神无所归，虑无所定，故见精神恍惚、心神不宁等表现。阳气不留于阴，肝血不足，阴不敛阳，阳亢于上则见急躁易怒、夜寐欠安。所以其病机为阴血不足→肝郁血虚→肝阳上亢。明晰标本：阴血不足、血虚肝郁是本，肝阳上亢是标。

第四步：明机立法——确立治病之圭

根据四诊审证，求因明机：证为阴血不足→血虚肝郁→肝阳上亢。故治宜滋阴养血、疏肝解郁、平肝潜阳。情志致病多为郁极而发，《王孟英医案》中述："肝主一身之气，七情之病必由肝起。"肝的疏泄功能失常可引起气机失调而气血失和，终致多种情志异常疾病的产生。本案迁延日久，患者病情虚实错杂，因此首诊治疗上应当以平肝、疏肝、柔肝并重，总以和顺气机，使得肝阳得平、气血得畅。

第五步：立法组方——确立治病之圭

方随法出，理法既明，拟以升降散化裁。升降散之名始见于杨栗山所著《伤寒瘟疫条辨》。僵蚕为君，蝉蜕为臣，姜黄为佐，大黄为使，米酒为引，蜂蜜为导。僵蚕味辛苦气薄，得天地清化之气，轻浮而升阳中之阳，能胜风除湿、清热解郁，散逆浊结滞之痰，辟一切怫郁之邪气，得天地清化之气；蝉蜕气寒无毒，味咸且甘，为清虚之品，能祛风而胜湿、涤热而解毒，且蝉之性昼鸣夜息，顺乎阴阳寝寐之理。姜黄气味辛苦，性温，无毒，祛邪伐恶、行气散郁。此案患者阴血不足，恐大黄攻伐太过故舍而不用。再酌予疏肝柔肝之品，总使用药升降相宜、寒温并用、内外通达、调气行血。

第六步：组方用药——派遣攻守之兵

蝉蜕 10g，僵蚕 10g，天麻 10g，菊花 10g，姜黄 10g，垂盆草 30g，丹参 10g，延胡索 10g，山茱萸 10g，炙甘草 10g，麦芽 30g，炒谷芽 30g。7 剂，水煎服，日 1 剂，饭后温服。

天麻乃定风草，治风之神药也，肝苦急，以甘缓之，用天麻之甘缓其坚劲。徐大椿论菊花，言"凡芳香之物，皆能治头目肌表之疾，但香则无不辛燥者，唯菊花不甚燥烈，故于头目风火之疾，尤宜焉"，菊花可制风木，苦能泄热、辛亦散结。蝉蜕、僵蚕祛散在上之风火，丹参味苦，清心泻火，心藏神而主血，木火相煽，心火动则神不安，丹参清血中之火，故能安神定志。姜黄合延胡索破滞行血之品兼能行气，走而不守，通行上下内外，通滞散结，以疏肝中壅滞。垂盆草甘淡渗湿、寒凉清热，有清胆利湿之功，胆正则肝明。山茱萸微温不燥，补而不峻，平补阴阳、滋阴益血，补肝助胆之良品以治本，心乃肝之子，心苦散乱而喜收敛，敛则宁静，静则清和，以此敛上越之肝阳。以麦芽、炒谷芽、炙甘草健脾和胃、奠安中土、培土生金以制风木。全方共奏行气解郁、平肝息风之功。

二诊：2019 年 2 月 1 日。戊戌年腊月二十七，大寒。

病史如前，诉药后效可，诸症改善，夜寐较前明显好转，刻下烦躁不宁，精神恍惚，视物模糊，言行异常仍作，纳寐尚可，舌淡红苔少，脉弦细。

复诊酌加滋阴养血之品，缓图治本，故去菊花、蝉蜕，以鳖甲滋阴潜阳，白芍合甘草酸甘化阴，肝阴得养、阳亢得平，使气机运行无碍。

处方：僵蚕 10g，天麻 10g，制鳖甲 15g，山茱萸 10g，姜黄 10g，丹参 10g，延胡索 10g，郁金 15g，白芍 15g，炙甘草 10g，麦芽 30g，炒谷芽 30g。14 剂，水煎服，日 1 剂，饭后温服。

按语：本病属于中医情志病范畴，劳神日久，暗耗阴血，渐致肝不藏魂、心不养神，以致此病。治病须审时度势，治分次第，复诊标症得缓方可养阴治本。

二、头痛肝风内动案

霍某，女，50 岁，2019 年 1 月 8 日初诊。戊戌年腊月初三，小寒。

第一步：四诊审证——打开病所之钥

主诉：头痛反复发作 30 年余。

望诊：面色萎黄，形瘦少神，情志抑郁，怯懦焦虑，发枯多白，唇色暗红，舌红，苔白。

闻诊：声低气短，言语急促重复。

问诊：患者 30 年来遇风、受凉、受热、生气、睡眠不好后常诱发头痛，反复发作，且疼痛近年加重，发作时伴恶心呕吐，眼前有物飘过感，畏光恶声，辅助检查均未见异常。20年前曾有四肢远端麻木疼痛，当时排除格林巴利综合征，外院中药治疗后短暂缓解（具体不详），继用无效。刻下头痛不适，烦躁不安，受冷热刺激后下肢有灼热感，无恶心呕吐、头晕等症状，纳谷、二便正常，睡眠一般。患者诉自幼素体孱弱，月经量少，已绝经5年。

切诊：脉弦细。

审证：肝肾不足→阴虚阳亢→肝风内动、血不濡筋。

第二步：审证求因——寻求病门之枢

所以辨为此证，一是观其面色萎黄，形瘦少神，情志抑郁，怯懦焦虑，发枯多白，唇色暗红，舌红苔白，是肝肾不足之象。二是脉来弦细，此小寒节气，本应是封藏之季，一阳初生，脉当沉实，而今见脉来弦细，又患者年过半百，素体肝肾不足，为阴虚阳亢之象。三是反复发作头痛30余年，先后又有肢端麻木、下肢灼热感，正是肝风内动、血不濡筋之象。四是自幼素体孱弱，月经量少，已绝经5年，可证肝肾不足先天之基础。患者主诉反复发作头痛30余年，追问病因，得知此次发病因情绪因素诱发，由此则病因明确为情志因素。

第三步：求因明机——探究疗病之径

《素问·至真要大论》曰："诸风掉眩，皆属于肝。"《素问·风论》有言："肝风之状，多汗恶风，善悲，色微苍，嗌干善怒……"肝为风木之脏，体阴而用阳。肝藏血，主身之筋膜，开窍于目。若肝有病变，木失滋养，便会伤及所合之筋，肝风内动，则可见头目眩晕。患者先天体弱，乙癸同源，所以肝肾不足易致阴虚阳亢。一方面肝体之阴不能濡润筋脉，而致肢端麻木疼痛；另一方面肝用之阳不得阴敛，而亢进为害，动则为风，所以会有反复头痛、视物不良畏光等症，且易受情绪、外风诱发。

值得注意的是，肝风内动会耗伤肝阴，从而影响加重血不濡筋的表现，反之，肝血的进一步耗伤又会加重肝风内动的表现，两者互为影响。所以此病病机为肝肾不足→阴虚阳亢→肝风内动，血不濡筋。"求因明机"必须明晰"标本"，相对而言是肝肾阴虚为本，肝风内动为标。本案依照《中藏经》脏腑辨证八纲（虚实、寒热、生死、顺逆）辨析，可辨为本虚标实，表寒里热，脉证相符为顺，方证对应可生。

第四步：明机立法——确立治病之圭

既然其病机是"肝肾不足→阴虚阳亢→肝风内动，血不濡筋"，相应的治法便是平补肝肾、滋阴潜阳、清热息风、养阴通络。由于本病病机是逐步递进、互为影响的关系，根据"治病必求于本""急则治标""缓则治本"的原则，应该采取"标本兼治"之法，古人云"有形之血不能速生"，这就决定了在标本兼治过程中应当重于治标，兼治其本。故治法选择息风潜阳、通络养阴，待肝风平息后再虑平补肝肾。

另肝为刚脏，易于横逆克伐脾土。《金匮要略》云"见肝之病，知肝传脾"，《临证指南医案》也提及"风木过动，中土受戕，不能御其所胜"。患者头痛发作严重时伴恶心呕吐，也正是肝木克脾土的临床表现。所以在治疗过程中应当注重顾护脾胃。

第五步：立法组方——部署疗疾之阵

根据重于治标，兼治其本的原则，首先应采用息风潜阳、通络养阴的治法，以镇肝息风为主，佐以滋养肝肾。张锡纯《医学衷中参西录》中的镇肝熄风汤可以参考，组成：怀山药、怀牛膝、生赭石、生龙骨、生牡蛎、生怀地黄、生杭芍、柏子仁。通络养阴之法在温病后期调理中常见，可取青蒿鳖甲汤与宣痹汤之方意。青蒿鳖甲汤本治少阳疟如伤寒之证，其组成：青蒿、知母、桑叶、鳖甲、牡丹皮、天花粉。宣痹汤是治疗温病中湿聚热蒸、蕴于经络，此案虽无湿邪，但可参考方中清热通络的思路。宣痹汤组成：防己、杏仁、滑石、连翘、栀子、薏苡仁、半夏（醋炒）、晚蚕沙、赤小豆皮（此处为五谷中之赤小豆）。

第六步：主方用药——派遣攻守之兵

治疗以息风潜阳、通络养阴为主。

处方：煅龙骨 30g，制鳖甲 15g，墨旱莲 20g，泽泻 10g，黄芩 15g，山栀子 10g，白芍 10g，郁金 10g，丹参 20g，牡丹皮 15g，麦芽 30g，炒谷芽 30g，鸡内金 20g，炙甘草 10g，忍冬藤 20g，连翘 10g。7 剂，水煎服，日 1 剂，饭后温服。

1. 息风潜阳：药用煅龙骨入肝经，质重沉降，平肝潜阳；鳖甲性咸味微寒，归肝肾经，养阴清热，潜降入里，善入血分通利血脉，破结泄热；

郁金行气解郁、清心凉血；泽泻引气血下行；连翘、黄芩、栀子可清泻肝风内动而引起的标热。

2.通络养阴：药用丹参、牡丹皮活血凉血；忍冬藤清热解毒、通筋脉；白芍平抑肝阳、柔肝止痛；加用墨旱莲滋补肝肾固本。另外再用麦芽、炒谷芽、鸡内金、炙甘草健脾护胃，且鸡内金有行瘀血之功。

按语：患者20年前曾有四肢远端麻木疼痛，当时经某处中医治疗后缓解（具体不详），现受冷热刺激后仍有下肢灼热感。可以推断当时所服用中药应大概为补气养血、温阳通络之品，短时间内能够改善指端麻木疼痛的症状，但忽略了患者阴虚阳亢的本质，以温补走窜之品，无异于抱薪救火，薪不尽火不灭，所以留有下肢灼热感。

三、头痛寒凝肝脉案

王某，女，40岁，2017年12月19日初诊。丁酉年十一月初二，大雪。

第一步：四诊审证——打开病锁之钥

主诉：头痛间作10年余，受寒加重3日。

望诊：中年女性，精神欠佳，舌淡，苔白，口唇无发绀。

闻诊：未见异常。

问诊：患者诉间断头痛10年余，每年11月开始发作，至来年天气转暖后减轻，遇冷加重，颠顶部最为严重，常连及项背，发作时呈持续性抽掣痛，阵发性加剧，发无定时，可持续数小时或1~2天，伴恶心、干呕、食欲不振，时有眩晕。患者3日前受风寒后头痛，头顶疼痛较重，连及颈项，鼻塞，干呕，懒言，纳食一般，二便调，夜寐差，易惊醒。月经经期正常，经量少，否认手术、外伤、输血史，否认食物、药物过敏史，否认肝炎、结核等传染病史。

切诊：脉沉细。

审证：外感风寒→寒凝肝脉→浊阴上逆→闭阻清窍。

第二步：审证求因——寻求病门之枢

患者头痛得温则减，遇寒加重，常连及项背，发作时抽掣痛，舌淡，苔白，脉沉细，该病证与风热所致的胀痛，风湿所致的头痛如裹，瘀血常

111

出现位置固定的刺痛等表现相异，考虑为寒邪所致；患者头痛以颠顶部最为严重，肝足厥阴之脉，连目系，上出额，与督脉会于巅，因此其病位在厥阴经；刻下患者疼痛起病较急，出现抽掣痛，阵发性加剧，又有明显受寒诱因，所以判断为外感头痛，其脉象沉细是因久病体虚、肝血不足。故总结其病因为外因——感受寒邪。

第三步：求因明机——探究疗病之径

《素问·风论》将头痛称为"脑风""首风""头风"。患者头痛长达10年余，常冬季发作，受风寒后加重，天气转暖后症状减轻。头为诸阳之会，又为清阳之府，寒邪外袭，客于厥阴，浊阴之邪循经脉上逆颠顶，发为头痛。

另外寒邪侵袭，人体阳气不振，脾胃虚寒，出现恶心干呕、食欲不振等症，久病耗伤肝血，因而月经经量减少、夜寐欠安。故总结其病机为外感风寒→寒凝肝脉→浊阴上逆→闭阻清窍。其中外感风寒为标，寒凝肝脉为本。

第四步：明机立法——确立治疗之圭

根据确定的标本病机，以外感风寒为标，寒凝肝脉为本，患者以颠顶头痛、连及项背、恶心干呕为主症。治疗以暖肝散寒、泄浊和胃降逆为大法。患者3天前受寒后加重，故首先应散寒止痛，其次应暖肝降浊。因患者发病日久，中焦脏寒，暖肝的基础上兼以温补脾胃；其脉沉细，考虑久病耗伤肝血，所以采用辛温药物散寒的同时应兼顾补益肝血。

第五步：立法组方——部署疗疾之阵

首先，散寒止痛可参考《太平惠民和剂局方》中川芎茶调散，由川芎、白芷、羌活、细辛、防风、荆芥、薄荷、甘草等组成。其次，暖肝降浊选用《伤寒论》中吴茱萸汤。《伤寒论·辨厥阴病脉证并治》载："干呕、吐涎沫、头痛者，吴茱萸汤主之。"吴茱萸汤由吴茱萸、生姜、人参、大枣组成。功能温肝暖胃、降逆止呕。本案在以上治法的基础上，选取作用于头部的引经药，以及和畅肝胃、兼顾肝血之药。

第六步：组方用药——派遣攻守之兵

防风 10g，羌活 10g，川芎 10g，白芷 10g，石菖蒲 10g，吴茱萸 6g，延胡索 15g，胆南星 10g，当归 15g，酸枣仁 20g，党参 20g，炙甘草 10g，麦芽 30g，鸡内金 20g。7 剂，水煎服，日 1 剂，饭后温服。

1. **散寒止痛**：姚球云："肝经会督脉于巅顶，风气通肝，肝开窍于目。头风侵目泪出，肝有风而疏泄也，其主之者，以辛温可散风也。"故本方重用川芎茶调散中白芷、防风、羌活辛散温通之药，其中白芷长于止痛，羌活气味雄烈，解表散寒，川芎上行头目，引诸药上行，共奏疏风止痛之功。去荆芥加用石菖蒲，温通同时芳香走窜，可以豁痰开窍。细辛主通窍，温肺化饮，偏于上焦，与本证不相符予舍去，薄荷偏于疏散风热，暂不使用。

2. **暖肝降浊**：吴茱萸苦辛，有中温脾胃、下暖肝肾、散寒降浊、止痛止呕诸多功用。李东垣有言"浊阴不降，厥气上逆，甚而胀满者，非吴茱萸不可治"，故为主药可疏通肝郁，直达厥阴，以降浊祛寒。吴茱萸汤方中生姜易为胆南星，辛散苦燥同时，通行经络，燥湿化痰。延胡索行血中气滞，气中血滞，专治一身上下诸痛。当归温通补血，酸枣仁益肝血，两药合用以兼顾肝血不足之本。

3. **健脾益气、温中助运**：党参、炙甘草、麦芽、鸡内金共用健脾益气，脾胃健运则升清降浊、气血输布方能正常。

二诊：2017 年 12 月 26 日。丁酉年十一月初九，冬至。

患者药后头痛稍有减轻，恶心干呕改善，因外出再次感寒，出现颈项部疼痛加重，转侧不利，无头晕，无恶寒发热。纳食较前增加，二便调，夜寐差。舌淡，苔白，脉沉细。

患者经治头痛减轻，但因时值冬至，天气进入一年中最冷的时段，寒为阴邪，易伤阳气，侵袭督脉及膀胱经，故出现颈项疼痛、筋脉拘挛、转侧不利，治疗上仍遵宗法，加用葛根解肌，《本草汇言》云"葛根之发散，亦入太阳，亦散风寒"。

处方：防风 10g，羌活 10g，川芎 10g，白芷 10g，石菖蒲 10g，吴茱萸 6g，延胡索 15g，胆南星 10g，当归 15g，酸枣仁 20g，党参 20g，炙甘草 10g，麦芽 30g，鸡内金 20g，葛根 15g。7 剂，水煎服，日 1 剂，饭后温服。

按语：患者头痛多年，每于遇寒后加重，本案的特点在于病程较长，中焦脏寒特点明显，遇外感风寒后加重，因此治疗上需内外同治、标本兼顾。

四、头痛风痰阻络案

樊某，女，40岁，2019年3月2日初诊。已亥年正月二十六，雨水。

第一步：四诊审证——打开病所之钥

主诉：偏头痛反复发作20余年。

望诊：中年女性，形体偏瘦，面色淡白，目光晦滞，爪甲干枯少泽，舌质红，苔白厚。

闻诊：轻声细语，呼气及言谈时未闻及口中异味。

问诊：患者20年前郁怒后出现头痛，左侧为甚，伴头晕时作，无畏声、畏光，无视物旋转感，辅助检查未见明显异常。20年来反复发作，情绪激动及经期前后偏头痛加重，常在受风后发作，发作较重时伴有呕吐痰涎。刻下头痛昏蒙时作，时有鼻塞、声哑，喉中有痰，胃脘饱胀不适，纳食可，夜寐安，大便日二三行，排便有不爽感，小便调。

切诊：脉弦滑，皮肤偏凉。

审证：肝血不足、脾失健运→肝风内动、痰湿内蕴→风痰阻络。

第二步：审证求因——寻求病门之枢

①患者形体偏瘦，面色淡白，目光晦滞，爪甲干枯少泽，舌质红，可推断为肝血不足。②患者20年前因郁怒诱发偏头痛，此后偏头痛反复发作，情绪激动及经期前后加重，常在受风后发作，考虑情绪因素及外风而引动内风。③患者头痛发作较重时伴有呕吐痰涎，现在又有胃脘饱胀不适，大便日二三行，排便有不爽感，脉象弦滑，舌苔白厚，为脾失健运、痰湿内蕴表现。④患者头痛昏蒙，喉中有痰，时有鼻塞、声哑，并有鼻炎病史，考虑为痰阻清窍的表现。故病因明确为情志因素和痰饮。

第三步：求因明机——探究疗病之径

《临证指南医案·头痛》中记载："头为诸阳之会，与厥阴肝脉会于巅，诸阴寒邪不能上逆，为阳气窒塞，浊邪得以上据，厥阴风火乃能上逆作痛。"患者因情绪激动后诱发头痛，左侧为甚，多与肝胆病相关。《辨证录》言："此病得之郁气不宣，又加风邪袭之于少阳之经，遂致半边头痛也。"肝为风木之脏，体阴而用阳，性喜条达畅遂，今患者肝血不足，阴不制阳，肝疏泄太过，而致肝风内动。月经前后，阴血下注血海，肝之藏血不足，失于柔养，肝风内动，则见头痛加重。脾以升为健，胃以降为和，肝为刚脏，易于横逆克犯脾土，肝木遏郁，中土受戕，不能行津，故见胃脘饱胀不适，大便不爽。脾失健运，痰浊内生，肝风夹痰，上窜脑络，故偏头痛、头昏反复发作，经久不愈，且痰饮上干气机，可见鼻塞、喉中有痰等症。

由此可知其病机为肝血不足、脾失健运→肝风内动、痰湿内蕴→风痰阻络。其中肝血不足、肝风内动、脾失健运为本，痰湿内蕴、风痰阻络为标。

第四步：明机立法——确立治病之圭

明确其病机，根据上述患者的病机演化，其中肝血不足、肝风内动、脾失健运为本，痰湿内蕴、风痰阻络为标。患者以偏头痛为主诉，以头痛昏蒙时作、情绪激动及经期前后加重、常在受风后发作、头痛发作较重时伴有呕吐痰涎为主要表现，目前治疗主要针对肝风夹痰的病机，治疗大法当以祛风化痰、通络止痛为主，并加健脾和胃之药。

第五步：立法组方——部署疗疾之阵

根据所立之法选方，祛风化痰、通络止痛可参考《瑞竹堂方》中的真方白丸子，方由半夏、白附子、天南星、天麻、川乌、全蝎、木香、枳壳组成。原书记载此方常服，可防治风疾隔壅之患。方中白附子祛风止痛、化痰散结；天南星化痰消肿、祛风定惊；天麻息风止痉、平肝潜阳、祛风通络；全蝎祛风除湿、息风止痛；木香、枳实理气宽中、行滞消胀；半夏燥湿化痰。诸药合用，起到祛风化痰、祛瘀散结、温经通络的效果。

第六步：主方用药——派遣攻守之兵

全蝎 10g，天麻 10g，白附子 10g，天南星 10g，川乌 6g，木香 10g，枳壳 10g，僵蚕 10g，姜黄 15g，麦芽 30g，鸡内金 20g。7 剂，水煎服，日 1 剂，饭后温服。

全方由真方白丸子加僵蚕、姜黄、麦芽、鸡内金组成。因半夏与川乌为十八反用药，故舍去半夏。僵蚕味辛苦气薄，得天地清化之气，轻浮而升阳中之阳，能去一切怫郁之邪气，得天地清化之气，叶天士云"久则邪正混处其间，草木不能见效，当以虫蚁疏逐，以搜剔络中混处之邪"，可加强全蝎、天麻祛风通络之功。姜黄辛温，气味具厚，祛邪伐恶、行气行血散郁，以增通络之功。麦芽护胃兼以疏肝，同鸡内金培土生金，绝痰之源。全方共奏祛风化痰、通络止痛、健脾护胃之功。

二诊：2019 年 4 月 16 日。己亥年三月十二，清明。

现病史：患者服前方 1 个月余，头痛发作 1 次，痛势较前减轻，胃脘不适感消失，鼻塞、声哑较前好转。近来，自觉心烦，颈部欠柔，小便色黄，大便日一行，纳可，寐安。舌红，苔白，脉细数。

处方：郁金 15g，黄芩 15g，当归 10g，白芍 10g，全蝎 10g，天麻 10g，白附子 10g，天南星 10g，川乌 6g，木香 10g，枳壳 10g，鸡内金 20g，僵蚕 10g，姜黄 15g，麦芽 30g。7 剂，水煎服，日 1 剂，饭后温服。

患者经前祛风化痰、通络止痛治法后，头痛发作频率减少，痛势较前减轻，现心烦，小便色黄，颈部欠柔软。肝疏泄失常，肝郁化火，故自觉心烦、小便色黄；肝血不足，热灼肝经，筋脉失于濡养，故见颈部欠柔。治疗上应在前祛风通络的基础上，加入疏肝清热、养血柔肝之品。

按语：患者头痛二十余年，左侧为甚，但无畏光、畏声、视物旋转感。并伴见头痛时呕吐痰涎，喉中有痰、胃脘饱胀不适。据此辨病为偏头痛，辨证为肝血不足，肝风内动，痰湿内蕴，风痰阻络。治疗以祛风化痰、通络止痛为主。二诊患者头痛较前缓解，但出现心烦、小便色黄、颈部不适等症状，故加用疏肝清热、养血柔肝之品。

五、眩晕痰郁化火案

周某，女，52 岁，已婚，2019 年 3 月 2 日初诊。己亥年正月二十六日。

第一步：四诊审证——打开病锁之钥

主诉：头晕伴步态不稳 10 余年。

望诊：中年女性，形体适中，精神一般，面色潮红，两目有神，行走不稳，头发枯涩，口唇稍干，舌红苔白。

闻诊：声音洪亮，应答自如，呼吸平稳，时有太息，口中无异味。

问诊：患者10年前因高血压病外院住院，治疗期间应用扩张血管药物。后（具体不详）出现行走不稳，无口眼㖞斜、言语不利，无视物异常、肢体无力及活动受限。查头颅CT及脊髓检查排除脑血管及脊髓病变，经多方治疗罔效。10年来每遇情绪激动或烦劳后，头晕、行走不稳症状加重。刻下患者自感头晕头胀不适，眼干涩，行走不稳，如坐舟车，无视物旋转、头痛呕吐，无言语不清，无肌力减退等症状，纳谷如常，睡眠可，二便调。现口服降压药不详，血压控制尚平稳。否认手术、外伤、输血史，否认药物、食物过敏史。

切诊：手心稍热，脉弦滑。

审证：肝阴亏虚→阳亢风动→风痰阻络→痰郁化火。

第二步：审证求因——寻求病门之枢

审证依据：①患者为中年女性，有高血压病史，属中医学眩晕范畴，面色潮红，两目有神，头发枯涩，口唇干，眼睛干涩，舌红苔白，是为阴虚阳亢之象。②应用扩张血管药物后出现行走不稳，现有头晕头胀，眼干涩等症状，《素问·至真要大论》有云：“诸风掉眩，皆属于肝。”患者素体肝阴亏虚，肝阳上亢，再予以药物（相当于中药行气活血之品），诱发阳亢风动，如《素问·风论》言：“肝风之状，多汗恶风，善悲，色微苍，嗌干善怒，时憎女子，诊在目下，其色青。”阳亢风动，则易炼液为痰，可见脉象弦滑，所炼之痰上犯脑窍，故患者出现头晕头胀不适、眼干涩、行走不稳、如坐舟车。从当前信息综合判断，患者病因为痰饮。

第三步：求因明机——探究疗病之径

《素问·阴阳应象大论》云：“年四十而阴气自半，起居衰矣。”患者阴衰阳亢，加之用药不当，肝风内动，肝为风木之脏，主疏泄，其在志为怒，开窍于目。疏泄失常，气机失畅，则可出现烦躁易怒、时有叹息。肝阴亏虚，肝阳亢盛，阴不制阳则化为风，阴亏则筋脉失养，风动则筋脉挛急。木火相煽，炼液为痰，《类证治裁》云：“痰则随气升降，遍身皆到。”风痰阻于脑窍经络，郁久化火，故出现头晕头胀不适、发枯、眼干涩、行走不稳。

由此可知其病机为肝阴亏虚→阳亢风动→风痰阻络→痰郁化火。明晰标本：肝阴亏虚是本，阳亢动风是标；风痰阻络是本，痰郁化火是标。

第四步：明机立法——确立治病之圭

《丹溪心法》有云：“头眩，痰夹气虚并火，治痰为主，夹补气药及降火药。”患者痰火之标，应重治痰降火，此风痰阻络系与肝肾亏虚相关，诚如叶天士在《临症指南医案》中所言“肝阳偏亢，内风时起，治以滋液息风，濡养经络，补阴潜阳”，因此本案治痰之品重在开郁散结，谨防温燥之品耗伤阴津。结合本案证型及主诉，治疗当首重开郁散结之痰火；次则息风平肝，绝其源头；另外兼用健脾益胃之品固护后天。

第五步：立法主方——部署疗疾之阵

开郁散结之痰火，可以用《伤寒瘟疫条辨》中的升降散为主方加减，方由僵蚕、大黄、蝉蜕、姜黄组成。僵蚕味辛苦气薄，喜燥恶湿，得天地清化之气，轻浮而升阳中之阳，故能胜风除湿、清热解郁，从治膀胱相火，引清气上朝于口，散逆浊结滞之痰也。蝉蜕气寒无毒，味咸且甘，为清虚之品，能祛风而胜湿、涤热而解毒。姜黄气味辛苦，性温，无毒，祛邪伐恶、行气散郁，能入心脾二经，建功辟疫；大黄攻下破气之功较峻烈，本案可用枳壳辛苦微寒代替大黄，既有破气消积之功，又能防其攻下太过。另外再依照本案病机予息风平肝、固护中焦之品。

第六步：主方用药——派遣攻守之兵

延胡索 12g，合欢皮 15g，僵蚕 10g，石决明 30g，蝉蜕 6g，姜黄 10g，菊花 10g，麦芽 30g，炒谷芽 30g，炙甘草 6g，枳壳 10g，泽泻 10g，怀牛膝 10g，清半夏 9g，浙贝母 15g。5 剂，水煎服，日 1 剂，饭后温服。

本方以僵蚕、蝉蜕、姜黄、枳壳、合欢皮、延胡索、清半夏、浙贝母开散郁阻之痰火：取僵蚕、蝉蜕，升阳中之清阳；姜黄、枳壳，降阴中之浊阴，一升一降，内外通和，而杂气之流毒顿消矣。清半夏燥湿化痰，浙贝母清热化痰。延胡索，《本草求真》中言其“不论是血是气，积而不散者，服此力能通达，以其性温，则于气血能行能畅，味辛则于气血能润能散，所以理一身上下诸痛，往往独行功多”。合欢皮解郁疏肝，《神农本草经》言其“味甘平，主安五脏，和心志，令人欢乐无忧，久服轻身明目，得所欲”。以菊花、石决明、泽泻、牛膝潜阳息风：菊花甘苦微寒，散风清热平肝，《本草正义》云“凡花皆主宣扬疏泄，独菊花则摄纳下降，能平肝火，熄内风，抑木气之横逆"。石决明平肝潜阳，《医学衷中参西录》言其"味微咸，性微凉，为凉肝镇肝之要药"。二药合用共奏散风清热平肝之效。泽泻渗其湿，则热亦随去，而土气得令，清气上升，天气明爽。怀牛膝引火下行、利水通淋，二药合用将上中焦之痰火郁热从小便引出。用麦芽、炒谷芽、炙甘草健脾护胃，同时麦芽亦有疏肝之效。

二诊：2019年3月23日。己亥年二月十七。

患者诉因未能及时挂到号而续服前方两周，刻下头晕头胀不适改善，行走不稳较前无明显改善，仍有眼干涩不适，纳谷如常，大小便调，夜寐可。舌质红，苔白，脉弦。

此案患者本为肝阳上亢，阳亢风动，炼液为痰，痰郁阻滞脑窍、经络而发病，经上方开散郁阻之痰火、镇肝息风治疗后症状缓解，表明风痰渐开，郁火减轻。患者痰郁化火是标，肝阴亏虚是本，故可加养肝阴药以治其本。

处方：延胡索12g，合欢皮15g，僵蚕10g，石决明30g，蝉蜕6g，姜黄10g，菊花10g，清半夏9g，浙贝母15g，麦芽30g，炒谷芽30g，炙甘草6g，枳壳10g，泽泻10g，怀牛膝10g，生地黄20g，黄精10g。14剂，水煎服，日1剂，饭后温服。

三诊：2019年4月6日。己亥年三月初二。

患者头晕头胀不适、眼干涩等症状已除，行走较前感觉有力气，但仍然步态不稳，纳谷如常，大小便调，夜寐可。舌质红，苔白，脉弦。

患者肝阳上亢症状较前改善，因此息风平肝诸药及辛燥之半夏应予减去，在上方中加入宣通脉络之药。

处方：延胡索12g，合欢皮15g，僵蚕10g，蝉蜕6g，姜黄10g，菊花10g，浙贝母15g，麦芽30g，炒谷芽30g，炙甘草6g，枳壳10g，怀牛膝10g，生地黄20g，黄精10g，酒地龙10g，鸡血藤25g。7剂，水煎服，日1剂，饭后温服。

按语：初诊经开郁化痰、镇肝息风治疗后虽行走不稳未得到缓解，但其余症状见效，说明辨证用药正确，复诊时加上养阴之药，三诊加宣通脉络之药，步步紧跟病机，病证渐愈。

六、眩晕髓海失养案

丘某，男，33岁，2018年1月23日初诊。丁酉年腊月初七，大寒。

第一步：四诊审证——打开病锁之钥

主诉：头晕反复发作5年，加重1个月。

望诊：青年男性，形体偏瘦，精神一般，面色萎黄，口唇淡，头发稀少，舌质红，苔白。

闻诊：语声低沉。

问诊：患者5年前劳累后出现头晕隐隐，此后头晕反复发作，休息后可缓解，在当地医院检查未发现明显异常。1个月前再次劳累后头晕加重，无如坐舟车感，无头痛呕吐，无行走及视物异常，头颅CT检查未见明显异常。患者平素不耐劳累，腰膝酸软，神疲乏力，健忘，遗精耳鸣，两目干涩，夜寐一般，多梦，五心烦热，纳谷一般，二便尚调。患者出生时早产，自幼体弱多病。

切诊：脉细弦。

审证：肾精虚损→肾阴不足→髓海失养。

第二步：审证求因——寻求病门之枢

患者头晕反复发作5年余，1个月前再次劳累后出现头晕，观其形体偏瘦，面色萎黄，头发稀少，通过问诊知道患者平素不耐劳累，伴腰膝酸软、健忘、遗精耳鸣、两目干涩、五心烦热等表现，推断为肾阴不足，系由劳倦引起。再追问患者既往身体状况，得知其出生时早产，自幼体弱多病，结合现在的舌脉，考虑为先天不足、肾精虚损，易由劳倦致病。四诊合参明确病因应为先天因素及劳倦。

第三步：求因明机——探究疗病之径

根据患者头晕的发病表现，可辨病为中医学眩晕病。《灵枢·海论》："髓海有余，则轻劲多力，自过其度；髓海不足，则脑转耳鸣，胫酸眩冒，目无所见，懈怠安卧。"患者先天不足，加之劳倦过度，肾精不足，不能上举濡养脑髓，导致脑健空虚，故出现头晕、健忘等症。腰为肾之府，肾藏精，精生血，肾精不充，故盛年之躯却见腰膝酸软、头发稀少等肾虚的表现。患者肾精亏耗，无以养神，故见不耐劳累、神疲乏力。乙癸同源，精血互生，盛则同盛，衰则同衰。肾精不足导致水不涵木，肝血不足，目失所养故两目干涩。阴虚生内热，故五心烦热、夜寐多梦。由此可知其病机为肾精虚损→肾阴不足→髓海失养。

明晰标本：肾精虚损为本，髓海失养是标。

第四步：明机立法——确立治病之圭

患者以头晕隐隐、间断发作为主诉来诊，病机是肾精虚损→肾阴不足→髓海失养。目前患者虽苦于头晕，但头晕日久，且病势不甚，间断发作，考虑缓则治本，所以相应的治法为滋阴补肾、填精益髓，以补益先天为主，使肾精充足，髓海得益。

第五步：立法主方——部署疗疾之阵

方随法出，本案可用《景岳全书》方左归丸易丸为汤加以化裁。由熟地黄、山药、山茱萸、枸杞子、菟丝子、鹿角胶、龟甲胶、川牛膝等组成。功能滋阴补肾、填精益髓。方中用熟地黄之补肾为君；山药之补脾，山茱萸之补肝为臣；配以枸杞子补精，川牛膝补血，菟丝子补肾中之气，鹿角胶、龟甲胶补督任之元。且鹿角胶、菟丝子偏于补阳，在补阴之中配伍补阳药，意在阳中求阴。

第六步：主方用药——派遣攻守之兵

熟地黄 20g，山药 25g，山茱萸 15g，枸杞子 10g，菟丝子 10g，鹿角胶 10g（烊化），龟甲胶 10g（烊化），川牛膝 15g，茯苓 20g，合欢皮 15g，麦芽 30g，炒谷芽 30g。14 剂，水煎服，日 1 剂，饭后温服。

上方为左归丸加茯苓、合欢皮、麦芽、炒谷芽等组成。茯苓健脾宁心，麦芽、炒谷芽健脾开胃，合欢皮解郁宁心，心志安悦，且上药能防其药物滋腻阻碍脾胃运化，全方共奏滋养肝肾、填精益髓之功。

二诊：2018 年 2 月 6 日。丁酉年腊月二十一，立春。

药后患者诉头晕发作次数减少，精力较前充沛。刻下患者头晕不甚，腰酸、疲乏已除。仍自觉健忘，耳鸣，两目干涩，纳谷可，睡眠可，服药期间遗精 2 次，二便尚调。舌质红，苔薄白，脉细弦。

处方：熟地黄 20g，山药 25g，山茱萸 15g，枸杞子 10g，菟丝子 10g，墨旱莲 15g，女贞子 15g，川牛膝 15g，茯苓 20g，合欢皮 15g，麦芽 30g，炒谷芽 30g。14 剂，水煎服，日 1 剂，饭后温服。

经初诊滋阴补肾、益精养血等治疗后症状大有改善，考虑鹿角胶、龟甲胶价格较贵，又有阻碍脾胃之弊，故换成墨旱莲、女贞子，滋阴清热、补益肝肾。

三诊：2018 年 2 月 24 日。戊戌年正月初九，雨水。

经上两次治疗后患者诸症状改善许多，因春节期间停用中药，加之生活操劳，又感头晕耳鸣稍有不适，饮食睡眠可，二便尚调。舌淡红，苔薄白，脉细弦。

予以左归丸 8 粒，3 次 / 天，口服。巩固治疗两个月，半年后随访，症状未在发作。

按语：《素问·阴阳应象大论》载"形不足者，温之以气；精不足者，补之以味"，"阳为气，阴为味"，患者眩晕病程较长，重在守方，故此案以左归丸加减为主，填精益髓，意在治病求本。

七、眩晕痰火上扰案

李某，女，68 岁，2019 年 4 月 1 日初诊。己亥年二月二十六，春分。

第一步：四诊审证——打开病锁之钥

主诉：间断头晕 3 年余。

望诊：老年女性，精神欠佳，体形偏瘦，面色发黄，口唇苍白，头发枯涩，舌红，苔黄腻。

闻诊：声低气怯，呼吸平稳，时有叹息，有口气。

问诊：患者 3 年来间断出现头晕，动则益甚，劳累后加重，易疲劳，手脚感觉没力气，时有心慌，纳少腹胀，无恶心呕吐，无言语不清，无肢体活动障碍，血压偏高，在本市某三甲医院行颅脑 CT、MRI 检查，已排除颅内占位、缺血灶及脑出血。头颈部 CTA 提示：双侧颈动脉狭窄（中度），右侧椎动脉远端纤细。口服西药疗效差，遂求助于中医。刻下神疲乏力，头晕、头胀，心烦口苦，胸闷不适，时有呕吐痰涎，饮食乏馨，失眠多梦，大便黏滞不爽，小便黄。有慢性胃炎病史 40 余年，否认冠心病、糖尿病等病史。

切诊：脉弦滑。

审证：心脾两虚→气血不足→痰湿中阻→痰郁化火→痰火上扰。

第二步：审证求因——寻求病门之枢

审证求因，考虑病因有如下方面：①患者老年女性，有慢性胃炎病史40余年，易疲劳，四肢乏力，声低气怯，面色发黄，口唇苍白，头发枯涩，同时兼有心悸，饮食乏馨，考虑为年老体弱，久病失调，心脾两虚，气血不足。②患者刻下头晕、头胀，心烦口苦，胸闷不适，时有呕吐痰涎，大便较黏滞，小便黄，失眠多梦，舌红苔黄腻，脉弦滑，考虑痰饮郁火为患。患者年老体弱，3年来头晕症状间断出现，结合舌脉及刻下症状，头晕病因当归纳为痰饮。

第三步：求因明机——探究疗病之径

本病属于中医学眩晕范畴，常见于老年患者。《丹溪心法·头眩》中强调"无痰不作眩"，《景岳全书·眩晕》中强调"无虚不作眩"。患者年老体弱，患慢性胃炎40余年，脾胃虚弱，运化失职，故见纳少腹胀；脾胃为后天之本，气血生化之源，脾胃虚弱，则气血生化乏源，见神疲乏力、声低气怯等气虚症状。气血不足，头面失荣则面色发黄、口唇苍白、头发枯萎及心慌不适。患者脾胃虚弱，水饮不化聚湿生痰，痰湿中阻，胃失和降，故见胸闷、时有呕吐痰涎、大便黏滞不爽；痰湿中阻，郁久化热，形成痰火为患，痰火扰心则见心烦口苦、失眠多梦，上扰清窍故见头晕、头胀。患者气血不足也会导致清窍失养而发为头晕，但结合舌脉，判定当下头晕主要与痰火相关。

总结其病机为心脾两虚→气血不足　→痰湿中阻→痰郁化火→痰火上扰，其中心脾两虚、气血不足为本，痰火上扰为标。

第四步：明机立法——确立治疗之圭

明确其病机，根据"心脾两虚→气血不足→痰湿中阻→痰郁化火→痰火上扰"的病理演化，其中心脾两虚、气血不足为本，痰火上扰为标。患者目前以头晕、头胀，心烦口苦，胸闷不适，时有呕吐痰涎为主要表现，以痰火上扰为主证，当治以清热化痰。患者同时兼有神疲乏力、声低气怯、面色发黄、口唇苍白、头发枯涩、时有心慌、纳少腹胀等心脾两虚、气血不足的临床表现，但此时补气不能太过以免增火，补血不能太腻以免酿痰，当用平和之品养心健脾以生气血。

第五步：立法组方——部署疗疾之阵

根据所立治法，选取对应方剂。清热化痰可参考《六因条辨》中的黄连温胆汤，方中含有半夏、陈皮、竹茹、枳实、茯苓、炙甘草、大枣、黄连、生姜，具有清热燥湿、理气化痰之效。养心健脾可选平和之品，药用柏子仁、麦芽、谷芽、鸡内金等。

第六步：组方用药——派遣攻守之兵

黄连 7g，竹茹 10g，陈皮 10g，茯苓 15g，枳实 10g，石菖蒲 10g，郁金 10g，天麻 10g，柏子仁 10g，麦芽 20g，谷芽 20g，鸡内金 20g。14 剂，水煎服，日 1 剂，饭后温服。

此方由黄连温胆汤加减而来，黄连苦寒，清痰郁之火，竹茹甘寒，清热祛痰，二药相须为用以祛痰火；陈皮、茯苓健脾祛痰，截断生痰之源；枳实理气行滞，有利于痰浊排除；方中半夏虽可化湿祛痰，但其性温燥易致痰浊化热，故不用；生姜虽能祛痰，但因其辛温易致痰浊化火，亦祛之不用；大枣滋腻、炙甘草味甘，均有碍痰浊之去，故不用二药；痰火最易蒙蔽清窍，故加用豁痰开窍的石菖蒲、疏肝行气的郁金；天麻又名定风草，止眩有神，缓解患者头晕之症；柏子仁养心，鸡内金、谷芽、麦芽健脾，此四者皆平和之品，补而不腻，不会助湿生痰，四药养心健脾，以生血气。

二诊：2019 年 4 月 29 日。己亥年三月初五，谷雨。

患者自诉服上方 14 剂后感觉头晕等症缓解，因路途遥远不方便就医，又续服 10 剂。刻下头晕、胸闷不适等症状明显好转，睡眠改善；仍然饮食乏馨，大便正常，小便清，舌淡红，苔白，脉弦细。考虑患者痰火渐除，头晕缓解，刻下当调养心脾两虚之证，治以养心健脾、益气养血为主，故减去上方祛痰火之药黄连、竹茹、茯苓、枳实、石菖蒲。加用养心健脾、益气养血之药熟地黄、茯苓、仙鹤草、党参、麦冬。

处方：柏子仁 15g，麦芽 30g，谷芽 30g，鸡内金 20g，炙甘草 10g，熟地黄 15g，茯苓 20g，仙鹤草 20g，天麻 10g，党参 10g，麦冬 10g，郁金 10g，陈皮 10g。7 剂，水煎服，日 1 剂，饭后温服。

按语：眩晕的发病过程中，常出现虚实相兼的复杂局面。该案中患者脾虚生湿酿痰，痰湿中阻，郁而化火，痰火上扰，上犯清窍，发为头晕；初诊当以祛痰火为主，补气养血不可过，以免增火酿痰，待痰火已去，方可着重补益心脾、益气养血。

八、中风痰瘀阻络案

刘某，男，57岁，2019年1月25日初诊。戊戌年腊月二十，大寒。

第一步：四诊审证——打开病锁之钥

主诉：右侧肢体无力1年。

望诊：中老年男性，精神不振，轮椅代步，形体消瘦，口眼㖞斜，流涎，舌质暗，苔白。

闻诊：语声低微，言语不利。

问诊：患者1年前突发右侧肢体无力，伴口眼㖞斜，在外院检查示脑梗死，住院治疗后症状缓解，两个月后再次复发，后服降压药及改善循环药物治疗症状改善，但仍遗留右侧肢体乏力，行走不稳，言语不利。刻下右侧肢体无力，髋关节无力，活动受限，言语不利，多流涎，双目干涩，夜间明显，无头晕、头痛。纳可，夜寐安，大便调，夜尿多。既往有高血压，否认有冠心病、糖尿病等病史。

切诊：脉弦滑。

审证：肝肾亏虚→阳亢风动→痰阻血瘀→痰瘀阻络。

第二步：审证求因——寻求病门之枢

审证依据：①患者为中老年男性，精神不振，形体消瘦，腰酸腿软，舌暗苔白，考虑为正气亏虚之象。②患者脑梗再发，其舌质暗苔白，脉弦滑，口眼㖞斜，流涎，半身不遂，推断为痰瘀阻滞经络所致。③追问病史，患者有高血压病史，自青年时形体偏瘦，双目干涩，既往工作压力较大，推测患者在发病前便有阴虚阳亢的身体基础。

根据以上综合分析，病因明确为痰饮、瘀血。

第三步：求因明机——探究疗病之径

中风多见于中老年患者，病位在脑，与肝、肾、心、脾等密切相关，沈金鳌《杂病源流犀烛·中风源》中提道"人至五六十岁，气血就衰，乃有中风之病，少壮无是也""虚固为中风之根也，唯中风之病由于虚"。该患者年过半百，正虚脏衰，为中风的发病基础。肝为风脏，精血衰耗，水不涵木，木少滋荣，故肝阳偏亢，阳化动风，气机逆乱，内生痰湿随气运行，流于脉中，血行受阻为瘀。痰浊瘀血为有形之邪，相互搏结于脑窍，发为中风。痰瘀阻滞脑窍，一方面阻碍清阳上升，另一方面阻碍浊阴下降，窍络不通，故出现口眼㖞斜、流涎、活动不利等症状。

综上，此患者病机为肝肾亏虚→阳亢风动→痰阻血瘀→痰瘀阻络。明晰标本：肝肾阴虚是本，阳亢动风是标，痰饮、瘀血既是病理产物，又是疾病继发的病理因素。

第四步：明机立法——确立治病之圭

《临证指南医案·中风》提出："今叶氏发明内风，乃身中阳气之变动。肝为风脏，因精血衰耗，水不涵木，木少滋荣，故肝阳偏亢，内风时起，治以滋液息风，濡养营络，补阴潜阳……或风阳上僭，痰火阻窍，神识不清，则有至宝丹芳香开窍，或辛凉清上痰火。"患者右侧肢体乏力已有1年，治疗考虑标本兼治，结合上述病机，可确立滋养肝肾、息风潜阳与活血祛瘀、化痰通络的治法。

第五步：立法主方——部署疗疾之阵

患者肝肾阴虚、阳亢风动为本，参考张锡纯的镇肝熄风汤加减。方由怀牛膝、生龙骨、生牡蛎、代赭石、龟甲、白芍、玄参、天冬、茵陈、川楝子、麦芽、甘草组成，全方具有滋养肝肾、息风潜阳之功。

患者痰瘀留滞、闭阻经络为标，可参考张锡纯的化痰通络汤。方由法半夏、橘红、枳壳、川芎、红花、远志、石菖蒲、茯神、党参、丹参、炙甘草组成，功能是化痰祛瘀、活血通络，可用于风痰瘀闭阻经络所致的舌强语謇、半身不遂。此案痰瘀之邪未去，党参用之易滞且热，恐变生他症，故只取本方活血通络之意，此外行气活血之药需要作出调整，勿温燥伤阴耗血。

第六步：主方用药——派遣攻守之兵

僵蚕 10g，全蝎 4g，桑枝 15g，鸡血藤 15g，苏木 15g，姜黄 15g，天麻 10g，法半夏 9g，鸡内金 20g，怀牛膝 20g，玄参 15g，天冬 15g。14 剂，水煎服，日 1 剂，饭后温服。

1. 滋阴补液、息风潜阳：药用怀牛膝，滋补肝肾、引血下行，玄参、天冬滋阴清热、壮水涵木。天麻乃定风草，治风之神药也，则内风得息、肝气平和。吴鞠通云"以食血之虫，飞者走络中气分，走者走络中血分，可谓无微不入，无坚不破"，用小量全蝎搜风达络，以防辛燥伤阴。僵蚕息风通络，周岩《本草思辨录》曰："白僵蚕，味辛气温而性燥，故治湿胜之风痰，而不治燥热之风痰。"

2. 活血祛瘀、化痰通络：药用苏木、桑枝、鸡血藤、姜黄、法半夏。《本草经疏》载："苏方木……此药咸主入血，辛能走散，败浊瘀积之血行"；鸡血藤祛瘀血、生新血、流利经脉；姜黄气味具厚，行气行血；桑枝祛风湿、利关节、通经络，《本草问答》云"凡枝多横行故主四散，及达四肢"，四药化瘀而不伤正，活血而不耗血共奏逐瘀通络之能。半夏燥湿化痰、降逆和胃。鸡内金一味旨在助运化、固护脾胃，以防滋腻碍脾。

二诊：2019 年 2 月 18 日。戊戌年正月十四，立春。

家属诉：流涎较前减少，右侧肢体仍乏力，站立不稳，行走右偏，夜尿 1 次。舌淡红，苔白腻，脉弦。患者肝肾亏虚为本，痰瘀阻络为标，服上方后标象渐平，可减去天麻、苏木治标之药物。此次处方增补肝肾之力，以干地黄、山茱萸补肾益精。同时患者长期卧床，身体消瘦，以谷芽、麦芽健脾助运营养四肢。

处方：僵蚕 10g，全蝎 4g，桑枝 15g，鸡血藤 15g，姜黄 15g，法半夏 9g，炒谷芽 30g，麦芽 30g，鸡内金 20g，怀牛膝 20g，玄参 15g，山茱萸 10g，干地黄 10g，天冬 15g。14 剂，水煎服，日 1 剂，饭后温服。

按语： 脑梗死是临床常见多发病，属中医学中风范畴，中风可分为中经络和中脏腑，致死率、致残率高，历代医家多有论述。患者中风反复发作，系由于素体阴虚，随着年龄增加，肝肾阴虚益甚，风阳上扰，气血逆乱，横窜经络，生痰化瘀，直冲犯脑，发为中风。急性期以实证为主，恢复期及后遗症期以虚实夹杂为主，治当随证加减，可取得较好的效果。

九、眩晕痰瘀阻络案

王某，女，62岁，2017年4月15日初诊。丁酉年三月十九，清明。

第一步：四诊审证——打开病锁之钥

主诉：头晕头痛两年。

望诊：老年女性，精神尚可，体形适中，面色黄，口唇稍发绀，伸舌左偏，舌质紫暗，苔白滑，舌下络脉青紫。

闻诊：言语乏力，声音偏低，应答自如，呼吸均匀。

问诊：患者两年前无明显诱因出现头晕头痛，左侧肢体麻木，无视物旋转，无言语不清及肢体活动受限，无行走异常，无饮水呛咳等。头痛以右侧为主，伴潮热出汗，被诊为脑梗死，予以抗血小板聚集、活血化瘀等治疗后症状无明显好转。刻下头晕头痛，左侧肢体麻木，言语清晰，行走较稳，常年劳作繁忙、饮食不规律，时有吐涎痰，纳食欠佳，二便尚调，夜寐欠安。既往有慢性胃炎病史10余年，有高血压、脂血症病史数年，否认糖尿病病史。

切诊：脉弦滑，左侧肢体痛觉减退。

审证：气血不足、脾胃虚弱→气虚血瘀、脾虚生痰→痰瘀阻络。

第二步：审证求因——寻求病门之枢

患者年过六旬，言语乏力，声音偏低，面色发黄，考虑为气血不足的表现；另思患者常年劳作繁忙、饮食不规律，有慢性胃炎病史10余年，考虑为饮食劳倦伤及脾胃，致脾胃虚弱，脾失健运；患者时吐涎痰，其舌质紫暗，苔白滑，舌下络脉青紫，脉弦滑，考虑为痰瘀内蕴，痰瘀之邪阻滞经络，故见头晕头痛、肢体麻木、伸舌左偏等症状。综合四诊，推断头晕头痛病因为痰饮、瘀血。

第三步：求因明机——探究疗病之径

患者年老体弱，既往脑梗死、高血压、脂血症等病史，久病气血亏虚，生化不足，故出现言语乏力、声低、面黄等。再者气虚无力推动血行则易形成瘀血，加之饮食不节、劳倦过度，损伤脾胃，脾失健运则痰湿内生，痰饮瘀血之邪相互纠缠，壅滞脉络，脉络不通导致头晕头痛及肢体麻木、舌体偏斜。故《医方考》云"中风，手足不用，日久不愈者，经络中有湿痰死血也"，《本草新编》明确指出"中风未有不成痰瘀者也"，痰饮与瘀血密不可分，交互为患，既可由痰致瘀，又可由瘀致痰，痰浊瘀血闭阻脑脉是缺血性脑卒中的重要病机。

故病机归纳为气血不足、脾胃虚弱→气虚血瘀、脾虚生痰→痰瘀阻络。其中痰瘀阻络清窍为标，气血亏虚、脾胃虚弱为本。

第四步：明机立法——确立治疗之圭

明确其病机，根据气血不足、脾胃虚弱→气虚血瘀、脾虚生痰→痰瘀阻络的病机演变，以及患者以头晕头痛、左侧肢体麻木等为主诉，确定健脾益气、化痰祛瘀的治疗原则。因本患者气血亏虚、脾胃虚弱为本，痰瘀阻络为标，按照急则治其标的原则，故治疗上予祛风化痰、活血通络为主。但痰为湿邪，其性黏腻，且"脾为生痰之源"，故应配合健脾化痰之法方可奏效。

第五步：立法组方——部署疗疾之阵

依据所立之法确定选方，可参考《医学心悟》解语丹，此方由白附子、石菖蒲、天麻、全蝎、远志、羌活、天南星、木香、甘草组成，有祛风化痰、行瘀通络之效。其中天麻、全蝎息风止痉、通络，白附子祛风痰、止痉、解毒止痛，石菖蒲化痰开窍宁神，共为君药；远志宁心安神、祛痰开窍，羌活祛风，天南星化痰消肿、祛风止痉，三药共为臣药；木香行气止痛、健脾和中，为佐药；甘草调和药性。并酌予健脾化痰之药以助运后天之本。

第六步：组方用药——派遣攻守之兵

天麻 12g，全蝎 8g，白附子 6g，石菖蒲 12g，远志 15g，羌活 9g，天南星 10g，木香 10g，炙甘草 6g，茯苓 15g，麦芽 30g，炒谷芽 30g，当归 20g，川芎 20g。7 剂，水煎服，日 1 剂，饭后温服。

此方为解语丹原方加入当归、川芎、麦芽、炒谷芽、茯苓而成。方中当归、川芎意在活血祛瘀，其中当归又兼有补血之功，茯苓、麦芽、炒谷芽合用意在健脾护胃，缓解患者脾胃虚弱诸症。

二诊：2017 年 4 月 22 日。丁酉年三月二十六，谷雨。

服药 1 周后，患者头晕头痛较前缓解，肢体麻木亦改善，服药后自觉心情好转，夜寐改善，服药期间双眼发红，眼眵较多，无潮热出汗等症状。舌质紫暗，苔白腻，脉滑。患者双眼发红，眼眵较多，因肝开窍于目，考虑为肝火上炎所致，故在原方基础上去白附子、羌活辛温药物，加入龙胆、栀子清肝泻火之药。

处方：天麻 12g，全蝎 8g，石菖蒲 12g，远志 15g，胆南星 10g，木香 10g，炙甘草 6g，茯苓 15g，麦芽 30g，炒谷芽 30g，当归 20g，川芎 20g，龙胆 7g，栀子 10g。7 剂，水煎服，日 1 剂，饭后温服。

三诊：2017 年 4 月 30 日。丁酉年四月初五，谷雨。

患者药后诸症较前缓解，无明显头痛头晕，肢体麻木症状减而未除，舌质紫暗，苔白腻，脉细滑，纳食乏馨，食后胃脘饱胀，大小便正常，睡眠可。患者仍有肢体麻木，再次回顾病机考虑其气血不足、脾胃虚弱为本。现脾胃虚弱未得到改善，应调整用药以治本为主，兼以治标，予以补阳还五汤加减化裁。

处方：当归 9g，黄芪 30g，桃仁 12g，红花 10g，川芎 10g，茯苓 15g，炒白术 15g，大枣 10g，炙甘草 6g，麦芽 30g，炒谷芽 30g，酒地龙 10g，桑枝 20g，桂枝 10g，川牛膝 15g。14 剂，水煎服，日 1 剂，饭后温服。

按语：脑卒中后头晕、肢体麻木可归属于中医学中风、麻木的范畴。多因卒中后风痰阻于络道，气血不畅，瘀阻经脉所致。风痰瘀互结，阻于经络，影响气血流通，故表现为肢体麻木。治当祛风除痰、化瘀通络为主。初诊予以解语丹见效；三诊时肢体麻木减而未除，考虑气血亏虚为本，改用补阳还五汤加减化裁收效

第六章　癌病

一、宫颈癌痰湿内蕴案

单某，女，33 岁，2019 年 7 月 15 日初诊。己亥年六月十三，小暑。

第一步：四诊审证——打开病锁之钥

主诉：宫颈癌术后 1 年余，化疗 4 个周期。

望诊：青年女性，精神萎靡，闷闷不乐，面色欠润，舌质红，苔黄腻。

闻诊：声低气怯，应答合理，口中无异味。

问诊：患者于 2018 年 5 月开始出现阴道黄色分泌物，量多，阴道不规则出血，下腹坠胀不适。检查 TCT 示：鳞状上皮内低度病变。外院确诊为宫颈癌，手术切除病灶，紫杉醇和顺铂化疗 4 个周期。刻下神疲乏力，易感冒，胸闷，胃胀，阴道有少量分泌物、色黄有异味，月经量少，经行腹痛，纳差，寐安，大便质黏，小便正常。既往体健，平素爱生气，否认高血压、糖尿病、肝炎、结核病史，否认食物、药物过敏史，否认家族性相关遗传病史。

切诊：脉沉弦。

审证：肝郁脾虚，气滞血瘀，痰湿内蕴，湿热下注，酿毒成癌，正气亏虚。

第二步：审证求因——寻求病门之枢

患者 1 年前确诊为宫颈癌，术前患者阴道分泌物量多色黄，术后仍有少量黄色分泌物，大便质黏。依据中医理论，本病常由于外邪内侵，或七情、饮食内伤，或先天不足，或产后经行不慎，导致脾、肾、肝脏腑失调，使得"虚"并"痰""湿""瘀""滞"互结，留滞胞宫，而为冲任胞门"癌毒"，形成癥瘕痞块。

目前认为"癌毒"是恶性肿瘤发生发展的关键，是在恶性肿瘤发生发展过程中体内产生的一种特殊的毒邪。患病后患者行宫颈癌手术，加之使用紫杉醇和顺铂化疗，大伤人体正气，症见神疲乏力、易感冒、胃胀等。综合判断，患者病因应为癌毒。

第三步：求因明机——探究疗病之径

中医认为，子宫即是胞宫，子宫颈即是胞门，古籍中无"子宫颈癌"病名，根据临床表现将其归属于癥瘕、崩漏、五色带等范畴，如孙思邈《备急千金要方》提出"妇人崩中漏下……阴中肿如有疮之状"，其描述与子宫颈癌的临床表现有类似之处。清代叶天士在《临证指南医案·淋带》认为"淋带瘕泄，奇脉空虚，腰背脊膂牵掣似坠，而热气反升于上，从左而起，女子以肝为先天也"，患者情志不畅日久，而成肝郁气滞之证，气滞则血行不畅而为瘀。肝气郁滞，横逆犯脾，遂成肝郁脾虚之证。脾胃虚弱，水湿运化失常，导致痰湿内生，日久则化热，湿热之邪下注大肠，故患者有大便黏腻、带下色黄多等症；湿热之邪留滞冲任胞宫，加之肝郁气滞血瘀，"痰""湿""热""瘀""滞"酿毒成癌，发为癌毒。目前认为手术、放疗、化疗相当于攻毒，属"中医八法"里的攻法；癌肿侵袭，久之正气虚弱，五脏受损，随着宫颈癌手术治疗及放化疗的应用，进一步损伤正气。由此可推断其病机为"肝郁脾虚、气滞血瘀→痰湿内蕴、湿热下注→酿毒成癌、癌毒蕴结→攻法伤正、正气亏虚"。探究标本：以病证形成先后来看，癌毒蕴结是本，正气亏虚是标。但患者既已出现正气亏虚，则治疗时必须考虑正邪态势。

第四步：明机立法——确立治疗之圭

患者目前以宫颈癌术后就诊，故考虑消癌解毒，根据癌毒与滞、瘀、痰、湿、热等病理因素兼夹主次情况，消癌解毒即对应为理气、祛瘀、化痰、利湿、清热等治法；但患者在疾病发展过程中出现面色欠润、神疲乏力、易感冒、纳差等正虚临床症状，因此在治疗时应扶正祛邪并用，结合症状表现，扶正以健脾益气、固护后天之本为着手点。

第五步：立法组方——部署疗疾之阵

依据所立之法选方，从祛邪和扶正两方面着手，可参考任青玲教授根据《丹溪心法》二妙散所拟的"加味二妙方"。药物组成：黄柏、苍术、白术、薏苡仁、重楼、板蓝根、白花蛇舌草、土茯苓。意在疏肝理气、清热利湿、健脾益气。本案湿毒蕴结，日久化热，湿热之症明显，苍术、白术性燥烈故不用，加黄芩、垂盆草、蒲公英等清热利湿药；以炒薏苡仁、山药、麦芽、六神曲等健脾利湿；另加木香、郁金等理气解郁药，以解无形之气郁。

第六步：组方用药——派遣攻守之兵

白花蛇舌草20g，菝葜20g，黄芩15g，垂盆草30g，木香10g，蒲公英30g，黄柏5g，六神曲20g，麦芽30g，炒薏苡仁30g，郁金10g，莪术10g，板蓝根20g，浙贝母10g，山药30g。7剂，水煎服，日1剂，饭后温服。

白花蛇舌草清热解毒，菝葜解毒消痈，二药均有抗肿瘤作用。郁金行气解郁，木香理气止痛，莪术行气活血，三药共解气郁血瘀。黄芩清热燥湿泻火；垂盆草清热利湿解毒；黄柏苦寒，苦以燥湿，寒以清热，其性沉降，善清下焦湿热；蒲公英清热解毒；板蓝根清热解毒凉血，共奏清利湿热之功。六神曲，味甘性温，健脾消食；麦芽，疏肝健脾；山药味甘补脾，炒薏苡仁健脾祛湿，四药共奏健脾之功。脾健则痰邪自除，如张介宾所说"盖痰涎之化，本由水谷，使脾强胃健，如少壮者流，则随食随化，皆成气血，焉得留而为痰"。浙贝母清热化痰，《本草求原》谓其"攻专解毒，兼散痰滞"。

二诊：2019年8月2日。己亥年七月初二，大暑。

病史同前，服药两周后，效可。乏力较前改善，阴道分泌物减少。刻下受凉后胸闷，腹胀，偶有腹泻，大便不成形，纳可，小便调，夜寐安，舌红，苔白，脉沉细。

服上方后湿热症状得以缓解，但湿热之邪如油入面，病程缠绵。患者受凉后胸闷加重，加之素体肝郁脾虚，痰浊内生，化疗后正气受损，易感受外邪，痰湿停聚于上焦，故在清热解毒、祛湿健脾的基础上，加降气化痰、理气宽胸之药，以达到通阳散结的目的。

处方：半枝莲20g，白花蛇舌草20g，黄芩15g，连翘10g，浙贝母10g，制延胡索10g，垂盆草30g，茯苓20g，薤白12g，六神曲20g，清半夏9g，枳壳10g，杏仁6g，鸡内金20g。7剂，水煎服，日1剂，饭后温服。

三诊：2019年8月19日。己亥年七月十九，立秋。

病史同前，服药两周后，胸闷症状改善，阴道有少量分泌物。刻下工作后神疲乏力，腹胀未作，余无明显不适。纳可，夜寐安，二便调。舌红苔白，脉沉细。

服上方后，胸闷症状得以改善，上焦痰气交阻已解，仍以清热利湿、祛湿健脾为主要治法。由于手术、放化疗损伤正气及癌肿侵袭，久之正气虚弱，五脏受损，机体功能失常，故有神疲乏力之感。药中增蒸黄精，气味甘平，功能养阴润肺、补脾益气、滋肾填精。《名医别录》谓其"安五脏"。

处方：半枝莲 20g，白花蛇舌草 20g，黄芩 15g，连翘 10g，浙贝母 10g，制延胡索 10g，垂盆草 30g，茯苓 20g，炒白术 15g，六神曲 20g，炒薏苡仁 30g，枳壳 10g，麦芽 30g，鸡内金 20g，蒸黄精 10g。14 剂，水煎服，日 1 剂，饭后温服。

按语："癌毒"是宫颈癌形成的内因，其耗阴伤阳，胶结难解而性质沉伏。但此病并不是单一病机致病，多与其他病邪形成复合病机共同致病。癌毒致病为癌毒与痰、瘀、湿、热、滞等病理因素之间的复合。因此在分析病情时，应理清"痰、瘀、湿、热"邪的轻重，进而针对性用药。加之宫颈癌手术及放化疗的治疗，伤及人体正气，因此在祛邪同时不忘扶正，加以健脾扶正之药。如此扶正祛邪，相得益彰，以获良效。

二、宫颈癌湿郁化热案

戴某，女，49 岁，2019 年 3 月 18 日初诊。己亥年二月十三，惊蛰。

第一步：四诊审证——打开病锁之钥

主诉：牙关紧咬，周身麻木困重 1 周。

望诊：中年女性，面色红润，形体偏瘦，神疲乏力，舌红，苔黄腻。

闻诊：声音低沉，言语和缓，口中无异味。

问诊：患者 1 周前淋雨受寒后，发现牙关不自觉咬紧，双下肢疼痛困重，手足麻木不仁。刻下患者全身乏力，下肢疼痛困重，嗳气，口中黏腻，偶有胁肋部胀闷疼痛，心烦失眠，无阴道排液及出血、无双下肢水肿、无腹痛，纳食可，大便不成形，日二三行，小便正常。平素易上火，既往 3 年前体检时发现宫颈癌，并行子宫附件全切，术后常规放化疗，多次复查病情稳定，有 2 型糖尿病病史，家族无肿瘤病史。

切诊：脉浮紧。

审证：外感寒湿→气滞湿阻→痹阻经络→湿郁化热。

第二步：审证求因——寻求病门之枢

患者主因淋雨受寒，出现牙关咬紧，双下肢疼痛困重，手足麻木不仁等症状，《素问·痹论》有云"寒性凝滞而主痛"；诊其脉见浮紧象，浮脉主表，紧脉主寒，《濒湖脉学》云"紧为诸痛主于寒"，患者有明确的外感诱因，故应为外感寒湿、痹阻经络；患者肢体疼痛困重，口中黏腻，大便不成形，心烦失眠，易上火，舌红苔黄腻，可据此判断患者为湿热。推及疾病缘由为外因——外感寒湿。

第三步：求因明机——探究疗病之径

膀胱经主一身之表，最易受邪，患者淋雨受风，外感寒湿之邪，气滞不行，湿邪留滞，《素问·太阴阳明论》言"伤于湿者，下先受之"。故出现牙关咬紧、双下肢疼痛、手足麻木等下肢寒湿痹阻经络之症。患者罹患宫颈癌，又经放化治疗，体内蕴有湿热，外感寒湿，客表郁热，遂呈外寒里热，同气相求，内外湿邪相合，导致肢体困重等症状加重。湿邪蕴结日久，从热化火。《素问玄机原病式》云"六气皆从火化"，火热内扰心神而心烦失眠。所以其病机为外感寒湿→气滞湿阻→痹阻经络→湿郁化热。探求标本：湿热为本，外感寒湿为标。

第四步：明机立法——确立治疗之圭

病机既已明确，证属寒热错杂，一者外感寒湿，痹阻经络；二者湿热蕴结，气滞湿阻。湿为阴邪，易日久缠绵，因此在治疗上应当及时表里同治，拟散寒祛湿为主，兼以清内蕴湿热。

第五步：立法组方——部署疗疾之阵

根据病机立法确立组方思路，可参考《此事难知》九味羌活汤，其又名大羌活汤。由羌活、防风、川芎、细辛、甘草、苍术、白芷、黄芩、生地黄等组成。功能发汗祛湿、兼清里热。本方用羌活发散风寒、祛风胜湿、宣痹止痛，为主药；防风、苍术协助羌活以散寒、胜湿、止痛，为辅药；细辛、川芎、白芷散寒祛风，并能行气活血，宣痹以止头身之痛；生地黄、黄芩清泄里热，并防诸辛温香燥之药伤津，均为佐药；甘草调和诸药为使。诸药配伍，共成发汗祛湿、兼清里热之剂。根据九味羌活汤组方思路可自拟一方，无须拘泥于经方时方。

第六步：组方用药——派遣攻守之兵

羌活 10g，荆芥 10g，防风 10g，虎杖 10g，蒲公英 30g，连翘 10g，黄芩 10g，泽泻 10g，薏苡仁 20g，苍术 10g，陈皮 10g，延胡索 15g，合欢皮 20g，炙甘草 6g，鸡内金 20g。7 剂，水煎服，日 1 剂，饭后温服。

此方为辨证施治后自拟方。羌活、荆芥及防风主入膀胱经，疏风散寒，其中羌活祛上焦之邪，主治外感表证、风湿痹痛；虎杖、蒲公英、连翘及黄芩之品以利内生湿热；薏苡仁健脾渗湿，苍术燥湿，泽泻渗湿泄热、下行膀胱。连翘、黄芩可清郁结湿热；合欢皮解郁安神，陈皮合延胡索行气止痛；鸡内金、炙甘草以健脾和胃，兼以化浊。本方虽较九味羌活汤用药差别很大，但其以解表散寒燥湿之品散外感寒湿，以清热利湿合行气化滞之品清内伤湿热之思路与之相似。组方表里兼顾，使外感寒湿与内生湿热俱解，一身之邪得有出路。

二诊：2019 年 4 月 15 日。己亥年三月十一，清明。

患者药后牙关咬紧感明显缓解，双下肢疼痛困重、手足麻木均减轻，夜寐欠安。复查宫颈癌，肿瘤相关指标偏高，余无不适。舌红，苔薄白，脉滑。

患者外感之邪已去，原方去羌活、荆芥、防风等解表之品，加茯神安神助眠。患者有宫颈癌病史，行定期复查时，发现肿瘤相关指标偏高（癌胚抗原稍升高），但无特殊不适，考虑上方以辛燥之品表散寒湿用药偏温热，患者素体阳热之躯，因此复诊时须加强清热解毒之力，防止毒邪积聚，故加用半枝莲、蜂房、白花蛇舌草，且此三药现代药理学研究均表明有抗癌、提高免疫力等作用。

处方：虎杖 10g，蒲公英 30g，连翘 10g，黄芩 15g，泽泻 10g，苍术 10g，薏苡仁 20g，陈皮 10g，延胡索 15g，茯神 20g，合欢皮 20g，炙甘草 6g，鸡内金 20g，半枝莲 20g，蜂房 5g，白花蛇舌草 20g。7 剂，水煎服，日 1 剂，饭后温服。

按语：湿为阴邪，治疗上应当注重调畅气机，给湿邪以出路。初诊时患者外感寒湿症状典型，因此治疗上注重祛湿解表；复诊时考虑患者虽素体阳热，但表邪已去，为防止癌毒蕴结，治疗上加强清热解毒之力。

三、乳腺癌气滞痰凝案

吴某，女，53岁，2017年3月12日初诊。丁酉年二月十五，惊蛰。

第一步：四诊审证——打开病锁之钥

主诉：右乳腺癌改良根治术后两年余，化疗6个周期后。

望诊：中年女性，面色萎黄，神疲，口唇无发绀，舌质淡红，苔薄白。

闻诊：语声正常，双肺呼吸音正常，无干湿啰音及胸膜摩擦音。

问诊：患者自述于2014年6月行右乳腺癌改良根治术，术后病理诊断：浸润性导管癌，大小1.5cm×2.0cm×2.0cm，ER（＋），PR（＋）。术后行CAF方案化疗6个周期。平素郁郁寡欢，乏力，胸部胀闷不适，咽部异物感，乳房胀痛，心烦易怒，纳谷不馨，腰膝酸软，夜寐安，二便调，已停经。既往体健，否认高血压、糖尿病、肝炎、结核病史，否认食物、药物过敏史，否认家族性相关遗传病史。

切诊：脉弦细。

审证：脾肾虚衰，肝郁脾虚，气滞痰凝。

第二步：审证求因——寻求病门之枢

求其病因：①患者两年前确诊为乳腺癌，行乳腺癌改良根治术，术后化疗6个周期，刻下观其面色萎黄，神疲乏力，腰膝酸软，验之舌质淡红，苔薄白，脉细，可知术后正气受损，以脾肾虚衰为主。②患者自述胸闷不适，咽部异物感，乳房胀痛，此为气滞痰凝之象。③其脉来弦细，弦脉表示脉气紧张，气郁不利，细主虚证，加之患者自述平素郁郁寡欢，纳谷不馨，可推测为肝郁脾虚之证。综合判断，患者病因：病理因素——癌毒；内因——情志因素。

第三步：求因明机——探究疗病之径

乳腺癌在历代中医文献中一般被称作"乳岩"。宋代陈自明《妇人良方大全》云："乳岩由于忧思郁结，所愿不遂，肝脾气逆，以致经络阻塞，结积成核。"患者平素忧思郁结，所愿不遂，肝失疏泄，气滞血瘀，痰湿凝结于乳房，酿毒成癌，发为乳癌；又经手术、放疗、化疗治疗，这些治疗方式相当于"中医八法"里的攻法范畴,大伤人体正气,以脾肾虚衰为主,故而面色萎黄,神疲乏力,腰膝酸软,舌质淡红,苔薄白,脉细。患者平素郁郁寡欢,肝郁气滞,症见胸闷不适,乳房胀痛。肝失条达,横逆乘脾,损伤脾气,加之脾肾虚衰,故见纳谷不馨;脾伤失其健运,水湿不化,聚结成痰,气痰凝结,故症见咽部如有异物感。据上所述,本病病机为脾肾虚衰、肝郁脾虚→气滞痰凝,探究标本:脾肾虚衰、肝郁脾虚是本;气滞痰凝是标。

第四步:明机立法——确立治疗之圭

既然病机是"脾肾虚衰、肝郁脾虚→气滞痰凝",相应的治法即为扶正祛邪、疏肝健脾、理气化痰。由于本病为正虚邪实之证,因此在治疗时应扶正祛邪并用。患者目前以胸部胀闷、咽部异物感、乳房胀痛、心烦易怒为主要临床表现,故用药时应以疏肝理气、化痰散结为主。其次患者术后见面色萎黄、神疲乏力、纳谷不馨、腰膝酸软等正虚表现,故而兼以补肾健脾扶正。

第五步:立法组方——部署疗疾之阵

根据所立治法,选取参考方剂。首先疏肝理气、化痰散结,可选用赵尚华教授创制的逍遥蒌贝散,组成:柴胡、当归、白芍、茯苓、白术、瓜蒌、浙贝母、半夏、天南星、生牡蛎、山慈菇。其次补肾健脾扶正,用黄芪、茯苓、白扁豆、芡实、陈皮、山药、沙苑子、菟丝子、当归。根据此二方方义,化裁方药如下。

第六步:组方用药——派遣攻守之兵

柴胡 6g,当归 10g,白芍 10g,茯苓 10g,白术 10g,瓜蒌子 10g,浙贝母 10g,法半夏 6g,制天南星 6g,生牡蛎 10g,山慈菇 10g,白扁豆 10g,芡实 10g,山药 10g,沙苑子 10g,菟丝子 10g。14 剂,水煎服,日 1 剂,饭后温服。

方中柴胡疏肝解郁,疏散肝郁之气;当归、白芍养血柔肝,肝得条达,气顺则痰消;白术、茯苓健脾祛湿,使运化有机则杜绝生痰之源;瓜蒌子、浙贝母、半夏、天南星散结化痰;牡蛎、山慈菇软坚散结;诸药共奏疏肝理气、化痰散结之功。兼用白扁豆、芡实、山药、沙苑子、菟丝子补肾培元、健脾益气。患者虽有脾虚证候，但又有气滞痰凝标症，故去黄芪补气之品，以防加重气机壅塞。

二诊：2017 年 3 月 26 日。丁酉年二月二十九，春分。

近期复查未见明显异常，病情稳定，咽部异物感及胸部胀闷感较前稍有缓解，乳房仍感胀痛，刻下出汗较多，口干口苦，心情烦躁，饮食如常，二便调，睡眠不佳，舌红，苔薄白，脉弦。妇女气机多易郁结，七情郁结日久则可化火化热。故方中加入山栀子、黄芩，味苦性寒，清热泻火。酸枣仁养心补肝、宁心安神以助眠。

处方：柴胡 6g，当归 10g，白芍 10g，茯苓 10g，白术 10g，瓜蒌子 10g，浙贝母 10g，法半夏 6g，制天南星 6g，生牡蛎 10g，山慈菇 10g，白扁豆 10g，芡实 10g，山药 10g，沙苑子 10g，菟丝子 10g，山栀子 10g，黄芩 15g，酸枣仁 15g。14 剂，水煎服，日 1 剂，早晚餐后服。

按语： 妇科杂病，特别是肿瘤、增生之类，多由肝郁气滞造成血瘀痰浊凝滞成块所致。因此治本之法在于疏肝理气、化痰散结；此案患者乳腺癌手术及放疗后，伤及人体正气，故而在疏肝理气、化痰散结基础上加补肾健脾扶正之品。

四、肺癌痰热壅肺案

李某，女，48 岁，2019 年 4 月 20 日初诊。己亥年三月十六，谷雨。

第一步：四诊审证——打开病锁之钥

主诉：确诊肺癌 4 个月余。

望诊：中年女性，体形微胖，神疲乏力，面色苍白，口唇淡红，舌质淡红，苔白厚腻。

闻诊：言语清晰，声音正常，呼吸均匀，时有喘息声，双肺呼吸音粗，无口气、汗臭等特殊气味。

问诊：患者 4 个月前因咳嗽咳痰在当地医院诊为肺占位，并在上级医院经穿刺病理确诊肺癌伴淋巴转移。未行手术治疗，行放化疗治疗（放疗 1 次，化疗 6 个周期），已结束化疗 1 周。刻下咳嗽，咳痰，痰少，活动后气喘，无胸痛、咯血，纳食少，进食后胃脘不适，嗳气呃逆，大便偏干，小便黄，睡眠一般。有左肾结核病史，左肾切除术后；有右乳占位并行切除术后。

切诊：脉弦滑。

审证：正虚邪存→痰湿内生→痰热壅肺。

第二步：审证求因——寻求病门之枢

本病如何审证如上？细究其因，需从症状追溯：①患者当前纳食少，进食后胃脘不适，嗳气呃逆，结合舌质淡红，苔白厚腻，脉弦滑，当为痰湿壅塞的表现。②患者咳嗽咳痰，痰少，活动后气喘，检查发现肺部占位，穿刺后结合患者病理诊断明确。③既往曾行左肾切除术、右乳占位切除术，术后时感乏力，今见患者面色苍白，神疲乏力，口唇淡红等，是为正气不足之象。综合判断，患者病因应为病理产物——癌毒。

第三步：求因明机——探究疗病之径

探究病机，患者曾行左肾切除术、右乳占位切除术，术后癌毒未尽，加之正气受损，气血亏虚，痰湿内生，体内平衡状态被打破，癌毒病邪蓄积到一定程度，合内生痰湿日久化热。癌毒是在正虚的基础上受多种因素诱导加速恶化，正如《医宗必读》所言："积之成者，正气不足，而后邪气踞之。""邪之所凑，其气必虚"，癌毒在体内阻碍气机运行，津液不能正常输布则留结为痰，血液不能正常运行则停留为瘀，又结合患者正气亏虚，则正气无力抗邪外出，痰、瘀、毒互为影响，恶性循环，而内壅于肺，肺气失宣，出现胸闷气喘等症。总结病机为正虚邪存→痰湿内生→痰热壅肺。其中正虚、癌毒为本，痰热壅肺为标，本虚标实。

第四步：明机立法——确立治疗之圭

患者现阶段以痰热壅肺为最突出的表现，根据探究的病机，现在的治疗法则以清热化痰、抗癌祛毒为主要治法。又患者正气亏虚，故在改善咳嗽咳痰、活动后气喘等症的基础上，配合健脾益气、扶正等治法。所以综合来看，清热化痰为首要目标，抗癌解毒为重点，补虚扶正为治本。

第五步：立法组方——部署疗疾之阵

根据治疗方法，本病主方拟清金化痰汤。该方源于《医学统旨》，主治痰浊阻肺、蕴而化热证，由黄芩、山栀子、桑白皮、知母、浙贝母、瓜蒌、麦冬、橘红、茯苓、桔梗、甘草等组成。方中黄芩清上焦肺热、燥湿化痰、泻火解毒；栀子清解肺热，知母清热滋阴，桑白皮清热化痰、止咳平喘，全瓜蒌清热化痰止咳、润肠通便使邪有出路，浙贝母润肺滋阴、化痰止咳，麦冬滋阴，橘红行气化痰，茯苓健脾利湿以杜生痰之源，桔梗止咳，甘草调和诸药。诸药合用，共奏清热利湿、化痰止咳的功效。

第六步：组方用药——派遣攻守之兵

黄芩 10g，栀子 10g，茯苓 10g，桑白皮 10g，全瓜蒌 15g，浙贝母 10g，麦冬 10g，知母 10g，桔梗 9g，白花蛇舌草 20g，垂盆草 30g，蒲公英 20g，鸡内金 20g，炒白术 15g，炙甘草 10g。7 剂，水煎服，日 1 剂，饭后温服。

上方为清金化痰汤加减化裁。加白花蛇舌草、垂盆草、蒲公英，三药均味苦，具有较强的清热解毒之功，可抗癌祛毒、消肿散瘀；甘草、炒白术、鸡内金等，可健脾益气补虚、助脾胃运化，又能够防止清热药物损伤胃气。

二诊：2019 年 4 月 27 日。己亥年三月二十三，谷雨。

现病史：患者咳嗽较前减轻，但仍有气喘，无胸痛、咯血，纳食较前好转，嗳气减轻，患者大便偏稀，日二三行，无腹痛及里急后重感，舌质淡，苔白腻，脉弦滑。

患者服用 7 剂药后痰热壅肺的症状较前减轻，但仍气喘。患者大便偏稀，日二三行，无腹痛及里急后重感，考虑系由上方中清热化痰药物的应用使得邪热由大肠而出，患者虽大便次数增多，却无不适感。复诊可守前方，患者久病气喘考虑肺脾气虚所致，加党参增加扶正之功。

处方：黄芩 10g，栀子 10g，茯苓 10g，桑白皮 10g，全瓜蒌 15g，浙贝母 10g，麦冬 10g，知母 10g，桔梗 9g，白花蛇舌草 20g，垂盆草 30g，蒲公英 20g，鸡内金 20g，炒白术 15g，炙甘草 10g，党参 10g。14 剂，水煎服，日 1 剂，饭后温服。

按语： 患者肺癌淋巴转移行放化疗治疗，根据中医辨证论治选方清金化痰汤，在此方基础上结合现代临床研究，以清热化痰、抗癌治疗为主，同时加用补虚扶正之药，能显著改善临床症状，延长生命。

五、肠癌癌毒内结案

郑某，男，42岁，2019年4月15日初诊。己亥年三月十一，清明。

第一步：四诊审证——打开病锁之钥

主诉： 大便带血半年，直肠癌术后3个月。

望诊： 中年男性，体形中等，精神尚振，面部油光，舌暗红，苔黄厚腻。

闻诊： 应答自如，呼吸平稳，口中可闻及异味。

问诊： 患者半年前出现大便伴暗红色血，大便日三四行，肛门灼热。后患者腹泻渐频，多为不成形黑便，日八九行，伴脓血黏液，无里急后重感，无明显腹痛，无恶心呕吐。于当地医院查肠镜，病理示直肠末端中低分化腺癌。2019年1月9日行直肠癌根治术，术后病理：直肠切除标本：腺癌Ⅱ级，部分为黏液腺癌，溃疡型，肿块大小6.5cm×5.5cm×3cm。刻下肛门改道，大便干，日一行，无脓血黑便，腹痛胀满，潮热多汗，小便灼热，手足热，夜寐欠安。平素多食辛辣肥甘厚味，性情急躁，否认有冠心病、高血压等病史。

切诊： 手足热，脉弦滑有力。

审证： 湿热内蕴→痰瘀互结→癌毒内结→肠腑失司。

第二步：审证求因——寻求病门之枢

患者半年前出现大便带血，大便次数增多，伴脓血黏液，腹泻，肛门灼热感。观其面泛油光，苔黄厚腻，脉弦滑有力，推断为湿热内蕴之象。湿热之毒蕴结于内，久之气机受阻，血行不畅，痰瘀毒结，化生癌毒。经肠镜及病理检查明确为肠癌，并予手术切除。术后腹部造瘘，故导致肠腑失司，出现大便干，日一行，腹痛胀满，小便灼热等症状。从当前信息综合判断，患者病因应为癌毒。

第三步：求因明机——探究疗病之径

直肠癌在中医古代文献中没有专门病名，但可归属于中医学肠覃、脏毒、肠澼、锁肛痔等范畴。患者饮食不节，嗜食辛辣，湿热内生，困滞于脾，脾失运化，脾气不能升清，则胃降浊功能下降，肠传导功能失职。湿浊内蕴，阻滞肠道，而致气机阻滞，使得津液运行失调，留滞为痰；气不行血，血凝为瘀。日久湿热痰瘀互结，癌毒内生。痰瘀夹热下迫肠道，故见大便带血、排脓血便等。毒热内郁则手足心热，夜寐欠安，多汗，口有异味。《素问·灵兰秘典论》曰："大肠者，传导之官，变化出焉。"患者直肠切除术后，术后肛门改道，肠腑残缺，传导水谷糟粕功能受损，故便干、腹痛胀满。

由此可知其病机为湿热内蕴→痰瘀互结→癌毒内结→肠腑失司。湿热内蕴、癌毒内结是本，痰瘀互结、肠腑失司是标。

第四步：明机立法——确立治病之圭

患者病机为湿热内蕴→痰瘀互结→癌毒内结→肠腑失司。薛雪在《湿热条辨》中写道："太阴内伤，湿饮停聚，客邪再至，内外相引，故病湿热。"故治宜清热利湿、抗癌解毒、行气化瘀、消痰散结、通达肠腑。湿热内蕴为始，术后肠腑传导失司为终，故湿热内蕴、肠腑失司贯穿患者疾病发展的始终。

本案第一步应以清热利湿、行气通腑为重。针对大肠癌肠腑传导失司，气不得畅则滞的病理特点，可用行气解郁之品，所谓六腑以通为用，气顺则痰消，气行则血行。大肠癌为有形之肿，其属毒痰无疑。肿瘤发生发展的病机复杂，辨证应综合考虑。正如《素问·异法方宜论》所说："杂合以治，各得其所宜，故治所以异，而病皆愈者，得病之情，知治之大体也。"

第五步：立法主方——部署疗疾之阵

通达肠腑，可参考《伤寒论》麻子仁丸用药，方由火麻仁、芍药、枳实、大黄、厚朴、杏仁组成。清热解毒可参考《外台秘要》黄连解毒汤，方由黄连、黄柏、黄芩、栀子组成。再结合患者脾胃运化受损，宜用鸡内金、麦芽、炒谷芽等平和之品护胃助运开化。

第六步：主方用药——派遣攻守之兵

火麻仁 20g，大黄 4g，栀子 12g，炒白芍 20g，枳实 10g，厚朴 10g，黄连 7g，黄柏 10g，黄芩 10g，杏仁 10g，炒谷芽 30g，炒麦芽 30g，炙甘草 10g，鸡内金 20g。7 剂，水煎服，日 1 剂，饭后温服。

本方为麻子仁丸合黄连解毒汤加味而来，总以通腑润肠、清热燥湿为治法，使湿热从大便而下。

二诊：2019 年 4 月 23 日。己亥年三月十九，谷雨。

患者服药 1 周后，便秘、腹胀症状改善。预行下周期化疗。现大便日二三行，小便淋沥，肛门灼热，血压偏高，服降压药控制尚可，情绪急躁。纳可，夜寐安，舌暗红，苔黄腻，脉弦滑。服上方后腑气已通，上焦火热渐平，此次处方立法以清热利湿、抗癌解毒为主。

处方：黄芩 15g，白头翁 15g，连翘 10g，八月札 15g，白花蛇舌草 20g，半枝莲 20g，蜂房 7g，垂盆草 30g，田基黄 30g，薏苡仁 30g，郁金 10g，延胡索 15g，香附 10g。14 剂，水煎服，日 1 剂，饭后温服。

湿热内蕴是基本病机。黄芩清热燥湿泻火；白头翁苦寒降泄，专入大肠经，清热解毒；连翘清热解毒、消肿散结；薏苡仁清热利湿功效显著；田基黄合垂盆草清热利湿、保肝利胆，能减轻化疗所致肝损伤。癌毒是大肠癌发生发展的关键并贯穿病程始终，邪气一刻不去，则正气一刻不复，祛邪即所以扶正。故应加用白花蛇舌草、蜂房、半枝莲等现代研究具有抗肿瘤，尤宜用消化道肿瘤的中药，以防复发转移，此类药物均有清热解毒功效，恰合本病机。肝主疏泄，以郁金、香附、延胡索、八月札疏肝理气而助湿热畅达。

按语： 直肠癌早期多以湿热、癌毒邪实为主，晚期则多为正虚邪实。湿热久羁留滞肠道，热渐成毒，阻滞气血运行，酿生痰浊瘀血，在肠道结积成块，构成了疾病的主要病机。本病病位在肠，与脾、胃、肝、肾关系密切，治疗时注重通调肠道气机，顾全脏腑虚实。

六、鼻咽癌毒热炽盛案

宋某，男，64 岁，2017 年 2 月 10 日初诊。丁酉年正月十四，立春。

第一步：四诊审证——打开病锁之钥

主诉：鼻涕带血、鼻塞 6 个月，伴咳嗽腹胀 1 周。

望诊：体形正常，神疲乏力，面色潮红，舌质红，苔黄腻。

闻诊：言语清晰，声音正常，鼻音声重，咳嗽伴咳声低沉，嗳气时作。

问诊：患者 6 个月前因鼻涕带血、鼻塞等症状至医院就诊，诊断为鼻咽癌，并予放化疗治疗。近 1 周患者鼻塞，鼻部灼热疼痛，口咽干燥，时有咳嗽，喉中有黄痰，无痰中带血，时有呃逆嗳气，上腹部饱胀，纳食少，大便干燥，二三日一行，小便黄，夜寐差。有过敏性鼻炎病史，有吸烟史40 年，平均 10 支 / 日，已戒烟半年余。

切诊：上腹部按诊无压痛及反跳痛，脉滑数。

审证：肺气失宣→上焦热盛→癌毒内蕴→毒热炽盛。

第二步：审证求因——寻求病门之枢

患者鼻塞、鼻涕中带血，鼻部灼热疼痛，黄痰，口咽干燥，大便干，小便黄等症均为一派毒热内蕴之象；诊脉滑数，滑脉主痰湿，数脉以邪热鼓动，血行加速，脉数而有力为实热内盛的特征；患者 6 个月前就诊，诊断为鼻咽癌，并有吸烟史等高危因素，综合考虑，患者病因应为癌毒。

第三步：求因明机——探究疗病之径

西医学认为鼻咽癌的发生因素与发病条件可能与遗传、病毒（尤其是EB 病毒）感染及环境污染等因素有关。中医学认为鼻咽癌属于上石疽、失荣、鼻渊、控脑砂等范畴。患者有过敏性鼻炎病史，加之长期吸烟史，"肺为华盖，上先受之"，外界毒邪、热邪侵袭肺络，致肺失宣降。肺火煎津成痰，生热化火，火毒困结内蕴，上烁于鼻窍，积结日久形成肿块，发为癌毒。综上可知患者病机发展可确定为肺气失宣→上焦热盛→癌毒内蕴→毒热炽盛。其中肺失宣降、癌毒为本，毒热为标。疾病初期及进展期以邪实为主，后期以虚实夹杂为主。

第四步：明机立法——确立治疗之圭

患者目前鼻咽癌放化疗后，以热毒蕴结为主要表现，所以治法上以清热解毒、清肺抗癌为主。另外患者时有咳嗽，喉中有痰，脾为生痰之源，肺为储痰之器，所以治肺还需佐以健脾祛痰，脾运肺清则痰咳自除。

第五步：立法组方——部署疗疾之阵

根据第四步，治疗上当以清热解毒、清肺抗癌、健脾祛痰为法，清热解毒、清肺抗癌可选用《医学统旨》中清金化痰汤，方由黄芩、山栀子、知母、瓜蒌、浙贝母、麦冬、橘皮、茯苓、桔梗、桑白皮、甘草组成。健脾可予兼顾脾肺之白扁豆、麦芽、炒谷芽、鸡内金等常用平和药物。

第六步：组方用药——派遣攻守之兵

白扁豆 10g，麦芽 30g，炒谷芽 30g，鸡内金 20g，全瓜蒌 30g，桔梗 10g，桑白皮 15g，黄芩 10g，栀子 10g，浙贝母 10g，半枝莲 20g，白花蛇舌草 20g，连翘 15g，半边莲 15g，板蓝根 20g。7 剂，水煎服，日 1 剂，饭后温服。

1. 清热解毒：黄芩、桑白皮、栀子可清上焦肺热；连翘、浙贝母均可清热解毒，同时偏于散结消肿，能消散鼻炎瘀毒；全瓜蒌清热涤痰、宽胸散结；桔梗宣肺、利咽、祛痰、排脓；板蓝根清热解毒、散结消肿、凉血利咽，兼有抗肿瘤之功。诸药并用，清上焦肺热瘀毒、化痰消瘀。

2. 清肺抗癌：半边莲与半枝莲均可清热解毒，其中半边莲偏于利水祛湿，半枝莲偏于散瘀止血，研究显示半边莲、半枝莲有抗癌、抑制肿瘤恶化的作用。白花蛇舌草具有清热解毒、消痈抗癌、利湿等功效，研究证实白花蛇舌草对鼻咽癌细胞的增殖有显著的抑制作用。

3. 健脾祛痰：以白扁豆和中健脾，兼有清热化湿之功，桔梗升提祛痰；再予麦芽、炒谷芽、鸡内金等既助脾胃运化，又能够防止寒凉药物损伤胃气。

二诊：2017 年 3 月 3 日。丁酉年二月初六，雨水。

患者服药期间未能挂上号，按原方续用 14 剂，共服用 21 剂药。患者药后感咳嗽咳痰减轻，喉中有痰，为白痰，无痰中带血。鼻塞、鼻部灼热疼痛好转，鼻涕仍时有带血情况，无呃逆嗳气、上腹部饱胀等症状。纳食增加，二便正常，小便稍黄，夜寐改善。舌质红，苔黄腻，脉滑数。

患者诉其眼睛干涩、疲劳，遇风流泪，考虑其毒热熏扰肝经，导致肝风内动，肝并窍于目，故有眼部症状，加用桑叶、僵蚕清肝明目、息风散结。治以清肝明目兼以清热。

处方：白扁豆 10g，麦芽 30g，炒谷芽 30g，鸡内金 20g，全瓜蒌 30g，桔梗 10g，桑白皮 15g，黄芩 10g，栀子 10g，浙贝母 10g，半枝莲 20g，白花蛇舌草 20g，连翘 15g，半边莲 15g，板蓝根 20g，桑叶 10g，僵蚕 10g。14 剂，水煎服，日 1 剂，饭后温服。

三诊：2017 年 3 月 18 日。丁酉年二月二十一，惊蛰。

药后患者咳痰减少，鼻塞、鼻部灼热疼痛好转，鼻涕中基本无带血症状，眼部干涩减轻，无上腹部饱胀等症状，但时有胸闷短气，活动后明显。纳食增加，二便正常，舌质红，苔薄黄，脉滑。

患者经上两诊后，热毒壅上之症较前明显缓解，治已奏效，然后期出现胸闷短气、活动后加重的症状，故治疗策略以敛降固护肺气为主，去栀子、连翘、板蓝根、桑叶、僵蚕，加用《永类钤方》补肺汤中之五味子、紫菀等药物收敛肺气、降气平喘，暂舍人参、黄芪、熟地黄等补益之药。

处方：五味子 15g，紫菀 10g，桑白皮 15g，白扁豆 10g，全瓜蒌 30g，桔梗 10g，黄芩 10g，浙贝母 10g，半枝莲 20g，白花蛇舌草 20g，半边莲 15g，麦芽 30g，炒谷芽 30g，鸡内金 20g。14 剂，水煎服，日 1 剂，饭后温服。

四诊：2017 年 4 月 22 日。丁酉年三月二十六，谷雨。

患者按三诊方加减，共服用 30 剂药后，患者咳嗽、咳痰、鼻塞、鼻部灼热疼痛改善，无呃逆嗳气、上腹部饱胀等症状。纳食增加，大便正常，日一行，小便正常，夜寐改善。复查血常规正常；鼻咽镜：鼻咽黏膜呈放疗后改变，余无异常；复查鼻咽、颈部磁共振示：鼻咽肿块消失，右颈淋巴结缩小。刻下患者口干喜饮，牙痛。舌质红，苔黄燥少津，脉细数。

叶天士言"热病必消灼真阴"，考虑患者癌毒、热毒为患日久，加之肿瘤放疗后易致津液耗损。现症状及脉象有肺阴、胃阴不足的表现，故拟方思路以养阴生津为主，方选《温病条辨》中沙参麦冬汤甘寒生津、清养肺胃。

处方：沙参 15g，麦冬 15g，天花粉 15g，白扁豆 10g，麦芽 30g，炒谷芽 30g，鸡内金 20g，全瓜蒌 30g，桔梗 5g，桑白皮 15g，半枝莲 20g，半边莲 15g，浙贝母 10g。14 剂，水煎服，日 1 剂，饭后温服。

按语：患者鼻咽癌综合治疗后 6 个月，初诊时鼻塞、鼻涕中带血，鼻部灼热疼痛，头痛头晕，口咽干燥，且遗有右颈淋巴结肿大，属热毒内蕴之证。先以清热解毒、抗癌治疗渐取疗效，邪气得以去除，正气尚需固护，故三诊后予收敛固护肺气，四诊时见症有口干喜饮，并有牙痛，考虑患者病程日久加之放疗以致肺胃津伤，治疗改以养阴生津为主。

七、黑色素瘤热毒炽盛案

谢某，男，57 岁，2017 年 4 月 23 日初诊。丁酉年三月二十七，谷雨。

第一步：四诊审证——打开病锁之钥

主诉：左眼黑色素瘤术后 1 年余。

望诊：体形偏胖，面色偏红，精神尚可，口唇色泽淡红，左眼部可见术后瘢痕红肿，舌质红，苔黄腻稍厚，有裂纹。

闻诊：言语清晰，声音正常，呼吸规律，双肺呼吸音正常，无口气、汗臭等特殊气味。

问诊：患者 1 年前被确诊为左眼黑色素瘤，并行手术治疗，术后左眼失明，未行放化疗治疗。刻下左眼术后瘢痕灼热疼痛，口咽干燥，头晕不适，头部如裹，时有呃逆嗳气，上腹部饱胀，纳可，二便调，夜寐差。有饮酒史 20 年，平均 250mL/ 日，有吸烟史 20 年，平均 10 支 / 日，已戒烟戒酒 1 年余。

切诊：掌心温热，手背发凉；脉滑数。

审证：痰湿内生→湿毒郁热→癌毒内生→热毒炽盛。

第二步：审证求因——寻求病门之枢

辨证依据：①患者体形偏胖，面色偏红，左眼部可见术后瘢痕红肿，舌质红，苔黄腻稍厚，有裂纹，提示其体内湿热之象。②诊脉为脉滑数，滑脉主痰饮内伏，数脉主邪热炽盛，考虑痰湿热毒内壅。③通过问诊了解到刻下患者口咽干燥，头晕不适，头部如裹，时有呃逆嗳气，上腹部饱胀，均与湿热相关，其平素嗜酒、吸烟等不良嗜好偏多，酒味辛性热，多饮留滞体内，易酿生湿热，化火伤津，以致癌毒。综合上述信息，可明确病因为癌毒。

第三步：求因明机——探究疗病之径

中医认为癌毒是在内外多种因素作用下人体脏腑功能失调基础上产生的一种对人体有明显伤害的病邪，具有增生性、浸润性、复发性、流注性等特性。求因明机，患者体形偏胖，平素喜食肥甘厚味，脾胃运化失常，痰湿内生。患者长期吸烟嗜酒、长期饮酒，内助湿热，化火伤阴，出现口咽干燥、舌红苔黄腻之象；湿热稽留体内，炼液成痰，痰瘀互结，郁久化热，热毒羁留体内，循经上犯眼部结聚成块，发为癌毒，癌毒黏附胶结，阻滞皮肤经络，进一步加重热毒。本患者眼部癌毒增生，肿块逐渐增大，伴局部灼热疼痛，虽用西医学手段切除，但灼热疼痛症状未得到缓解，说明体内热毒并没有得到根治。患者长期饮酒吸烟，湿热之邪蕴结肝经，导致肝经湿热，酿生癌毒，火曰炎上，肝开窍于目，故湿热癌毒上炎致眼部上扰发病，综上可知患者病机发展可确定为痰湿内生→湿毒郁热→癌毒阻滞→热毒炽盛。其中痰湿、热毒炽盛为本，癌毒阻滞为标。

第四步：明机立法——确立治疗之圭

本病病机的关键在于痰瘀、湿热与癌毒相互滋助。因此，相应的治法应为清肝泄热、化痰散结、抗癌祛毒。根据探究的病机，治疗上应清肝泄热、化痰散结、散瘀解毒，患者肝经湿热，癌毒内生，故散瘀解毒兼以清肝明目，同时顾护脾胃。

第五步：立法组方——部署疗疾之阵

根据拟定的清肝泄热、化痰散结、散瘀解毒、顾护脾胃的治疗之法确立选方。应分为两步走：第一步"清肝泄热、化痰散结、散瘀解毒"，第二步"顾护脾胃"。第一步清肝泄热、化痰散结、散瘀解毒拟参考《备急千金药方》犀角地黄汤。组成为犀角（以水牛角代替）、生地黄、芍药、牡丹皮，清热之中兼以养阴，使热清血宁而不耗血，凉血之中兼以散瘀，使血止而不留瘀；第二步"顾护脾胃"，选用麦芽、鸡内金、炒谷芽等常用药物顾护脾胃。

第六步：组方用药——派遣攻守之兵

水牛角 30g，牡丹皮 10g，生地黄 15g，赤芍 15g，黄芩 15g，黄连 7g，半枝莲 20g，白花蛇舌草 20g，半边莲 30g，麦芽 30g，鸡内金 20g，炒谷芽 30g，茵陈 15g，菊花 10g。7 剂，水煎服，日 1 剂，饭后温服。

1.清肝泄热、化痰散结：本方以犀角地黄汤为基础，可清热解毒、凉血散瘀，方中犀角（用 10 倍量的水牛角代替）为君，治以清营凉血、清热解毒，生地黄为臣，助犀角清解血分热毒，同时兼以养阴，治热盛伤阴；赤芍、牡丹皮除清热凉血外，重以活血散瘀，防止瘀血停滞。黄芩、黄连两味药，黄芩偏于清上焦之火，黄连尤长解中焦胃中实热，两药合用，清热燥湿、泻火解毒效果显著。茵陈清利湿热、利胆退黄，菊花平肝明目、清热解毒，两味药作用于眼部，加强清热效果。

2. **散瘀解毒**：半边莲具有清热解毒、消肿之功，半枝莲偏于清热解毒、散瘀止血，两药相合一辛一凉，相须为用，合而用之可清热解毒、祛湿利水，现代药理研究显示半边莲、半枝莲有抗癌、抑制肿瘤恶化的作用。白花蛇舌草苦寒清泄、甘寒渗利，偏于治疗痈肿疮毒、咽喉肿痛及癌肿等症，现代药理研究发现其具有抗肿瘤、调节免疫、抗感染、抗氧化等作用。

3. **顾护脾胃**：麦芽、炒谷芽、鸡内金等，诸药合用既助脾胃运化水湿，又能够防止寒凉药物损伤胃气。全方共奏清肝泄热、化痰散结、散瘀解毒、健脾益胃之功。

二诊：2017年4月30日。丁酉年四月初五，谷雨。

现病史：患者药后瘢痕处灼热疼痛、口咽干燥较前减轻，头部如裹，纳食一般，夜寐尚安，二便调。舌质红，苔黄腻，舌有裂纹，脉滑数。

患者药后瘢痕处疼痛、口咽干燥减轻，但仍舌红、苔黄腻，因此需继予清热凉血治疗，加大牡丹皮、生地黄、黄芩用量。

处方：水牛角30g，牡丹皮15g，生地黄20g，赤芍15g，黄芩20g，黄连7g，半枝莲20g，蛇舌草20g，半边莲30g，麦芽30g，鸡内金20g，炒谷芽30g，茵陈15g，菊花10g。14剂，水煎服，日1剂，饭后温服。

三诊：2017年5月14日。丁酉年四月十九，立夏。

患者瘢痕处灼热疼痛减轻，口咽干燥不显，时有呃逆嗳气，上腹部饱胀等症状尚未缓解，大便日三四行，排稀水样便，无腹痛及脓血黏液，纳食一般，夜寐尚安，二便调。舌质淡，苔薄黄，脉滑。

患者平素喜食肥甘厚味，脾胃运化失常，投之以大量寒凉药物后，致使寒凉伤胃，胃肠受损，腹胀、嗳气症状未缓解，增添腹泻之症。根据病情，减清热寒凉之药，加用健脾护胃之品，同时加葛根强升阳止泻之功，《神农本草经》载其"主消渴，身大热，呕吐，诸痹，起阴气，解诸毒"。

处方：黄芩10g，黄连7g，半枝莲10g，白花蛇舌草20g，半边莲15g，麦芽30g，鸡内金20g，炒谷芽30g，茵陈15g，菊花10g，葛根20g，茯苓20g，炒白术15g，枳壳10g，陈皮10g。14剂，水煎服，日1剂，饭后温服。

按语：西医认为黑色素瘤为一类主要发生于皮肤黑色素细胞的恶性肿瘤，其恶性程度高、生长迅速、早期即发生转移，患者预后不佳。本案患者为眼部黑色素瘤术后，要求中医进一步治疗。治疗选用犀角地黄汤加清热燥湿类中药治疗，首诊和复诊快速清除热毒，用药大刀阔斧，三诊时患者脾虚表现突出，故在复诊时减少清热解毒凉血药物剂量，加用葛根升阳止泻，与黄芩、黄连成葛根芩连汤之意，并予健脾护胃之品。

八、甲状腺癌肝郁气滞案

刘某，女，45岁，2019年2月15日初诊。己亥年正月十一，立春。

第一步：四诊审证——打开病锁之钥

主诉：发现颈部肿块11个月，咽喉梗阻1个月。

望诊：中年女性，面色偏红，神色紧张，舌红，苔薄白。颈前甲状腺旁可见术后瘢痕。

闻诊：声音低沉，余无特殊。

问诊：患者11个月前发现颈部肿块，按之质硬，查彩超示甲状腺多发结节（4b级），行甲状腺切除术，术后病理为乳头状癌，未见颈部淋巴结转移。术后口服左甲状腺素钠片治疗。多次复查病情平稳，1个月前生气后出现咽喉梗阻感。刻下患者易急躁发怒，频发偏头痛，喉中有梗阻感，经前乳房胀痛，经行腹痛，纳食尚可，入睡困难，多梦，二便调。既往有乳腺结节、子宫肌瘤病史。

切诊：脉弦。

审证：肝气郁滞→气郁化火→痰热互结。

第二步：审证求因——寻求病门之枢

《圣济总录·瘿瘤门》认为瘿瘤之病"妇人多有之，缘忧郁有甚于男子也"。患者中年女性，经前乳房胀痛及痛经，其脉弦，"肝脉弦"，弦是脉气紧张的表现。肝主流泄，以柔和为贵，若邪气滞肝，疏泄失常，气郁不利则见弦脉，为典型气滞之症。气郁化火，火性炎上，病为头痛、多梦，痰热搏结于颈部而发病。由此可明确病因：内因——情志因素。

第三步：求因明机——探究疗病之径

中医学称甲状腺癌为石瘿，多在结喉两侧出现结块，坚硬如石，高低不平，推之不移。患者常急躁易怒，情志不遂，肝郁气滞，致脾失健运，痰湿凝聚，肝郁不疏，随气上逆，凝结于颈部，瘀久则癌肿如石。阻于气道，则声嘶气粗，若郁久化火灼伤阴津，炼液成痰，痰热互结，患者手术解除局部痰瘀凝结之症，但术后致使气血损伤，加重郁滞，故喉中异物感加重。

女子乳房属胃，乳头属肝，若肝气郁结，遇经前、经期冲脉气血充盛，郁滞更甚，令乳络不畅，遂致乳房胀痛。肝经夹乳，肝气郁滞则乳络不畅，形成乳腺结节。肝藏血，主疏泄，肝血旺注于冲脉，则冲盛；肝气条达，则任通，冲任二脉通盛与否直接决定了胞宫的生理状态。因此情志不遂，肝气郁结，气血运行受阻，滞于冲任胞宫，结块积于小腹，成为气滞癥瘕，即子宫肌瘤。肝失疏泄，则肝藏魂受扰，如《灵枢·淫邪发梦》曰"魂魄飞扬，使人卧不得安而喜梦"。火热扰动心神，则入睡困难、多梦。由此可知其病机为肝气郁滞→气郁化火→痰热互结。明晰标本：肝郁气滞是本，痰热互结为标。

第四步：明机立法——确立治疗之圭

根据病机肝气郁滞→气郁化火→痰热互结，且患者以甲状腺癌术后为主诉来诊，其相对应的治法即为疏肝解郁、清肝泻火、化痰散结。首先要疏肝理气、清热化痰，兼以顾护脾胃。此患者虽甲状腺、乳腺、子宫多处异常增生，但辨证属气机郁滞，而非瘀血阻滞，所以不可妄用活血化瘀药物。

第五步：立法组方——部署疗疾之阵

组方可参考《外科正宗》中通气散坚丸加减，方由陈皮、半夏、茯苓、甘草、石菖蒲、枳实（炒）、人参、胆南星、天花粉、桔梗、川芎、海藻、当归、浙贝母、香附、黄芩组成，主治忧郁伤肺，致气浊不清，聚结为瘤，随喜怒消长者。结合现代药理研究，海藻、昆布等药可促进酪氨酸的碘化，使体内甲状腺素的合成增加，不利于甲状腺恶性肿瘤的愈后，予舍去。

第六步：组方用药——派遣攻守之兵

柴胡 10g，郁金 10g，八月札 10g，青皮 10g，牡丹皮 10g，垂盆草 30g，黄芩 15g，蒲公英 30g，浙贝母 10g，僵蚕 10g，麦芽 30g，炙甘草 5g。14 剂，水煎服，日 1 剂，饭后温服。

本方为通气散坚丸的组方思路，首先疏肝解郁、清肝泻火。方中舍去香附、枳实等偏于辛温的行气之药，代之以郁金，联合柴胡、八月札行气解郁，其中八月札还有和中之效；青皮味辛，功能疏肝破气，以上四味共主疏肝之功；牡丹皮清热凉血、活血散瘀；垂盆草入肝经清热，同时更偏于解毒；黄芩、蒲公英兼可消痈散结，诸药共用得以清泻肝火。

其次化痰软坚。通气散坚丸组方中，含陈皮、半夏、茯苓、甘草为主的二陈汤祛湿化痰，但力量终究偏弱，以浙贝母清热化痰，僵蚕散结消肿，二药合用软坚散结之力增。患者热象已显现，方中人参、茯苓、当归等补气养血之药，偏于温燥更换为麦芽、炙甘草健脾护胃、顾护中焦。

二诊：2019 年 3 月 1 日。己亥年二月二十五，雨水。

患者诉药后效可，偏头痛发作频率较前减少，喉中梗阻感亦减轻，仍有情绪急躁易怒，入睡困难，多梦，纳饮可，二便调。舌红，苔薄白，脉弦。

患者经疏肝理气、清热散结治疗之后，郁结气滞改善，复诊需加强清热，去柴胡、牡丹皮、青皮，改板蓝根、连翘加强清热作用。另患者入睡困难，多梦，用连翘去心火同时，加合欢皮解郁宁心。

处方：郁金 10g，八月札 10g，浙贝母 10g，僵蚕 10g，垂盆草 30g，黄芩 15g，板蓝根 15g，蒲公英 30g，麦芽 30g，炙甘草 5g，连翘 10g，合欢皮 15g。14 剂，水煎服，日 1 剂，饭后温服。

按语： 中医学称甲状腺癌为石瘿，情志内伤、饮食失宜常是导致石瘿的两大主要病因。由于患者无长期饮食方面的异常，则病因多为情志不遂引起。长期的情志不遂，造成气机不畅，郁久化火，灼伤津液，炼液为痰而发为瘿病。治疗上疏肝理气与清火化痰双管齐下，各有侧重，首诊重在疏肝理气，木郁达之；复诊重在清火宁心改善睡眠问题。

第七章 气血津液病证

一、消渴阴虚燥热案

孙某，男，58岁，2019年4月8日初诊。已亥年三月初四，清明。

第一步：四诊审证——打开病锁之钥

主诉：反复口干多饮20年，加重1周。

望诊：中老年男性，体形偏瘦，精神一般，面色暗，口唇干，舌红苔黄。

闻诊：应答自如，呼吸平稳。

问诊：患者于20年前因口干多饮、小便偏多等症状就医，检查发现血糖升高，血压升高，多次空腹血糖增高，确诊为2型糖尿病、高血压，予以口服降糖药及注射胰岛素治疗，监测空腹血糖8.0～9.0mmol/L；餐后2小时血糖10.0mmol/L。20年来口干、多饮反复发作。刻下患者口干、多饮，无明显饮食增加，无小便偏多，体重下降不明显，进食后胃脘部有饱胀感、时有疼痛，纳谷一般，大便不利，二三日一行，小便泡沫多，睡眠一般。平素喜食肥甘厚腻。胃镜检查示慢性胃炎；病理示萎缩性胃炎伴肠上皮化生。

切诊：脉细数。

审证：胃热炽盛→阴虚燥热→气阴两伤→胃络瘀阻。

第二步：审证求因——寻求病门之枢

审证依据：①患者为中老年男性，有糖尿病、高血压等病史，有口干多饮、小便偏多等症状。结合患者体形偏瘦，面色暗，口唇干，舌红苔黄，当为胃热炽盛、阴虚燥热的表现。②患者脉细滑，脉细为阴血不足、脉管不充之象，数脉主热证，也可见于虚证。细数脉应为气阴两伤之象。③辅助检查：慢性胃炎，萎缩性胃炎伴肠上皮化生。进食后胃脘部饱胀、时有疼痛，且患者平日嗜食肥甘厚味。四诊合参明确病因——饮食不节。

第三步：求因明机——探究疗病之径

本病例西医诊断为糖尿病、高血压等，在中医学中则当属消渴范畴。患者过食肥甘厚味，积热于内，胃热炽盛，阴液暗伤，故见口干多饮，体形偏瘦，面色暗，口唇干，舌红苔黄，大便干燥、二三日一行等表现。胃喜润而恶燥，为多气多血之腑，胃络为胃腑中气血津液渗灌流通的场所。胃阴不足，黏膜失养，且阴虚燥热，灼伤气血，气血受伤，脉络瘀阻，黏膜失养愈发加重，故患者出现萎缩性胃炎。进食后胃脘部饱胀、时有疼痛。胃腑络脉瘀滞，久则胃膜渐成有形之积，导致胃黏膜肠化。由此可知其病机为胃热炽盛→阴虚燥热→气阴两伤→胃络瘀阻。明晰标本：阴虚为本，燥热、瘀阻为标。

第四步：明机立法——确立治病之圭

患者饮食不节导致消渴发病，并兼有胃脘痛。其病机是胃热炽盛→阴虚燥热→气阴两伤→胃络瘀阻。相应治法则为养阴清热、活血祛瘀。医家有云"清热不可过用苦寒，益气不可过用温燥"，治疗应以甘寒为主，佐以苦寒。阴虚为本，燥热、瘀阻为标。按照"治病必求于本""急则治标，缓则治本"的原则。其治法应第一步重在清热养阴，第二步重在活血祛瘀。

第五步：立法主方——部署疗疾之阵

根据所明确的治法来选取方剂，可参考方剂竹叶石膏汤，此方出自《伤寒论》，原方主治"热病后期，余热未清，气津两伤"，具有"清热生津，益气和胃"之功，由竹叶、石膏、半夏、麦冬、人参、甘草、粳米等组成。方中重用石膏清热除烦、生津止渴；竹叶清热除烦兼以生津，共为君药。人参益气生津，麦冬养阴生津，合而双补气津，同为臣药。半夏降逆止呕，性虽温燥，但置于诸多清热生津药中，则温燥之性被制，能醒胃布津，使人参、麦冬补而不滞；粳米甘平养胃和中，皆为佐药。甘草健脾益气、和中调药，用为使药。诸药相伍，清、补两顾，使余热得清、气津得复，胃气因和，则诸症可愈。故可用竹叶石膏汤化裁并针对患者胃脘痛酌用活血祛瘀之品。

第六步：主方用药——派遣攻守之兵

竹叶15g，蒲公英30g，麦冬15g，石斛10g，黄连6g，白花蛇舌草20g，石膏40g，黄芩10g，甘草10g，延胡索10g，桃仁10g，法半夏7g。7剂，水煎服，日1剂，饭后温服。

本方以竹叶石膏汤去人参，加蒲公英、黄连、黄芩、白花蛇舌草、延胡索、桃仁组成。本患者胃热炽盛，阴虚燥热，故去人参而用石斛。蒲公英，"为泻胃火之药，但其气甚平，既能泻火，又不损土，可以长服、久服而无碍。凡系阳明之火起者，可大剂服用，火退而胃气自生"。但正因其性平和，故使用时须加大剂量，一般为30g。黄芩、黄连清热燥湿、泻火解毒，研究明确其有抗幽门螺杆菌、逆转肠上皮化生的作用，但其为大苦大寒之品，不可过量、过长时间使用，防止苦寒败胃。白花蛇舌草味甘性寒，清热解毒、利湿通淋。在胃黏膜细胞向胃癌转变的过程里，西医学一般认为是萎缩性胃炎→肠上皮化生→异性增生→癌变。肠上皮化生即癌前病变，现代研究发现白花蛇舌草有抗肿瘤作用。延胡索活血行气止痛；桃仁味甘苦，性平，功能活血祛瘀、润肠通便，延胡索、桃仁合用行气活血止痛，且研究发现在辨证论治的基础上加用活血药有助于控制糖尿病并发症。

二诊：2019年4月15日。己亥年三月十一，清明。

患者服药后口干、多饮较前改善，无明显饮食增加，无小便偏多。诉进食后胃脘部饱胀减轻，未再有疼痛感，纳谷可，大便软，一日一次，睡眠一般。舌淡红，苔薄黄，脉细数。监测空腹血糖7.2mmol/L。

可见经上方治疗后症状明显好转，辨证思路清晰，用药精准。现胃脘部症状虽除，结合脉象，其胃热炽盛→阴虚燥热→气阴两伤→胃络瘀阻病机仍存在，治疗上仍考虑初诊时用药思路，但考虑过用寒凉易损伤脾胃，故去石膏、桃仁，加山药健脾养阴。

处方：竹叶15g，蒲公英30g，麦冬15g，石斛10g，黄连6g，白花蛇舌草20g，黄芩10g，甘草10g，延胡索10g，法半夏7g，山药30g。10剂，水煎服，日1剂，饭后温服。

按语：该患者早期表现为阴虚燥热，有长期口渴、多饮、小便多等症状，日久则会导致阴亏气损，从而引起血行不畅，气血瘀滞，出现胃部症状及体征，在治疗时应以养阴、活血为主线。

二、虚劳湿热内蕴案

刘某，男，48岁，2019年7月25日初诊。己亥年六月二十三，大暑。

第一步：四诊审证——打开病锁之钥

主诉：小腿酸胀、下肢乏力10余年。

望诊：中年男性，体形偏胖，精神尚可，面部油脂泛溢，口唇红润，舌红，苔薄黄稍腻。

闻诊：应答自如，心肺未闻及异常。

问诊：患者 10 年来无明显诱因出现小腿酸胀，下肢乏力，行走时有重着感，伴颈腰部酸痛，曾查下肢肌电图未见异常，口服中药及针灸等治疗未见好转。刻下患者小腿酸胀，下肢乏力，劳累后加重，眼角时有发红疼痛，咽部疼痛，腹胀脘闷，大便溏薄，日二三行，纳食、小便如常，夜寐安。既往有饮酒史 20 余年（200mL/ 日），有慢性胃炎病史 8 年。

切诊：脉濡数。

审证：脾虚湿盛→肝经湿热→湿热下注→阻滞经络。

第二步：审证求因——寻求病门之枢

患者中年男性，体形偏胖，常腹胀脘闷、便溏，诊脉濡数，濡脉主诸虚或湿困，以上可见脾胃虚弱、湿盛困阻，数脉主热，舌红，苔薄黄稍腻，眼角时有发红疼痛，咽部疼痛，未有外感的表现，考虑是由湿热内蕴引起；患者小腿酸胀，下肢乏力、重着，并出现颈腰部酸痛，劳累后加重，《素问·生气通天论》有云"因于湿，首如裹，湿热不攘，大筋软短，小筋弛长，软短为拘，弛长为痿"，故上症状皆为湿热蕴结阻滞经络之象，问及患者有多年的饮酒史，考虑患者内蕴湿热与此相关。综上信息判断，患者病因应总结为饮酒偏嗜。

第三步：求因明机——探究疗病之径

本病应属于中医学痿证范畴。患者长期大量饮酒，久致脾失健运，水谷精微不归正化，痰湿内生。《湿热病篇》提出："太阴内伤，湿饮停聚，客邪再至，内外相引，故病湿热。"患者体形偏胖，湿热困脾，加重脾虚，出现脘腹痞闷，大便不成形等症状。"中气实则病在阳明，中气虚则病在太阴"，患者太阴湿土为湿热所困，又时值大暑节气，阳热下降，气候闷热，加重脾运化的负担。赵绍琴《湿热病的治疗体会》有云："湿为阴邪，其性重浊黏腻，且湿与热合……遂弥漫表里，充斥三焦。"脾主四肢肌肉，肝主筋，肝脾两伤，湿热阻滞经络而发病，出现腰背部、小腿酸胀，下肢乏力等症。湿热内蕴，循经络上炎，故有眼角发红、咽部疼痛等兼症，且舌脉相符。

总结其病机为脾虚湿盛→肝经湿热→湿热下注→阻滞经络，其中脾虚为本，湿热为标。

第四步：明机立法——确立治病之圭

本病病机为脾虚湿盛→肝经湿热→湿热下注→阻滞经络，病机关键在于因虚致实。《素问·痿论》确立了"治痿独取阳明"的治则，阳明指胃而言，"独取阳明"意即治疗痿证当重视调治脾胃，一般包括补益后天或清化阳明湿热。患者病在肝脾两脏，脾胃先虚，用药应当助脾运化扶正祛邪为先，然后以清热利湿、清疏肝气之品，助气机畅达，《温病条辨》中以"治中焦如衡，非平不安"，在该病中应注重两个平衡，即脾胃正气与湿热邪气的平衡、肝脾两脏气机的平衡。所以治法确定为健脾祛湿、清热利湿、疏肝理气。

第五步：立法主方——部署疗疾之阵

根据治法选取方剂。健脾祛湿选用《太平惠民和剂局方》中参苓白术散，由莲子、薏苡仁、砂仁、茯苓、桔梗、白扁豆、人参、白术、山药、甘草等组成。本案治疗主要取其清利肝经湿热，亦不伤脾胃之药。清热利湿、疏肝理气参考《医方集解》中龙胆泻肝汤，由龙胆、黄芩、栀子、泽泻、木通、当归、生地黄、柴胡、甘草、车前子等组成。再并辅以行气之药，助气机畅达。

第六步：主方用药——派遣攻守之兵

茯苓 20g，白扁豆 15g，薏苡仁 30g，浙贝母 10g，麦芽 30g，鸡内金 20g，谷芽 30g，桔梗 10g，黄芩 15g，垂盆草 30g，金银花 10g，延胡索 15g，炒白术 10g。7 剂，水煎服，日 1 剂，饭后温服。

1. 健脾祛湿：茯苓、白扁豆健脾祛湿，薏苡仁寒凉，清热利湿健脾的同时，兼以缓解拘挛之象，《神农本草经》云其"主筋急拘挛，不可屈伸，风湿痹，下气"。浙贝母苦寒，解毒散结消痈，配合桔梗减轻其咽喉不适之症。以麦芽、炒谷芽、鸡内金、炒白术取代人参、山药、砂仁、甘草、莲子等，虽均为健脾护胃之药，但麦芽、谷芽能助脾胃气机，并能疏肝理气。

2. 清热利湿、疏肝理气：黄芩苦寒，泻火解毒，善清中上焦之湿热，垂盆草专清肝经湿热，金银花疏风散热，偏于清上焦热毒，可治眼部火热之感。延胡索辛散能行，宣通郁滞、理气通络，清热化湿药中增加延胡索一味，疏肝之郁滞、增添化湿之功。清热应防过于寒凉之弊，故去龙胆泻肝汤中龙胆、栀子、生地黄之寒凉药，柴胡、当归因升发阳气助长湿热一并舍去。

本方虽看上去与参苓白术散、龙胆泻肝汤用药差别很大，但健脾祛湿、清热利湿、疏肝理气整体思路与两方一致，并能紧扣病机，用药不拘一格。

二诊：2019 年 8 月 1 日。己亥年七月初一，大暑。

患者药后小腿酸胀间作，乏力感稍缓解，眼角未再发红疼痛，近两日外出暴晒后出现神昏，纳差伴恶心，汗出较多，周身肌肉乏力，面色泛白，舌红，苔薄微腻，脉濡。

近来时值盛夏，暑湿当令，患者素体湿热未除，外感暑湿热邪侵袭机体，常停滞肌表，肺气难以宣通。叶天士云"热得湿而愈炽，湿得热而愈横"，故治疗上可运用宣表散湿法，通过运用性味辛苦芳香的药物宣透畅通肺气，从而宣散肌表及肺卫的湿邪。去垂盆草、延胡索，予藿香、香薷化湿解表、行气化湿，淡豆豉解表同时可宣发郁热。

处方：茯苓 20g，白扁豆 15g，薏苡仁 30g，浙贝母 10g，麦芽 30g，鸡内金 20g，谷芽 30g，桔梗 10g，黄芩 15g，金银花 10g，藿香 15g，香薷 15g，淡豆豉 15g，炒白术 10g，10 剂，水煎服，日 1 剂，饭后温服。

按语：患者中老年男性，长期大量饮酒，湿热内生，上炎目睛，下注肢节，予健脾祛湿、清热利湿、疏肝理气之法，下肢酸胀得解。此时正值暑湿旺盛，在外暑湿与内生湿热相合，复诊时结合患者病情和脉象，宣透畅通肺卫，使暑湿得以去除。

三、消渴胃热炽盛案

王某，男，51 岁，2019 年 2 月 15 日初诊。己亥年正月十一，立春。

第一步：四诊审证——打开病锁之钥

主诉：发现血糖升高 7 个月。

望诊：中年男性，形体偏胖，腠理疏松，面色潮红，口唇红润，精神尚可，舌红，苔黄。

闻诊：言语清晰，声音重着，无口气、汗臭等特殊气味。

问诊：患者年过五旬，发现血糖升高7个月，服用降糖药治疗后，血糖控制尚可，时常头痛，发作时头重如裹，眼睛干涩，口渴不欲多饮，口中多发黏腻，时有吐痰，周身怕热，多食易饥，小便量正常，大便干燥，睡眠尚可。长期喜久坐少动，容易困倦，喜食烧烤、啤酒。

切诊：脉滑有力。

审证：脾胃失运→痰湿内蕴→胃热炽盛。

第二步：审证求因——寻求病门之枢

患者形体偏胖，腠理疏松，不喜运动，容易困倦，加之喜食肥甘醇酒，可知患者当属痰湿体质，患者时常头痛，伴有困重感，口中多发黏腻，亦是痰湿内蕴的表现；患者多食易饥，口渴，眼睛干涩，大便干燥，周身怕热，舌红苔黄，脉滑有力，喜食烧烤，加之发现血糖升高7个月，可辨病为中消，辨证为胃热炽盛，正如《素问·奇病论》所云"此肥美之所发也，此人必数食甘美而多肥也，肥者令人内热，甘者令人中满，故其气上溢，转为消渴"。故审证求因，该病病因为劳逸失度、饮食失节。

第三步：求因明机——探究疗病之径

患者年过五旬，形体偏胖，腠理疏松，长期缺少运动，导致气血运行不畅，脾胃运化呆滞。加之过食肥甘醇酒，损伤脾胃，不能布散水谷精微及运化水湿，致使湿浊内生，酿湿蕴痰，痰湿蒙蔽清窍，故头重如裹；痰湿中阻，故口中黏腻、时有吐痰；脾胃运化失职，积热内蕴，化燥伤津，消谷耗液，故见多食易饥、口渴、眼睛干涩、大便干燥。又因有痰湿内蕴，故而虽渴却不欲多饮。

由此可以总结其病机为脾胃失运→痰湿内蕴→胃热炽盛。明晰标本：其中脾胃失运为本，痰湿、胃热为标。

第四步：明机立法——确立治病之圭

《医学心悟·三消》有言"治上消者，宜润其肺，兼清其胃……治中消者，宜清其胃，兼滋其肾……治下消者，宜滋其肾，兼补其肺"，患者以多食易饥、口渴为突出表现，当属中消胃热炽盛证，所以治疗应当清胃泻火，又患者胃热炽盛证系由脾胃失运、痰湿内蕴所致，所以兼以祛湿化痰、健脾和胃。因此，根据病机制定治法：清胃泻火、祛湿化痰、健脾和胃。

第五步：立法主方——部署疗疾之阵

根据所立治法，选取对应方剂：①清胃泻火可参考《景岳全书》中的玉女煎，方由石膏、知母、熟地黄、麦冬、牛膝组成。方中石膏清胃火之有余，为君药；熟地黄滋水之不足，为臣药，二药合用，是泻南补北之法；知母苦寒质润，助石膏以泻火清胃，无苦燥伤阴之虑，麦冬养胃阴，协熟地黄以滋肾阴，兼顾其本，均为佐药；牛膝导热引血下行，以降上炎之火，而止上溢之血，为使药。②燥湿化痰、健脾和胃可参考《太平惠民和剂局方》中的二陈汤，方由陈皮、半夏、茯苓、炙甘草组成。结合患者症状体征，加减化裁一方。

第六步：主方用药——派遣攻守之兵

石膏 15g，知母 15g，川牛膝 10g，陈皮 10g，清半夏 10g，茯苓 15g，甘草 10g，蒲公英 20g，黄连 6g，栀子 10g，山药 20g。7 剂，水煎服，日 1 剂，饭后温服。

1. 清胃泻火：玉女煎中熟地黄、麦冬滋阴之药难免酿湿蕴痰，本例素有痰湿，故减去不用。蒲公英味苦甘性寒，具有清热解毒、利湿之功，其能"补脾和胃，泻火，通乳汁，治噎膈"；黄连味苦性寒，有清热燥湿、泻火解毒之功，可泻中焦之热；栀子苦寒，清热解毒，能泻三焦之火，可导热下行，引热从小便而出。

2. 燥湿化痰：半夏辛温性燥，善能燥湿化痰，且又和胃降逆；陈皮既可理气行滞，又能燥湿化痰；茯苓健脾渗湿，渗湿以助化痰之力，健脾以杜生痰之源；以山药健脾，甘草健脾和中、调和诸药。

二诊：2019 年 2 月 23 日。己亥年正月十九，雨水。

患者自诉服上方后，周身怕热症状缓解，口中亦觉清爽，已无吐痰症状，头痛症状减轻，仍有口渴、眼睛干涩症状，大便尚可，日一行，小便正常，舌红，苔少，脉细数。餐后血糖较前下降。

处方：石膏 15g，知母 15g，牛膝 10g，天花粉 15g，葛根 15g，麦冬15g，生地黄 10g，玄参 15g，蒲公英 20g，黄连 6g，栀子 10g，炙甘草 10g。7 剂，水煎服，日 1 剂，饭后温服。

患者经清胃泻火、燥湿化痰治疗后，头重如裹、口中黏腻、吐痰等痰湿症状改善，但仍有口渴、眼干等症状，验之舌红苔少、脉细数，考虑经过燥湿化痰治疗后，阴虚症状显露，故减去燥湿化痰的半夏、陈皮、茯苓，加用滋阴生津的天花粉、葛根、麦冬、生地黄、玄参。

按语： 本案患者发现血糖升高 7 个月余，以"多食易饥，口渴，眼睛干涩，大便干燥，周身怕热，舌红苔黄，脉滑有力"为表现，当属于"中消"，辨证为"胃热炽盛"，治疗本应清胃泻火、滋阴增液，但因患者痰湿内蕴，滋阴增液徒增痰湿不利病情，故而治疗当以清胃泻火、燥湿化痰。二诊时患者痰湿症状已除，仍有口渴，眼睛干涩，舌红苔少，脉细数，故清胃泻火的同时加以养阴增液。

第八章 肢体经络病证

一、痹证湿热内蕴案

邵某，男，27 岁，2019 年 3 月 12 日初诊。己亥年二月初六，惊蛰。

第一步：四诊审证——打开病锁之钥

主诉：颈肩部疼痛麻木、活动受限 3 年。

望诊：神志清，面色红润，稍有烦躁不安，口唇红润，舌红，苔白腻。

闻诊：应答自如，呼吸平稳。

问诊：患者 3 年来受凉后反复出现颈肩部疼痛麻木，活动后加重，休息后疼痛稍缓，阴雨天、受凉后症状加重，未进行特殊治疗。刻下胃脘不适，小便黄，夜寐安，大便调。

切诊：颈部皮肤温度正常、无压痛，脉弦。

审证：外感寒湿→寒湿阻滞→郁而化热→湿热内蕴。

第二步：审证求因——寻求病门之枢

辨证依据：①患者自述受凉后反复出现颈肩部疼痛，病情反复，阴雨天、受凉后加重，病情描述符合中医学痹证范畴。痹证外因主要责之于风、寒、湿、热等外邪。根据患者病情阴雨天、受凉后病情反复，初步判断为寒湿困阻经络。②患者脉弦，是经络气机闭阻的反应，苔白腻，提示湿邪为患。③患者现胃脘不适、小便黄，是湿热内蕴的表现。从当前信息综合判断，患者病因应为寒湿外袭。

第三步：求因明机——探究疗病之径

《素问·痹论》中提道："风寒湿三气杂至合而为痹也。其风气胜者为行痹，寒气胜者为痛痹，湿气胜者为著痹也。"患者青年男性，既往体健，触感寒湿邪气，留滞经络，因而出现颈肩部疼痛。痹证的发病，因有湿邪的黏滞，故有两方面特点：一方面疼痛症状表现的沉重滞塞感，病位的相对固定性；另一方面病程时间持久，病情易缠绵反复。

寒湿邪气未能及时祛除，阻滞经络，加之患者年轻体壮，易于化热。所化之热留滞经络，使寒湿热邪错杂。脾为太阴湿土，胃为阳明燥土，湿热之邪困阻人身日久，同气相求，易于留滞脾胃，出现胃脘不适、小便黄、苔腻等湿热内蕴脾胃之征象。脾胃为后天之本，水谷生化之源，脾胃湿热会影响加重痹证的发展。

综上可知患者病机发展可确定为外感寒湿→寒湿阻滞→郁而化热→湿热内蕴。其中寒湿阻滞为本，郁而化热为标，脾胃湿热为本。

第四步：明机立法——确立治病之圭

根据四诊审证，求因明机，知其为外感寒湿→寒湿阻滞→郁而化热→湿热内蕴。这是逐步递进的四个病机，故相应的治法为通阳散寒、祛湿通络、清热利湿。治疗上应标本兼顾，内外兼治：第一步通阳散寒、祛湿通络，第二步清热利湿。同时考虑病情错杂，药物应寒热兼具并辅以健脾护胃之品。

第五步：立法主方——部署疗疾之阵

患者的病情选方可以参考《卫生宝鉴》中大秦艽汤。药物组成：秦艽、石膏、甘草、川芎、当归、芍药、羌活、独活、防风、黄芩、白术、白芷、茯苓、生地黄、熟地黄、细辛。该方为风邪初中经络所设，被称作"六经中风轻者之通剂"。用药以祛风通络为主，配合养血活血益气、清泄里热之法。该案患者病程日久，虽无风邪为患，但寒湿阻滞，所以需加入风药宣散，且配合清热、健脾为佐，所以该方的方解可予参考。但此方风药较多，过于辛燥，有耗伤阴血之弊，应用时要作出适当的调整。

第六步：主方用药——派遣攻守之兵

桑枝 15g，忍冬藤 15g，络石藤 15g，垂盆草 30g，姜黄 15g，麦芽 30g，炒谷芽 30g，鸡内金 20g，萆薢 10g，茯苓 15g，秦艽 10g，延胡索 15g，木瓜 20g，连翘 15g，羌活 10g，葛根 20g。14 剂，水煎服，日 1 剂，饭后温服。

1. 通阳散寒、祛湿通络：药用羌活、葛根、姜黄、木瓜、忍冬藤、络石藤、桑枝、秦艽等。羌活味辛苦，性温，散表寒、祛风湿、利关节、止痛；葛根，《名医别录》言其"疗伤寒中风头痛，解肌发表出汗，开腠理，疗金疮，止胁风痛"，二味相伍，通阳散寒。姜黄味辛苦，性温，破血、行气、通经、止痛，《医林纂要》载其"治四肢之风寒湿痹"；木瓜味酸，性温，舒筋活络、和胃化湿；忍冬藤清热解毒、疏风通络，用于温病发热、热毒血痢、痈肿疮疡、风湿热痹、关节红肿热痛；络石藤性微寒，味苦，祛风通络、凉血消肿，常用于风湿热痹、筋脉拘挛、腰膝酸痛、喉痹、痈肿、跌仆损伤；桑枝功能祛风湿、通经络、行水气，主风湿痹痛、中风半身不遂、水肿脚气、肌体风痒，用于肩臂、关节酸痛麻木；秦艽祛风湿、清湿热、止痹痛，药性润而不燥，无论寒湿、湿热、痹证新久，皆可应用，秦艽常与防风、羌活、独活、桑枝等同用，治疗表证肢体酸痛。

2. 清热利湿：药用连翘、萆薢、垂盆草、茯苓等。连翘味苦，性凉，本方用之，一则散经络结滞之郁热，二则通利小便、逐热于下。《药品化义》言萆薢"性味淡薄，长于渗湿，带苦亦能降下，主治风寒湿痹，男子白浊，茎中作痛，女人白带，病由胃中浊气下流所致，以此入胃驱湿，其症自愈"。合之本方，既能解散在外寒湿，又能渗内湿于下，一举两得。延胡索味辛能行，宣通郁滞、理气通络。垂盆草味甘淡，性凉，利湿退黄、清热解毒。茯苓味甘、淡，性平，利水渗湿、健脾、宁心。

3. 健脾护胃：药用麦芽、炒谷芽、鸡内金、茯苓等，诸药合用既助脾胃运化水湿，又能防止药物损伤胃气。

按语： 该案中因寒湿热邪错杂，故以忍冬藤、络石藤、桑枝、木瓜、葛根等清疏宣通之品代替独活、防风、白芷、细辛等辛温燥烈之品；因湿性黏滞，在养血活血方面，以姜黄既能行气又能破血之品代替当归、川芎、白芍、熟地黄等滋腻之品，另以连翘、垂盆草等清利湿热。痹证的病程中因为正邪的交争，风、寒、湿、热等病邪的错杂，甚至一些病理产物的干扰，其治疗常常是面对一个复杂局面，因此选方用药难以固守成方，需要针对病因、病机灵活的调整。

二、痹证肝肾不足案

牛某，男，68岁，2018年4月18日初诊。戊戌年三月初三，清明。

第一步：四诊审证——打开病锁之钥

主诉：多关节肿痛间作15年，加重两周。

望诊：老年男性，形体瘦弱，面色淡红，双手关节稍变形，舌质红，苔薄少津。

闻诊：言语清晰，声音适中，无口气、汗臭等特殊气味。

问诊：患者15年来受凉后反复出现多关节肿痛，以双手指关节、腕关节、踝关节、足趾关节疼痛为主，呈对称性疼痛，伴有关节肿胀、晨僵等，西医诊断为类风湿关节炎，曾服中药治疗后缓解，平素口服西药控制病情（具体药名不详）。每逢阴雨、受寒后关节肿痛加重。两周前受凉后患者出现双手多关节疼痛僵硬畸形，稍有肿胀，足趾关节亦觉疼痛，影响行走。并伴有腰膝酸软，盗汗，纳食可，二便调，夜寐一般。平素易感冒，否认有其他慢性病史。

切诊：脉细弱数。

审证：风寒痹阻→痹阻经脉→久痹正虚→肝肾亏虚。

第二步：审证求因——寻求病门之枢

本病审证，究其原因，要从症状追溯：①患者老年男性，形体瘦弱，多于受凉、阴雨后发病，表现为多关节疼痛肿胀、晨僵等症状，此次为半月前受凉后加重病情。②追问病程，患者患病15年之久，常伴有腰膝酸软、盗汗等症状。③患者脉细弱数，气虚则脉搏乏力，血虚则见脉细，由此脉象可判断患者素体气血虚弱。另外舌质红、苔薄少津，与脉相合可推断为久痹正虚、肝肾亏虚的表现。《素问·痹论》中指出"风寒湿三气杂至，合而为痹"，患者当下湿邪表现不甚，综合判断，病因应为风寒外袭。

第三步：求因明机——探究疗病之径

《素问·痹论》有云："所谓痹者，各以其时重感于风寒湿者也。"患者辨病属于中医学痹证范畴，其感受风寒之邪，邪气痹阻经络关节，导致气血运行不畅，发为痹证，见有多关节肿痛，伴关节肿胀、晨僵等症状。邪气经久不去，势必伤正，久病耗伤气血阴阳，以致气血亏虚、肝肾不足，并见有腰膝酸软、盗汗、舌质红、苔薄少津、脉细弱数等表现。《灵枢·五变》中云："粗理而肉不坚者，善病痹。"患者脏腑虚弱，再逢外感，气血不足而留滞不行，无力抗邪，外邪会进一步入侵机体，加重关节肿痛等症状，周而复始，恶性循环。

综上可知患者病机发展可确定为风寒痹阻→久痹正虚→肝肾亏虚→风寒痹阻。其中风寒痹阻经脉为标，肝肾亏虚为本。

第四步：明机立法——确立治疗之圭

近两周受凉后患者双手多关节疼痛等症状，针对流行关节内的风寒邪气，需予祛风散寒、流通气血等治疗，再结合患者素体偏弱、肝肾亏虚之体质状况，需重视扶正，在祛邪的同时予以补肝肾、益气养血，再结合通络止痛之药以助药达病所。故治疗原则常为补益肝肾、祛风除痹、通络止痛。

第五步：立法组方——部署疗疾之阵

本方主要拟用唐代名医孙思邈独活寄生汤。《备急千金要方》卷八："夫腰背痛者，皆由肾气虚弱，卧冷湿地当风得之。不时速治，喜流入脚膝为偏枯、冷痹、缓弱疼重或腰痛、挛脚重痹，宜急服此方。"药物组成：独活、细辛、防风、秦艽、肉桂、桑寄生、牛膝、当归、川芎、地黄、白芍、人参、茯苓、甘草。以上诸药合用，具有祛风湿、止痹痛、益肝肾、补气血之功效。本方为治疗痹证日久、正气不足的常用方剂。患者本次因复感风寒发病，故应结合病机酌情加入解表祛风散寒类药物。

第六步：组方用药——派遣攻守之兵

羌活、独活各 10g，防风 10g，桑寄生 25g，秦艽 15g，熟地黄 20g，怀牛膝 15g，片姜黄 15g，鸡血藤 25g，石楠叶 15g，白芍 15g，木瓜 15g，丝瓜络 15g，路路通 15g，山茱萸 10g，甘草 6g。7 剂，水煎服，日 1 剂，饭后温服。

上方为独活寄生汤加减而成。《雷公炮制药性解》有云"羌活气清属阳，善行气分，舒而不敛，升而能沉，雄而善散，可发表邪……其功用与独活虽若不同，实互相表里"，羌活、独活均可解表散寒、祛风胜湿、止痛，羌活作用偏于人体上部，独活偏于下部，两者同用可祛除一身风湿痹痛。防风可去上焦风邪、头目滞气、经络留湿、一身骨节痛。桑寄生、白芍、熟地黄、怀牛膝、山茱萸补益肝肾。不用当归、川芎、桂枝、细辛，而以鸡血藤祛风通络兼养血活血。片姜黄祛风除湿、活血通络，治上肢风湿痹痛、筋脉拘挛。秦艽活血荣筋。路路通、石楠叶、木瓜、丝瓜络，此四味药物均擅长通络止痛、舒筋活络，甘草和中、调和诸药。患者新感风寒故暂不予人参、茯苓等补气药物。

二诊：2018 年 4 月 25 日。戊戌年三月初十，谷雨。

患者服药 7 剂后，双手指关节疼痛减轻，腰膝酸软，盗汗亦减轻。但仍有晨僵，肿胀缓解，双肘、双肩稍有酸胀不适，纳食尚可，二便调，夜寐一般。舌质淡红，苔白少津，脉细数。

患者疼痛仍有晨僵，考虑痹证日久气血亏耗，肢体经络未得濡养，故加大鸡血藤用量，祛风除痹同时兼以养血活血，片姜黄善治上部肢体疼痛，故使肢体筋脉得以舒展。上方改鸡血藤35g，片姜黄20g，加乌梢蛇10g，以搜风邪、透关节、通经络。

处方：羌活、独活各10g，防风10g，桑寄生25g，秦艽15g，熟地黄20g，怀牛膝15g，片姜黄20g，鸡血藤35g，石楠叶15g，白芍15g，木瓜15g，丝瓜络15g，路路通15g，山茱萸10g，甘草6g，乌梢蛇10g。7剂，水煎服，日1剂，饭后温服。

三诊：2018年5月2日。戊戌年三月十七，谷雨。

谷雨季节，阴雨连绵，服药期间淋雨后患者感双手多关节肿痛较前加重，双肘、双肩酸胀重着，游走不定，关节僵硬屈伸不利，纳食尚可，大便黏滞，小便正常，夜寐可。舌质淡，苔白腻，脉濡。所谓湿胜者为着痹，结合患者症状及舌脉，应为寒湿偏胜表现。故相应的治法为祛风散寒、祛湿通络。待寒湿去后再图补益肝肾。拟《类证治裁》薏苡仁汤加减。

处方：薏苡仁30g，川芎10g，当归10g，麻黄10g，桂枝10g，羌活10g，独活10g，防风10g，川乌5g，炒苍术15g，甘草6g，生姜15g，茯苓15g，炒白术10g。7剂，水煎服，日1剂，饭后温服。

四诊：2018年5月16日。戊戌年四月初二，立夏。

患者晨起口中黏腻，自觉有异味，关节肿痛明显好转，晨起稍有僵硬感，纳食尚可，二便正常，舌质红，苔黄腻，脉细滑。

近日天气湿热，加之上方偏于温燥，湿热困脾，遂口中黏腻、口臭，故加用黄连7g清中焦之火；以藿香10g，佩兰叶10g芳香化湿、醒脾开胃。去川乌、麻黄、生姜等温燥之品。

处方：薏苡仁30g，川芎10g，当归10g，桂枝10g，羌活10g，独活10g，防风10g，炒苍术15g，甘草6g，茯苓15g，炒白术10g，黄连7g，藿香10g，佩兰叶10g。14剂，水煎服，日1剂，饭后温服。

五诊：2018年6月2日。戊戌年四月十八，小满。

患者服药后，双手指关节疼痛减轻，肿胀缓解，仍有晨僵。双肘、双肩酸胀重着，游走不定，关节僵硬屈伸不利等症状已除。腰膝酸软、盗汗亦减而未除。纳食尚可，二便调，夜寐一般。舌质淡红，苔白少津，脉细数。结合症状及舌脉，考虑外邪基本已除，重点补益肝肾、祛风除痹、通络止痛。

处方：羌活、独活各 200g，防风、防已各 200g，桑寄生 500g，秦艽 300g，熟地黄 400g，怀牛膝 300g，片姜黄 300g，鸡血藤 500g，石楠叶 300g，白芍 300g，木瓜 300g，丝瓜络 300g，路路通 300g，山茱萸 100g，茯苓 200g，甘草 120g，桂枝 180g，知母 200g，鹿角霜 200g。配置丸剂，饭后温服。

按语：风寒湿邪均可诱发关节疼痛，且痹阻日久，肝肾亏虚，在治疗时应分析风寒湿邪的先后主次，如初诊时表现以风寒为主，随气候、服药等因素变化，疾病重点又向寒湿、湿热转化，因此方药需随证加减变化。总之，治疗应始终遵循祛痹通络、补益肝肾大法。

三、痹证瘀热内蕴案

叶某，女，51 岁，已婚，2019 年 4 月 1 日初诊。己亥年二月二十六，春分。

第一步：四诊审证——打开病锁之钥

主诉：左膝关节疼痛间作 5 个月，加重 1 周。

望诊：中年女性，精神可，面部有黄褐斑，口唇紫暗，苔薄白，舌质暗红有瘀点，左膝关节无肿胀。

闻诊：应答自如，无明显异常。

问诊：患者 5 个月前不慎摔倒，致左膝扭伤，肿痛明显，活动受限，经检查排除骨折，抗炎及活血治疗后肿胀消退，但疼痛持续不断，屈伸不利，夜间加重，无活动受限，近 1 周左膝关节疼痛加重。刻下左膝关节疼痛，连及下肢酸胀挛急，夜间加重，痛如针刺，近期内热烦闷，纳谷可，大便干结，小便调，夜寐欠安易惊醒。

切诊：左膝关节无压痛，局部皮温稍高；脉弦涩。

审证：外伤跌仆→瘀滞经络→瘀热内蕴。

第二步：审证求因——寻求病门之枢

《血证论》有云"瘀血在脏腑经络之间，则周身作痛"，患者外伤后出现膝关节疼痛如针刺，屈伸不利，观其口唇紫暗，舌质暗红有瘀点，为典型瘀血证。由其脉可知，脉气紧张，失于柔和，气机闭阻，表现为弦脉，气机不畅，血行受阻，瘀滞经络，得见涩脉。瘀血久留关节经络而化为热，可见内热烦闷、大便干结、夜寐欠安易惊醒。综上可知，其病因为外伤跌仆及病理产物——瘀血。

第三步：求因明机——探究疗病之径

患者因外伤跌仆所致关节肿痛，局部气血运行不畅，《寿世保元》中云"气者，血之帅也，气行则血行，气止则血止"，外伤后瘀血没能及时清除则瘀血留滞关节经脉，发为痹证，出现关节刺痛之症。王清任提出"瘀血致痹"论点，指出各种疼痛是痹证瘀血阻络最突出的临床表现之一。瘀血阻滞经脉，筋脉失养可见下肢酸胀挛急。夜间阳入于阴，气血运行迟缓，加重瘀血，关节疼痛更加剧烈。瘀阻日久，郁而化热，瘀热随气血上扰胸腹，可有内热烦闷、大便干结等表现。夜卧之时，血归于肝，现瘀热为患，血热不宁，可出现夜寐欠安易有惊醒。

由此可知其病机为外伤跌仆→瘀滞经络→瘀热内蕴。相对而言是瘀滞经络为本，内蕴之瘀热为标。

第四步：明机立法——确立治病之圭

患者由明确外伤引发关节疼痛，当前下肢酸胀挛急、屈伸不利症状明显。故治法首先应当活血逐瘀、清热通络，另外考虑在结合病机基础上予缓急止痛。因患者病证日久，需侧重于活血逐瘀以治本。

第五步：立法主方——部署疗疾之阵

首先活血逐瘀、清热通络，可选取王清任之膈下逐瘀汤，方由五灵脂、当归、川芎、桃仁、牡丹皮、赤芍、乌药、延胡索、甘草、香附、红化、枳壳等组成。其次缓急止痛，方选《伤寒论》中芍药甘草汤，由芍药、甘草两味药物组成，遵"肝苦急，急食甘以缓之，酸泻之"之法，酸甘化阴，善补肝血，血充筋养，则筋脉挛急能解。现代研究表明，芍药甘草汤具有镇静止痛、扩张血管、缓解平滑肌拘挛等作用。组方中药物寒热兼具，应根据病机取舍用药，并需辅以健脾护胃之品。

第六步：主方用药——派遣攻守之兵

赤芍 20g，续断 10g，姜黄 15g，延胡索 15g，丹参 20g，土鳖虫 10g，油松节 15g，僵蚕 10g，忍冬藤 20g，白芍 15g，炙甘草 10g，麦芽 30g，鸡内金 20g，连翘 10g。7 剂，水煎服，日 1 剂，饭后温服。

治以诸多活血逐瘀、清热通络的药物以祛瘀疗伤。延胡索走而不守，破滞行血兼通上下内外；僵蚕气味清薄，祛风除湿、散逆浊结滞之痰；姜黄气味俱厚，行气行血散郁，取升降散之义，升降相因，内外通达，调气行血。较之于膈下逐瘀汤，本方舍去五灵脂、乌药过于辛温之药，将桃仁、红花易为土鳖虫，因虫类药性善走窜，加强破血逐瘀、通络散结止痛之效，改牡丹皮为丹参，祛瘀活血。结合患者膝关节疼痛伴局部肤温高，以忍冬藤清热解毒、疏风通络，油松节通络止痛，并以赤芍、续断凉血活血。另外以芍药、甘草缓急止痛，并诸般活血通络之药共奏疗伤止痛之功。再配以连翘清散郁热，麦芽、鸡内金护胃。

二诊：2019 年 4 月 8 日。己亥年三月初四，清明。

服药后患者左膝针刺样疼痛缓解，局部皮温不高，下肢酸胀挛急减轻，纳谷较前改善，大便通畅，小便调，夜寐欠安。舌质暗红有瘀点，脉弦涩。

患者服药后肢体挛缩症状较前减轻，但气血不畅，瘀阻日久，仍需加强活血祛瘀之功效，嘱患者可在当地社区行针灸辅助治疗。于上方中加用鸡血藤养血活血。

处方：赤芍 20g，续断 10g，姜黄 15g，延胡索 15g，丹参 20g，土鳖虫 10g，油松节 15g，僵蚕 10g，忍冬藤 20g，白芍 15g，炙甘草 10g，麦芽 30g，鸡内金 20g，连翘 10g，鸡血藤 20g。14 剂，水煎服，日 1 剂，饭后温服。

按语：本案为外伤跌仆所致关节疼痛，病情日久，瘀热内生，不宜再用辛温燥烈、破气伤血之风药。

四、颤证髓海不足案

杨某，男，67 岁，2019 年 7 月 2 日初诊。己亥年五月三十，夏至。

第一步：四诊审证——打开病锁之钥

主诉：四肢震颤麻痹 5 年余。

望诊：老年男性，面色无华，精神不振，四肢伴有静止性震颤，舌红无苔。

闻诊：意识迟钝，语謇，答非所问，呼吸时未伴口腔异味。

问诊：患者 5 年前无明显诱因先后出现四肢震颤，初感双手颤动，进而下肢震颤，不能自制，肌肉拘急，行走迟缓，口服多巴丝肼片治疗，四肢震颤逐渐加重。刻下患者四肢静止性震颤，头目眩晕，双目干涩，时有心慌，善忘，腰膝酸软，纳食尚可，夜寐不安。既往有高血压 10 年余，其母亲与姐姐均有震颤病史。

切诊：双上肢肌力 4 级，双下肢肌力 4 级，脉弦细。

审证：心肝血虚→血虚生风→髓海不足。

第二步：审证求因——寻求病门之枢

何以审证如上？①患者年过六旬，观其面色无华，两目干涩，时有心慌，夜寐难安，验之舌红无苔，可推测属心肝血虚之证。②患者肢体震颤，但无头胀头痛、急躁易怒、面红目赤等阳热的症状，亦无血瘀、痰热等表现，基本可以排除血瘀生风、痰热生风。其脉弦细，弦当责肝，细为不足之脉，脉证相参，加之患者有心肝血虚之证，故考虑为血虚生风。③患者年老体虚，头目眩晕，意识迟钝，语謇，答非所问，健忘，腰膝酸软，乃髓海不足之象。④追问病史发现其母亲与姐姐均有震颤病史，考虑患者病情受家族遗传因素影响。综上分析，患者病因当为先天因素。

第三步：求因明机——探究疗病之径

《内经》称震颤为"掉""振掉"，《素问·至真要大论》言"诸风掉眩，皆属于肝"，指出震颤病位在肝，《证治准绳·杂病·颤振》说"颤，摇也；振，动也。筋脉约束不住而莫能任持，风之象也"，指出了本病的临床特征。该患者面色无华，心慌，夜寐不安，此当主要责之心，《素问·六节藏象论》载："心者，生之本，神之处也，其华在面，其充在血脉。"心阴血不足，心失所养，则心慌不适，血脉不充，则面色无华，此皆为心血虚的表现；又心属火，心之阴血不足则心火炎于上，不能下交于肾，所谓心肾不交，则可致夜寐不安。肝属木，木生火，心血不足，久之则子盗母气，致使肝血亦不足。肝失所藏，肝血不足则肝气过燥，肝开窍于目，肝血不足，不能濡养目，故两目干涩。且肝藏魂，肝血不足，则魂难安藏，此因

175

素亦可导致不寐。

本病特点当为四肢或手足震颤，多为微微而动，伴有头晕目眩，当与肝风内动、气火升腾所致中风鉴别。患者心肝血虚，不能上养脑髓，日久导致脑髓失养，可出现头目眩晕、意识迟钝、语謇、答非所问、健忘等髓海不足的临床表现，脑髓不足，神机失养，筋脉肢体失主亦可发震颤。

综上分析可知患者病机的发展过程为心肝血虚→血虚生风→髓海不足。其中血虚髓亏为本，血虚生风为标。

第四步：明机立法——确立治疗之圭

如第三步求因明机所分析其病机为心肝血虚→血虚生风→髓海不足，其中血虚髓亏为本，内风为标。据此可得出相应的治疗大法为滋阴养血、填精益髓，稍加息风止痉。另思患者肢体震颤 5 年之久，心肝血虚，而肝又主疏泄，其疏泄之司未尝不受影响，患者虽无肝郁气滞、木不疏土之证，但当防微杜渐，稍加疏肝之药。按照治病必求其本的原则，治疗中应以补养心肝之血、填精益髓为主，同时辅以肝经之药，加柔肝、疏肝、息风止痉之药。

第五步：立法组方——部署疗疾之阵

根据上一步明机立法可得出两个方向的治疗原则：①补养心肝之血：参考天王补心丹（《世医得效方》）合四物汤（《太平惠民和剂局方》），天王补心丹的药物组成为天冬、人参、茯苓、玄参、丹参、远志、桔梗、当归、五味子、麦冬、柏子仁、酸枣仁、生地黄；四物汤的药物组成为当归、川芎、白芍药、熟干地黄。②填精益髓：参考《医便》中龟鹿二仙胶，其组成为鹿角、龟甲、人参、枸杞子，该方为阴阳并补之剂，故除去补阳之鹿角，留用填精益髓之龟甲、枸杞子、人参。另可酌选疏肝柔肝之药，稍加息风止痉以防微杜渐。

第六步：组方用药——派遣攻守之兵

人参 10g，生地黄 10g，熟地黄 10g，枸杞子 10g，当归 15g，川芎 20g，白芍 10g，龟甲 20g，生龙骨 20g，生牡蛎 30g，酸枣仁 30g，郁金 10g。7 剂，水煎服，日 1 剂，早晚分服。

1. 养血、填精：心肝血虚、髓海不足为本案的主病机，治疗大法总宜补养心肝之血、加强心肝之用为主。方中人参味甘，为此方君药，人参主补五脏，心为五脏六腑之大主，人参养心气，当归养心血，且当归合生地黄、熟地黄、川芎又可养五脏之阴。酸枣仁善补肝血，且酸以收之，可敛心肝之液。龟甲甘咸而寒，填精益髓、滋阴养血，人参大补元气，与龟甲相伍，既可补气生精益髓，又能补后天脾胃以资气血生化之源。枸杞子填精益髓、养肝明目，以助龟甲填精益髓之功。

2.疏肝柔肝、息风止痉：肝主疏泄而又藏血，患者肝血不足，其疏泄之功用亦受影响，方中郁金辛苦，味寒，可疏肝解郁，且《本草汇言》谓其"清气化痰，散瘀血之药"，肝主藏血，本病血有不畅之机，故此处除疏肝之外，亦借郁金行血之功，合白芍兼以柔肝，方中生龙骨、生牡蛎、龟甲沉降质重之药，肝血不足，则除滋补肝血外，亦当潜阳。如此则风自消，颤自止。

二诊：2019年7月9日。己亥年六月初七，小暑。

患者经养血填精、息风止痉治疗后，2剂后双目干涩、心慌较前缓解，7剂后四肢震颤较前减轻，仍可见轻微震颤；刻下头目时有眩晕，面色欠润，咽喉部有异物感，可以咳出白黏痰，腰膝酸软，纳食欠佳，夜寐时有不安。考虑滋腻药太过，加之此时小暑节气湿气主事，导致脾失运化失常，痰湿内生，故见纳食欠佳、咽喉部有异物感、咳出白黏痰，故方中去掉过于滋腻的熟地黄，加陈皮、半夏、茯苓理气化痰。

处方：人参10g，生地黄10g，枸杞子10g，龟甲20g，当归15g，川芎20g，白芍10g，郁金10g，生龙骨20g，生牡蛎30g，酸枣仁30g，陈皮10g，半夏10g，茯苓10g。14剂，水煎服，日1剂，早晚分服。

三诊：2019年7月16日。己亥年六月十四，小暑。

患者咽喉部异物感消失，亦无咳白痰，纳食增加，四肢时有震颤，但较前明显减轻，刻下面色尚润，纳食可，夜寐尚可，故减去理气化痰之陈皮、茯苓、半夏，加麦芽以健脾护胃。

处方：人参10g，生地黄10g，枸杞子10g，龟甲20g，当归15g，川芎20g，白芍10g，郁金10g，生龙骨20g，生牡蛎30g，酸枣仁30g，麦芽30g。15剂，水煎服，日1剂，早晚分服。

按语： 肝为风木之脏，阴血亏虚，水不涵木，虚风内动，故手足震颤；故投以滋阴养血息风之品，此方一派滋阴养血之药，患者虽不为湿邪所困，也未见脾虚之症，但滋腻之药过服可致痰湿内生，故兼以疏肝理气防滋腻太过生痰湿，此亦为治疗又一着眼细节之处。

五、腰痛瘀血阻滞案

谢红英，女，57 岁，2017 年 12 月 18 日初诊。丁酉年十一月初一，大雪。

第一步：四诊审证——打开病锁之钥

主诉：反复腰痛两年，加重 1 个月。

望诊：体形正常，面色荣润，口唇偏暗，舌质暗紫，苔白。

闻诊：言语清晰，声音正常，呼吸规则，双肺呼吸音正常，无口气、汗臭等特殊气味。

问诊：患者两年前劳累后出现腰部酸软疼痛，遇劳加重，卧则减轻，外院诊断为腰椎间盘突出症。1 个月前劳累后发作，腰痛如刺，位置固定不移，自觉低热，口干，下肢冰凉，纳可，寐安，二便调。

切诊：腰椎第 3 ~ 4 棘突叩痛，直腿抬高试验阴性，"4"字试验阴性，脉细涩。

审证：肾气亏虚→气血不行→瘀血阻滞→化热伤阴。

第二步：审证求因——寻求病门之枢

本病需从症状追溯：患者腰痛如刺，位置固定不移，是瘀血腰痛的典型表现。且舌质暗紫苔白，脉细涩，考虑与肾虚瘀滞相关。患者疾病发作多年，不耐操劳，下肢冰凉，疾病性质又非实证，当是虚实夹杂，《素问·脉要精微论》中云"腰者，肾之府，转摇不能，肾将惫矣"。患者腰痛虽属不通则痛，但究其瘀血来源，细细查问，并无外伤及外感病因，所以瘀血来源于内，考虑是肾气不足，气血不能濡养经脉，故而留滞为瘀。再观其口干、自觉低热等表现，可知气血瘀滞，瘀热内生，结合患者舌质暗红，脉象细涩，判定有瘀热伤阴，肾中气阴皆为不足。总结本病病因应当为瘀血。

第三步：求因明机——探究疗病之径

探究病机，腰痛的基本病理基础为肾精气亏虚，《证治准绳》云"大抵诸腰痛，皆起肾虚，既夹邪气，则须除其邪"。肾气不充，腰府缺少了肾气的濡养、温煦；又精气亏虚则血行受阻，以致气滞血瘀，壅滞经络，凝涩血脉，不通则痛。本病病理性质虚实不同，因肾之精气亏虚，腰府失养者属虚，但瘀血日久，局部可由虚转化为实，故总结病机为肾气亏虚→气血不行→瘀血阻滞→化热伤阴。其中以肾中气阴亏虚为本，瘀血阻滞、化热伤阴为标。

第四步：明机立法——确立治疗之圭

根据探究的病机及患者主要症状，制定治疗法则。患者瘀血阻滞、化热伤阴为标，相应的治法应当是活血祛瘀，兼以清热养阴。另外肾中气阴亏虚为本，治法对应为平补肾中气阴。患者当前病情虚实夹杂，应当标本兼顾，故总结治法：一则活血祛瘀、清热养阴；二则平补肾中气阴。

第五步：立法组方——部署疗疾之阵

根据所明确的治法来选取方剂。活血祛瘀可参考身痛逐瘀汤，此方出自《医林改错》，由《丹溪心法》的趁痛散加味而成。方由川芎、桃仁、红花、当归、五灵脂（炒）、没药、香附、牛膝、地龙（去土）、秦艽、羌活、甘草等组成。功效活血祛瘀、通痹止痛。主治瘀血夹风湿，经络痹阻，肩痛、臂痛、腰疼、腿疼，或周身疼痛、经久不愈者。

补肾中气阴可参考左归丸，左归丸出自《景岳全书》，方由熟地黄、山药、枸杞、山茱萸、牛膝、菟丝子、鹿角胶、龟甲胶等组成。有滋阴补肾之功，主治真阴不足眩晕，腰酸腿软，遗精滑泄，月经不调，崩漏带下，久不受孕。故可结合两方化裁。

第六步：组方用药——派遣攻守之兵

川芎 10g，桃仁 10g，红花 10g，当归 15g，五灵脂 10g，没药 10g，香附 10g，川牛膝 15g，鸡血藤 20g，土鳖虫 10g，生地黄 10g，山茱萸 15g，牡丹皮 10g，炒山药 30g，金银花 10g，鹿角胶 10g（烊化），炙甘草 6g。7 剂，水煎服，日 1 剂，饭后温服。

1. 活血祛瘀：在身痛逐瘀汤基础上去秦艽、羌活祛风湿之药，因其经辨证无外感风湿邪气侵入，此外风药还会进一步耗伤津液。去地龙改为土鳖虫增强活血祛瘀作用，土鳖虫性善走窜，能活血消瘀，《本草通玄》言之"破一切血积，跌打重伤，接骨"，研究发现土鳖虫有止痛作用，《本草经疏》言桃仁"性善破血，散而不收，泻而无补"，两者相须为用，可破血逐瘀消瘀血积块。加鸡血藤行血养血、舒筋活络可治风湿痹痛肢体麻木。

2. 平补肾中气阴：左归丸基础上去龟甲胶、枸杞子、菟丝子等滋腻之品，熟地黄改为生地黄以清热凉血、养阴生津；鹿角胶温补肝肾、温阳化气、益精养血；牡丹皮性微寒，善能清热，其辛行苦泄有活血祛瘀之功；生地黄甘寒养阴、苦寒泄热，两药相合清解瘀血所致发热，同时养阴生津；金银花甘寒，芳香疏散、清热解毒，善治身热头痛、咽痛口渴等症，与牡丹皮、生地黄共用，加强养阴清热之功。

二诊：2017 年 12 月 25 日。丁酉年十一月初八，冬至。

现病史：患者诉腰痛及下肢冰凉较前减轻，低热不显，口干缓解，纳食可，药后胃脘不适，夜寐安，二便调，舌质暗，苔薄白，脉细弦。

患者服用 7 剂药后，腰痛及下肢凉感较前减轻，可知前方思路无误。患者瘀热阴伤的表现减轻，因此治疗方案不变，考虑五灵脂、没药对胃肠有刺激故减去。加延胡索辛散温通，乃活血行气止痛之良药，其可行血中之气滞，气中血滞，故能专治一身上下诸痛。

处方：川芎 10g，桃仁 10g，红花 10g，当归 15g，香附 10g，川牛膝 15g，鸡血藤 20g，土鳖虫 10g，生地黄 10g，山茱萸 15g，牡丹皮 10g，炒山药 30g，金银花 10g，鹿角胶 10g（烊化），炙甘草 6g，延胡索 10g。7 剂，水煎服，日 1 剂，饭后温服。

按语：腰痛为临床常见病及多发病，本患者以腰痛间作为主症，辨证为内伤腰痛，方拟身痛逐瘀汤及左归丸化裁，本方特点为大剂量活血化瘀药中加土鳖虫之破血走窜虫类药物，引领诸药直达病所。内伤致病多属虚，宜补肾固本为主，病久则阴虚化热，用生地黄、金银花、牡丹皮之养阴清热。本病总以肾气亏虚为本，由此导致气血虚弱、瘀血内生等诸症，故标本兼治，补肾同时予活血祛瘀，兼以清热缓解诸症，立见其效。

六、腰痛湿热内蕴案

张某，男，34岁，已婚，2019年4月22日初诊。己亥年三月十八日，谷雨。

第一步：四诊审证——打开病锁之钥

主诉：腰背疼痛僵硬10余年。

望诊：青年男性，形体消瘦，精神尚可，脊柱前倾，舌红，苔白厚。

闻诊：应答自如，呼吸平稳。

问诊：患者10余年前淋雨后出现腰背疼痛，有僵硬困重感，休息后缓解，后间断发作，未予重视。7年前腰背部疼痛加重，夜间疼醒，翻身困难，并有晨僵约1小时，活动后好转，诊断为强直性脊柱炎，7年来间断口服抗炎止痛药，病情进行性加重。刻下脊柱僵硬疼痛、身体困重、活动受限，并伴胃脘不适，饮食减少，消瘦，小便色黄，泡沫多，大便干。

切诊：脉弦数。

审证：寒湿外侵→痹阻督脉→邪郁化热→湿热内蕴。

第二步：审证求因——寻求病门之枢

辨证依据：①患者自述于10余年前淋雨后出现腰背疼痛僵硬等症状，后病情逐渐进展加重。根据病情的描述属于中医学痹证的范畴，脊背为督脉所过之处，寒邪凝滞收引，故脊柱僵硬疼痛，湿邪重浊黏滞，故身体困重。由此可以初步判断患者痹证系由寒湿之邪侵袭阻滞督脉所致。②患者小便色黄、大便干、脉弦数、舌红苔白厚，是湿热内蕴的表现。综合以上信息判断，患者病因应为寒湿外侵。

第三步：求因明机——探究疗病之径

患者西医诊断为强直性脊柱炎，中医诊断为痹证。《素问·痹论》云："风寒湿三气杂至合而为痹也。其风气胜者为行痹，寒气胜者为痛痹，湿气胜者为著痹也。"患者青年男性，感受寒湿之邪，留滞督脉，气血痹阻，病情进展，日久以致脊柱僵硬疼痛、身体困重、活动受限等症状出现。符合《素问·骨空论》所说"督脉者……贯脊属肾，夹脊抵腰中……督脉为病，脊强反折"的病理特点。

督脉为寒湿所侵,寒湿之性重浊黏滞,患者患病日久,正邪之气缠绵反复,逐渐化热,湿与热合,故而出现小便黄、舌红苔白厚等湿热内蕴的症状。湿热之邪犯中焦脾胃则气机不畅,故而出现胃脘不适、饮食减少、消瘦等症状。脾胃功能受损,运化失司,又能促使内湿的生成,加重上述症状。综上可知患者病机发展可确定为寒湿外侵→痹阻督脉→邪郁化热→湿热内蕴。其中寒湿阻滞为本,湿热内蕴为标。

第四步:明机立法——确立治病之圭

本案病机辨为寒湿外侵→痹阻督脉→邪郁化热→湿热内蕴。本案内热外寒,寒湿为本,湿热为标,并且脾胃失健,所以治法应当从以下三方面入手。一为散寒除湿,以祛散痹阻气血的寒湿邪气;二为清利湿热以治内蕴之湿热;三为健脾祛湿以助运脾胃,杜绝内生湿热。

第五步:立法主方——部署疗疾之阵

散寒除湿可参考《脾胃论》中羌活胜湿汤。其功效为祛风散寒、除湿止痛。该方由羌活、独活、藁本、防风、甘草、蔓荆子、川芎组成。该方主治风湿在表之痹证,解表祛邪之力较强。患者虽有寒湿之邪,但病程日久,已有入里化热,因此应酌减祛风散寒之藁本、蔓荆子、川芎等药,并加健脾祛湿、清利内蕴湿热类药物。

第六步:主方用药——派遣攻守之兵

防风 10g,独活 10g,羌活 10g,薏苡仁 30g,茯苓 20g,虎杖 20g,延胡索 15g,蒲公英 30g,麦芽 30g,谷芽 30g,鸡内金 20g,炙甘草 6g,垂盆草 30g,郁金 10g,枳壳 10g。7 剂,水煎服,日 1 剂,饭后温服。

方中选用独活、羌活、防风、延胡索解表散寒、除湿止痛;独活辛散苦燥,气香温通,功善祛风湿而治疗寒湿痹证,无论新久皆可应用;羌活辛散祛风、味苦燥湿,有较强的祛风湿、止痛作用;防风辛温,功能祛风散寒、胜湿止痛,为较常用的祛风湿、止痹痛药;延胡索辛苦温,为活血行气止痛之良药。四药合用,共治表证寒湿之痛。

方中以薏苡仁、茯苓、虎杖、蒲公英、垂盆草、郁金、枳壳清利湿热;薏苡仁甘淡凉,功用利水渗湿而除痹;茯苓甘淡平,善健脾渗泄水湿,使湿无所聚；虎杖微苦微寒，功用清热利湿、散瘀止痛，尤适于湿热痛证；蒲公英、垂盆草，二药皆能清热利湿；郁金辛寒，行气活血、清热利湿；枳壳辛行苦燥，具有行气燥湿的功效。于利湿药中加入两味行气药，能使湿邪易于祛除。以上六药合用，共治内蕴湿热之患。

方中麦芽、谷芽、鸡内金、炙甘草四药合用健脾护胃，并合茯苓、薏苡仁有健脾祛湿之功，又能防诸药伤及脾胃。

按语： 强直性脊柱炎，中医学认为多与寒湿外侵、湿热浸淫、跌打损伤、瘀血阻络及先天禀赋等因素有关，治疗时应总以邪正的关系来确定治则治法。

第九章 五官皮肤病证

一、眼疾肝火上炎案

孙某，女，50 岁，2019 年 3 月 4 日初诊。己亥年正月二十八。

第一步：四诊审证——打开病所之钥

主诉：视物模糊 1 周。

望诊：中年女性，形体偏瘦，目睛晦滞，不欲睁眼，掌心色红，舌红，苔白。

闻诊：呼吸及言语间口中有异味。

问诊：患者 1 周前与邻里争吵后出现视物模糊，两胁胀痛，既往平日时有泛酸、头痛、项背腰痛等症状，此次遇情绪波动后上述症状加重，纳谷不馨，夜寐安，尿频，大便尚调。

切诊：肤热，脉弦、左关为甚。

审证：郁怒伤肝→肝火犯胃、肝火上炎。

第二步：审证求因——寻求病门之枢

审证依据：①患者形体偏瘦，目光晦滞，言语多急，舌质红，追问发病过程，可知郁怒伤肝。②切其脉弦，弦脉乃春生发之脉，本是应时之象，但其脉不具柔和之气，且左关为甚，可知肝气太过、疏泄失常。③结合目视不明、泛酸、诸痛症都是肝郁化火、火性炎上的变证，明确其病因为情志因素。

第三步：求因明机——探究疗病之径

《难经》曰："肝气通于目，肝和则能辨五色矣。"患者 1 周前与邻里争吵后出现视物模糊等症状。木气太过，亢则害，"上征则气逆，其病吐利"，肝火犯胃，中脘不舒，则泛酸，并有口中异味、纳谷不馨。《素问·经脉别论》云："食气入胃，散精于肝，淫气于筋。"肝主筋，能任筋骨劳役之事，若肝之气血失调，筋骨失于濡养，则见项背腰部诸痛。热自小便出，亦是邪寻出路，故见尿频。至此可知病机主要为郁怒伤肝→肝火犯胃、肝火上炎。

第四步：明机立法——确立治病之圭

既然病机为情志不遂、郁怒化火，肝火上炎、上扰清窍，肝气横逆、中土受戕。相应治法应紧扣病机，即解郁清火、清肝和胃。"治病必求于本""急则治标，缓则治本"，治疗当首重在肝，其次脾胃。《素问·六微旨大论》曰："出入废，则神机化灭；升降息，则气立孤危。"升降出入，无器不有。人之眼、耳、身、意能为用者，皆由升降出入之通利，气机和畅，不令木火相煽，诸症可消。

第五步：立法组方——部署疗疾之阵

本案既有郁怒伤肝、肝火上炎之病机，且病位在上，所以拟升降散化裁。原方中僵蚕味辛苦，气薄，得天地清化之气，轻浮而升阳中之阳，能胜风除湿、清热解郁、散逆浊结滞之痰；蝉蜕气寒无毒，味咸且甘，为清虚之品，能祛风而胜湿，涤热而解毒；姜黄气味辛苦，性温，无毒，祛邪伐恶、行气散郁，能入心脾二经，建功辟疫；大黄味苦，大寒无毒，上下通行，亢盛之阳，非此莫抑。四药相合，升降相因，寒温并用，内外通达，调气行血。考虑患者并非急症，所以除去大黄，结合其肝火犯胃的病机，再酌情予以清肝和胃之品。

第六步：主方用药——派遣攻守之兵

黄芩 15g，制延胡索 15g，连翘 10g，板蓝根 20g，僵蚕 10g，蝉蜕 6g，姜黄 10g，垂盆草 30g，蒲公英 30g，麦芽 30g，鸡内金 20g，炙甘草 6g。14 剂，水煎服，日 1 剂，饭后温服。

本方用药方向有二，一是解郁清火：僵蚕、蝉蜕、姜黄三药相合以清散郁火。黄芩、垂盆草、蒲公英、板蓝根清肝胃之火，延胡索通滞散结、以疏肝气。用连翘如张锡纯言"连翘善理肝气，既能舒肝气之郁，又能平肝气之盛"。二是顾护脾胃：用麦芽同鸡内金健脾护胃兼以疏肝，"肝苦急，急食甘以缓之"；炙甘草，调和脾胃、甘以缓中、奠安中土。全方共奏解郁清火和胃之功。

二诊：2019 年 3 月 8 日。己亥年二月初二，惊蛰。

药后患者诉视物较前稍清晰，头痛、颈项腰背疼痛有所缓解。口干，下肢发麻，纳寐可，二便尚调。舌暗红，苔薄白，脉弦细。

此案患者郁怒伤肝，肝在窍为目，故视物模糊。肝火日久内灼阴血，患者年五十阴血不足，四肢无以濡养，故下肢发麻。热伤阴津，故患者口干渴。由此在前方解郁清火和胃基础上稍加滋阴清热之药。

湿热不甚，去垂盆草，加白芍、鳖甲、墨旱莲入肝而补阴，加栀子、牡丹皮凉血清肝。

处方：黄芩 15g，制延胡索 15g，连翘 10g，板蓝根 20g，僵蚕 10g，蝉蜕 6g，姜黄 10g，蒲公英 30g，麦芽 30g，鸡内金 20g，炙甘草 6g，白芍 20g，牡丹皮 15g，栀子 10g，鳖甲 15g，墨旱莲 30g。14 剂，水煎服，日 1 剂，饭后温服。

按语： 肝开窍于目，其性喜条达恶抑郁。故本案总体治疗以疏肝解郁、清火护胃为大法。复诊有火热伤阴血表现加用白芍、鳖甲、墨旱莲滋肝柔肝。春季天气回暖，肝火上炎有因季节加重的倾向，用药应当谨防。

二、紫斑阴虚火旺案

王某，女，37 岁，2019 年 5 月 21 日初诊。己亥年四月十七，小满。

第一步：四诊审证——打开病锁之钥

主诉： 反复双下肢、牙龈、鼻腔出血两年。

望诊： 重度贫血貌，神志清，神疲乏力，面色苍白，双下肢紫斑，舌质红，少苔。

闻诊： 气短声低，应答自如，呼吸平稳，呼吸及言谈时口中未闻及异味。

问诊： 患者两年前发热后出现双下肢皮肤紫斑，牙龈出血，伴有乏力易疲劳。至血液科诊断为再生障碍性贫血，口服激素治疗（具体方案不详）。两年来低热、双下肢皮肤紫斑、牙龈出血、鼻腔出血等症状反复发作。刻下患者自觉气短乏力，头晕耳鸣，纳谷一般，夜寐可，大便三四日一行、量少，小便如常。

切诊： 脉细数。

审证： 热毒侵袭→气火逆乱→血溢脉外→阴虚火旺。

第二步：审证求因——寻求病门之枢

辨证依据：①患者两年来反复出现低热、双下肢皮肤紫斑、牙龈出血，伴有乏力易疲劳。《济生方·吐衄》言"血之妄行者，未有不因热之所发"，热毒入营血，耗血动血，耗精伤髓，导致出现贫血。②患者脉细而数，脉细为阴血不足、脉管不充之象。数脉主热证，也可见于虚证。结合舌质红少苔的征象，可知患者气阴两伤、阴虚火旺。③患者气短乏力，头晕耳鸣，大便三四日一行、量少等症状，是患者虚劳不足的表现。从当前四诊信息综合判断，患者病因应为热毒邪气。

第三步：求因明机——探究疗病之径

再生障碍性贫血（简称再障）是一种以全血细胞减少为主要特征的骨髓造血功能衰竭综合征，主要表现为贫血、出血和感染三大特征。根据其临床表现，可将再障归属于紫斑、肌衄、血疹、血虚、血枯、髓枯等范畴。目前中医学将其命名为髓劳，认为其病变部位主要在骨髓，涉及脾、肾、肝等脏。本患者由于热毒侵袭，损伤骨髓，耗血动血，引发本病，正如《景岳全书·血症》所载"动者多由于火，火盛则迫血妄行；损者多由于气，气伤则血无以存"。温热毒邪深入骨髓，内侵营血，火盛气逆，迫血妄行，血溢脉外，渗于肌肤之间而发双下肢皮肤紫斑，牙龈、鼻腔出血等。热扰冲任则见月经淋漓不尽，血热气逆导致血不循经，局部有瘀滞，故见经血紫暗血块。气火亢盛且反复发作致阴虚火旺，见头晕耳鸣、大便数日一行等。综上可知患者病机发展可确定为热毒侵袭→气火逆乱→血溢脉外→阴虚火旺。患者两年来反复发作，时常因在外风热邪气引动在内热毒发病，迁延日久以致体虚，因此当前患者以阴虚为本，以血热为标。

第四步：明机立法——确立治病之圭

根据四诊审证，求因明机：热毒侵袭→气火逆乱→血溢脉外→阴虚火旺。治疗上遵循唐容川《血证论》提出的止血、消瘀、宁血、补虚四原则。结合患者的发病过程，现在治疗先以凉血止血与养阴并重，因为凉血养阴之药多滋腻碍脾，所以还要掺入护养脾胃之品，相应的治法为凉血止血、养阴护胃。

第五步：立法主方——部署疗疾之阵

本病因热毒之邪诱发，最终导致阴虚火旺。根据现在病机，应选用的方剂为茜根散，茜根散出自《景岳全书》，由茜草根、黄芩、阿胶、侧柏叶、生地黄、甘草等药物组成。具有滋阴清热、凉血止血的功效。方中茜草根、侧柏叶、黄芩清热凉血止血。生地黄、阿胶滋阴养血止血，甘草和中解毒。故可用茜根散加减治疗本病。

第六步：主方用药——派遣攻守之兵

茜草根 30g，黄芩 15g，侧柏叶 15g，生地黄 15g，墨旱莲 30g，黄精 15g，龟甲 15g，仙鹤草 20g，水牛角 20g，麦芽 30g，炒谷芽 30g，炙甘草 10g，焦六神曲 20g。7 剂，水煎服，日 1 剂，饭后温服。

本方由茜根散去阿胶，加墨旱莲、黄精、龟甲、仙鹤草、水牛角、麦芽、炒谷芽、焦六神曲等组成。阿胶甘平，补血滋阴、润燥、止血，其性质黏腻，有碍消化，且其价格较贵，故用用墨旱莲、黄精、龟甲、仙鹤草等药物代替。墨旱莲甘寒，滋补肝肾、凉血止血，《分类草药性》谓其"止血，补肾，退火，消肿，治淋，崩"。黄精甘平，补气养阴、健脾、润肺、益肾，《名医别录》谓其"味甘，平，无毒。主补中益气，除风湿，安五脏"。龟甲咸甘微寒，滋阴潜阳、益肾强骨、养血补心、固经止崩。仙鹤草苦涩平，收敛止血、截疟、止痢、解毒、补虚。四药合用既有补血滋阴、止血、填精益髓的功效，又不妨碍脾胃运化。水牛角苦咸寒，能清热凉血解毒，《陆川本草》谓其"凉血，解毒，止衄。治热病昏迷，麻痘斑疹，吐血衄血，血热溺赤"。血得热则行，血凉则自能归经，故用水牛角，加强茜草根、侧柏叶凉血止血的作用。药用麦芽、炒谷芽、焦六神曲等，既助脾胃运化，又能够防止寒凉药物损伤胃气。

二诊：2019 年 5 月 28 日。己亥年四月二十四，小满。

患者药后未见口腔、牙龈出血，仍有双下肢紫斑，伴有阴道出血淋漓不尽，夹有血块，仍有头晕耳鸣。纳谷一般，大便一日一行、量少。小便如常，夜寐可。舌质红，少苔，脉细数。

患者药后未见口腔、牙龈出血，说明经上方滋阴清热、凉血止血治疗后症状改善。但仍有头晕耳鸣、气短乏力、下肢紫斑等症状。本例患者因感热毒邪气，火盛伤阴，营血得热而外泄皮肤，经治疗后火热邪气得到控制。患者下肢紫斑应为离经之血，留滞皮肤而未消，则蓄结成为瘀血。患者病史两年，反复出血，气随血脱，而致气血两虚。由此明确病机仍为血溢脉外→阴虚火旺→气血两虚。既然经上方治疗有效，今再拟滋阴清热、凉血止血。另加健脾益气之党参，活血养血之三七、当归等药。

处方：茜草根 30g，黄芩 15g，侧柏叶 15g，生地黄 15g，墨旱莲 30g，黄精 15g，龟甲 15g，仙鹤草 20g，水牛角 20g，麦芽 30g，炒谷芽 30g，炙甘草 10g，三七粉 6g（冲服），党参 15g，当归 10g。7 剂，水煎服，日 1 剂，温服。

按语： 唐氏认为血证"唯以止血为第一要法"。现代药理研究表明茜草根、侧柏叶、生地黄等具有缩短出凝血时间的作用。故首诊以茜根散为主以清热凉血。复诊时火热邪气渐清，出血导致的气血两虚伴有瘀血症状未改善。按照唐容川《血证论》提出的止血、消瘀、宁血、补虚四原则。仍以茜根散为主方加减，加用三七消瘀。党参配合麦芽、炒谷芽、炙甘草健脾益气，当归补血养血以补虚。另外本案多用寒凉滋腻之品易伤胃气。故本方中始终加有健脾护胃类药物。

三、湿疮湿热浸淫案

杨某，男，25 岁，2019 年 1 月 11 日初诊。戊戌年腊月初六，小寒。

第一步：四诊审证——打开病所之钥

主诉：反复周身多发红斑、丘疹伴瘙痒 5 年。

望诊：青年男性，形体偏胖，面红泛油光，目光晦暗，口唇色红，全身散见多行性潮红肿胀斑，部分糜烂、渗液，舌质红，苔黄腻。

闻诊：气息平和，呼气及言谈时口中有异味。

问诊：患者近 5 年周身散发多行性红斑、风团，常对称出现，时有多发丘疹、水疱，水疱溃后形成赤色湿润糜烂面，时有集簇的粟粒状扁平丘疹出现，稍具光泽，瘙痒难耐。西医诊断为湿疹。刻下患者口中有浊气，头皮屑多，纳可，夜寐欠安，大便黏腻，小便正常。平素喜食辛辣刺激之品，饮酒、进食辛辣、情绪急躁时皮损加重。

切诊：手掌肤偏黄，掌心温热；脉滑数。

审证：湿热内蕴→风湿外袭→湿热浸淫。

第二步：审证求因——寻求病门之枢

四诊合参以寻求病因：①患者反复出现皮肤散在多行性红斑、风团，常对称出现，瘙痒明显，为皮肤腠理不固，感受风湿邪气而发病。②患者反复发作5年，舌质红，苔黄腻，脉滑数。结合形体偏胖，面红偏油腻，是湿热征象。患者四诊表现总与湿热相关，追问病史，知其好饮酒，喜食辛辣刺激之物，饮食失宜以致脾失健运，湿热内蕴。③再发全身散见多行性、潮红肿胀斑片，部分糜烂、渗液。为湿热浸淫表现。

故病因为饮食失宜与风湿邪气外袭。

第三步：求因明机——探究疗病之径

患者平素喜食辛辣之物，好饮酒，摄入的刺激性食物在内易于酿湿生热，同时饮食失宜也损伤脾胃，导致脾胃气机不畅。在内之湿与热合，湿蒸热动，胶着缠绵，困阻中焦气机，故口中时有秽浊之气，大便见黏腻。湿热蕴结体内，风湿邪气外袭肌表，内外相合，感而致病，以致周身遍布风疹团，反复发作，缠绵流连肌表，邪气郁于血分而生瘙痒，皮肤焮红灼热，而见丘疹、水疱等皮损，溃后形成赤色湿润糜烂面。心主血脉，血分郁热则君火不宁，故夜寐欠安。由此可知患者病程日久，既有湿热蕴结于内，又有风湿引动于外，内外相合，成互相勾结之势，湿热弥漫机体内外。明确病机为湿热内蕴→风湿外袭→湿热弥漫。

若论标本，则在外风湿邪气为标，在内湿热蕴结中焦为本。

第四步：明机立法——确立治病之圭

患者病机为湿热内蕴→风湿外袭→湿热浸淫。湿热合邪，难分难解，湿性黏腻，湿不去则热难除，湿去而热不独存。《素问·汤液醪醴论》云："开鬼门，洁净府。"《素问·阴阳应象大论》中有"其有邪者，渍形以为汗，其在皮者，汗而发之"的记载。患者湿热浸淫，治疗当宗《内经》之法以表里两解。在外宣散肌表湿热郁邪，在内脾为湿土，足太阴之气不运，湿从内生，必得温燥以运脾土，或开沟渠方能泄之。同时因为湿热相合，配合清热利湿之品。故治法为宣畅表里、健脾祛湿、清热利湿。

第五步：立法主方——部署疗疾之阵

方随法出，依据所立之法确定选方。宣畅表里湿热可参考《伤寒论》麻黄连轺赤小豆汤，其药物组成为麻黄、连轺（即连翘根）、杏仁、赤小豆、大枣、生梓白皮、生姜、甘草。方中连轺目前多以连翘代。连翘根功在清热，而连翘除清热外更可透表，用之愈佳。清热解毒利湿可参考陈士铎《辨证录》五神汤方意，五神汤由茯苓、车前子、紫花地丁各一两，金银花三两，牛膝五钱组成，功能清热解毒、利湿消肿。根据所参考以上两方针对病机拟方如下。

第六步：主方用药——派遣攻守之兵

赤小豆 30g，杏仁 10g，连翘 15g，薏苡仁 30g，黄芩 15g，金银花 15g，茯苓 15g，紫花地丁 30g，地肤子 20g，浮萍 15g，合欢皮 15g，郁金 10g。7剂，水煎服，日 1 剂，饭后温服。

本方为麻黄连轺赤小豆汤合五神汤加减而成。梓白皮色白，肺家药也，寒能清肺热、苦以泻肺气，专走气分，清皮肤、理胸中，而散烦热，但现多已不用，结合患者皮肤瘙痒明显，故用浮萍、地肤子、合欢皮、郁金代替。其中浮萍性轻浮，入肺达皮肤，所以能发扬邪汗，热气郁于皮肤而作痒，味辛而气清寒，故能散皮肤之湿热，浮萍一味除发汗透疹止痒外，尚能行水利小便兼清血热，故又可替代车前子功效。地肤子苦寒降泄，善导湿热从小便而解，清热利湿、祛风止痒，为治疗皮肤瘙痒常用药。郁金、合欢皮均有凉血作用，可防止湿热浸淫日久发生血热之患。郁金又有清心凉血、行气解郁作用。合茯苓利水渗湿、宁心安神，赤小豆利水健脾，气味皆薄，使湿热从小便而出。佐以合欢皮蠲忿，能使五脏安和、心志安悦。

麻黄发汗散寒、辛散温通，常用于治疗风寒湿证，本证为湿热浸淫故去麻黄、生姜、大枣之辛温，加黄芩清热燥湿、泻火解毒，可泻三焦火热；薏苡仁性燥能除湿，味甘能入脾补脾以畅中，淡能渗泄，湿邪去则脾胃自安，中焦治则能荣养四肢而通利血脉，可增加本方清热祛湿之力。牛膝补肝肾、引药下行，与病机无关故舍去。全方共奏分消湿热、和顺三焦、调和营卫之能。

二诊：2019 年 1 月 18 日。戊戌年腊月十三，小寒。

患者服药后全身散见多行性潮红肿胀斑片较前好转，糜烂部分较前收敛，无明显渗液。仍感皮肤瘙痒，口中有浊气，头皮屑多。纳可，夜寐欠安，大、小便正常。舌质红，苔黄腻，脉滑数。患者经宣畅表里、清热解毒后皮肤症状减轻，仍有皮肤瘙痒，考虑内生之湿热解除，但外感之风邪未去，虽有地肤子、浮萍之类入肺走皮毛，有祛风止痒功能，但力量不够，可加用海桐皮、僵蚕等息风止痒之药。

处方：赤小豆 30g，杏仁 10g，连翘 15g，薏苡仁 30g，黄芩 15g，金银花 15g，茯苓 15g，紫花地丁 30g，地肤子 20g，浮萍 15g，合欢皮 15g，郁金 10g，海桐皮 10g，僵蚕 10g。14 剂，水煎服，日 1 剂，饭后温服。

按语：全身性湿疹应属中医学浸淫疮的范畴。《医宗金鉴·外科心法要诀》："浸淫疮，此证初生如疥，瘙痒无时，蔓延不止，抓津黄水，浸淫成片，由心火、脾湿受风而成。"故本病例治疗中以清热解毒祛湿为主。金起凤教授认为湿疹的病机为湿热偏盛，但久则内蕴血热，郁搏于肌肤，故在治疗过程中加用郁金、合欢皮之类药物既能凉血又能清热解毒。

四、口疮阴虚火旺案

葛某，女，63 岁，2019 年 4 月 8 日初诊。己亥年三月初四，清明。

第一步：四诊审证——打开病锁之钥

主诉：口干、舌痛间作 10 年余。

望诊：老年女性，形体偏瘦，面色红赤，舌红无苔。

闻诊：声音洪亮，对答切题，呼吸时未伴口腔异味。

问诊：患者近 10 年来反复口干、舌痛，伴有口渴、口腔不适感，加重时口舌生疮疼痛，偶有口苦、头痛及耳鸣，心中烦闷，纳食尚可，大便干燥，小便黄，夜寐一般。既往体健，平素易出汗，有腮腺脓肿病史，否认慢性病病史，否认结核、肝炎等传染病史。月经史：14 岁初潮，经期 6 ～ 7 天 /35 ～ 40 天，50 岁绝经。

切诊：手心热，脉弦细。

审证：心肝热盛→阴虚火旺。

第二步：审证求因——寻求病门之枢

何以审证如上？①患者平时常感口干舌痛，甚则口舌生疮，心中烦闷，睡眠欠佳，此为一派心火亢盛之象。②患者又偶有口苦、头痛、耳鸣，且其脉弦细，是与肝经病变相关；③患者平素出汗较多，且伴有头痛，但未见恶寒，脉亦未见浮或缓之象，且病程日久，故可知汗出非表证，与内在热盛相关。④患者舌红而无苔，脉弦细，结合二便状况，考虑患者当有阴虚火旺。追问生活史，患者年高，味觉减退，饮食口味偏咸偏辣。

综上分析，患者病因当为饮食失宜。

第三步：求因明机——探究疗病之径

患者饮食口味偏重，长此以往，易见脏腑积热。其反复口干、舌痛10余年，舌之病变与心有密切关联，如《素问·阴阳应象大论》有云："心主舌，其在天为热，在地为火……在窍为舌。"患者心火热盛，上炎口舌，除有口舌生疮、赤烂疼痛外亦有口干口渴、面红心烦、小便黄赤等症状。

患者有耳鸣、头痛等症，系与肝火有关。《灵枢·经脉》云："肝足厥阴之脉……属肝络胆，上贯膈，布胁肋，循喉咙之后，上入颃颡，连目系，上出额，与督脉会于巅。"肝火循肝胆经上炎，上攻头目，气血充盛于连属之络脉，故见头痛、面赤等症；胆寄于肝中，肝胆互为表里，故肝病则胆未尝不病，肝热传胆，胆气循经上溢，则口苦；火热甚而耗津，故亦可见便秘尿黄。另患者有腮腺脓肿病史，且反复发作，亦与此肝火上炎相关。患者肝胆之火盛，上循日久灼伤经络，壅遏营气，络脉不通而溃烂化脓。

热盛伤阴，加之患者年老体衰，肝肾自亏，故有手心发热、易出汗、面红、大便干结、舌红无苔、脉细等阴亏症状。

综上分析可知患者病机的发展过程为心肝热盛→阴虚火旺。其中热盛为本，阴虚为标。

第四步：明机立法——确立治疗之圭

患者目前苦于口干、舌痛，症状中实证多虚证少。第三步"求因明机"所分析其病机为"心肝热盛→阴虚火旺"，其是一个由阳及阴的过程，所以判断当前以热盛为主要表现，据此可得出相应的治疗大法：清心肝之火热兼以养阴。另外本病系由患者饮食失宜所致，且清热养阴之药多碍脾胃，故治疗中还当用健脾护胃之品。

第五步：立法组方——部署疗疾之阵

根据上一步明机立法可得出三个方向治疗原则。

清利心肝之热：可参考《太平惠民和剂局方》中凉膈散的思路，其组方为黄芩、连翘、大黄、芒硝、甘草、栀子、薄荷、竹叶。患者火热以胸腔及口咽上部为主，故方中大黄、芒硝等偏于阳明热盛之药暂不用。②养阴润燥：可参考《温病条辨》沙参麦冬汤的思路，组方为沙参、麦冬、玉竹、天花粉、扁豆、桑叶、甘草，方中沙参、麦冬同为养阴之君药，故可选用。③健脾护胃：可在常用药对中酌情选择加减。

第六步：组方用药——派遣攻守之兵

黄连 5g，黄芩 10g，栀子 10g，连翘 15g，炙甘草 10g，蒲公英 30g，鱼腥草 20g，垂盆草 30g，麦冬 10g，南沙参 10g，麦芽 30g，鸡内金 20g。7 剂，水煎服，日 1 剂，饭后温服。

1. 清心肝之热：选择主药为黄芩、黄连、栀子、连翘、蒲公英、垂盆草、鱼腥草。其中黄芩味苦性寒，《日华子本草》谓此药"下气，主天行热疾，疗疮，排脓"，黄连味苦性寒，泻心热、去中焦火，为诸疮必用，二药为为伍，可疗心肝热盛之证；栀子、连翘、蒲公英、垂盆草四味与芩连相须而用，清一切火热之毒；鱼腥草味辛微寒，可入肺经，患者心肝火盛，子母两脏火盛日久，未尝不夹火而伤肺，故以鱼腥草利肺之邪以先安未受邪之地。

2. 养阴润燥：麦冬甘微苦微寒，功可养阴生津、润肺清心，故《石室秘录》谓其"滋肺金之化原，使金去生水，而水益足以生火，而火不敢于飞越"；沙参甘苦微寒，可补肺阴、清肺火，可与麦冬相须为用，增强养阴之功。

3. 麦芽、鸡内金、甘草以健脾和中、防木来乘，且方中芩连等苦寒之药并用，加此类健脾和胃之药可顾护后天之本。

按语： 此案辨证为心肝热盛，阴虚火旺，其阴虚火旺缘由有两方面：一则热盛日久，阳病及阴，灼烁阴液而阴虚，另则与患者饮食结构、年龄因素相关，故治疗上除了清滋为用，还需嘱咐患者养成健康的饮食生活习惯。

五、鹅爪风肝血不足案

程某，男，35 岁，2019 年 3 月 18 日初诊。已亥年二月十二，惊蛰。

第一步：四诊审证——打开病锁之钥

主诉：发现指甲干枯两年。

望诊：中年男性，精神尚可，面色少华，散发色斑，发质枯涩，口唇稍干，舌红，苔白。

闻诊：语言流利，应答自如，呼吸平稳，时有叹息，呼吸及口中未感有异味。

问诊：患者两年前无明显诱因渐出现指甲干枯，甲板变薄，甚则迸裂，无疼痛感，无瘙痒，初不重，未予重视，后症状逐渐加重。至皮肤科就诊行指甲真菌检查阴性，排除甲癣，予以外用药物治疗不见好转。刻下患者多个指甲干枯，甲板变薄，易疲劳，眼睛干涩，纳谷乏馨，喜食辛辣，二便调，夜寐安。平素工作压力较大。

切诊：脉细。

审证：脾胃气虚→脾不生血→肝肾阴虚→肝血不足。

第二步：审证求因——寻求病门之枢

为何能有如此辨证？患者面色少华、纳食乏馨是为脾胃气虚的表现。两年来症见发质枯涩，眼睛干涩，指甲干枯，甲板变薄，肝主筋、其华在爪，爪甲依赖肝血濡养，故指甲干枯、甲板变薄为肝血不足之表现。另外，患者行真菌检查阴性，可排除甲癣等感染性疾病。追问生活史，患者平时工作强度较大，时感压力而焦虑，可判断病因为饮食失宜和情志因素。

第三步：求因明机——探究疗病之径

本病与中医文献中描述的鹅爪风、油灰指甲类似，多由肝血亏虚、爪甲失荣所致。

张景岳云："血者，水谷之精也，源源而来，化生于脾。"患者平素工作压力较大，喜食辛辣，久则损伤脾胃，脾失运化，脾胃气虚因而患者有面色少华、神疲乏力、纳食乏馨的表现。脾胃气虚，则其受纳、消化、吸

197

收与运输功能均受影响。《傅青主女科》载："脾为后天，肾为先天，脾非先天之气不可化，肾非后天之气不能生。"故脾胃化生气血不足，肾失其濡养，则至肾阴亏虚。所谓肝肾同源，进一步发展为肝肾阴虚，肝主藏血，肝肾阴虚则肝血不足。因而患者有面有色斑、发质枯涩、眼睛干涩、口唇稍干等表现。

肝主藏血，以血为本，肝血不足则爪甲失荣。故见指甲干枯、甲板变薄、甚则迸裂之表现。

由此可知其病机为脾胃气虚→脾不生血→肝肾阴虚→肝血不足。

第四步：明机立法——确立治病之圭

既然病机是脾胃气虚→脾不生血→肝肾阴虚→肝血不足，患者因指甲干枯、甲板变薄而就诊，故其相对应的治法即为健脾益气、滋养肝肾、养血敛阴。第一重在滋肾阴以助肝血化生，可采用酸甘化阴之法；第二重在健运脾胃以顾后天生化之源。

第五步：立法主方——部署疗疾之阵

依据所立之法确定选方。滋肾阴以助肝血化生可参考《小儿药证直诀》中六味地黄丸，由熟地黄、山药、山茱萸、泽泻、牡丹皮、茯苓等药物组成。熟地黄主入肾经，滋阴补肾、填精益髓，为君药；辅以山茱萸，主入肝经，补养肝肾、并能涩精，山药补益脾阴、亦能固精，共为臣药。三药配伍，滋补肝脾肾；牡丹皮配山茱萸清泻肝火；茯苓配山药淡渗脾湿，泽泻配熟地黄泄肾降浊，为滋阴补肾的著名方剂。健脾益气可用《太平惠民和剂局方》四君子汤，由人参、白术、茯苓、甘草组成，主治脾胃气虚证。上两方可加减用之，根据患者病机及症状自拟一方。

第六步：主方用药——派遣攻守之兵

墨旱莲 20g，山药 30g，山茱萸 10g，枸杞子 10g，黄精 20g，桑椹 10g，麦芽 30g，炒谷芽 30g，陈皮 10g，炙甘草 10g，当归 20g，鸡内金 20g，牡丹皮 10g，鳖甲 15g。7 剂，水煎服，日 1 剂，饭后温服。

1. 滋肾阴以助肝血化生：选六味地黄丸中的山药、山茱萸、牡丹皮三味药，去其熟地黄之滋腻以防其阻碍脾胃运化。泽泻、茯苓渗湿利水，本患者肝肾阴虚，无中焦湿阻表现，故不适宜。再加墨旱莲、枸杞子、黄精、桑椹等滋阴不碍脾胃运化之药。其中墨旱莲甘酸，《分类草药性》谓其"止血，补肾，退火，消肿，治淋，崩"。枸杞子味甘平，归肝肾经，滋补肝肾，《本草述》谓其"疗肝风血虚，眼赤痛痒昏翳。治中风眩晕，虚劳，诸见血证，咳嗽血，痿、厥、挛，消瘅，伤燥，遗精，赤白浊，脚气，鹤膝风"。黄精补气养阴、润肺益肾。桑甚子滋阴补血、生津润燥，《随息居饮食谱》谓其"滋肝肾，充血液，祛风湿，健步履，息虚风，清虚火"。上药共奏酸甘化阴之功，补而不腻。

2. **健脾胃以顾后天生化之源**：本患者肝血不足，四君子汤偏于温燥，易伤阴分，故不宜先用本方。可用麦芽、炒谷芽、鸡内金、陈皮、甘草等。此五药合用既健脾益气补后天之本，又能防其滋腻之品阻碍脾之运化。

当归苦辛微温，入足厥阴肝经，功专补血养血，乃补血之圣药。血虚者用之可以补血，血瘀者用之以行血止痛。"气为血之帅，血为气之母"，在健脾益气药中加当归一味则气血同补。鳖甲味咸微寒，滋阴潜阳、泻肝经之火、疏肝理气。在滋阴养血健脾药中加鳖甲一味能使其所生之阴血潜降入里而营养筋脉爪甲。

二诊：2019 年 3 月 29 日。己亥年二月二十三，春分。

经上方治疗后患者眼睛干涩、神疲乏力较前明显改善，面色较前转润，半月来爪甲稍转容。纳谷较前增加，夜寐可，二便调。舌淡，苔薄白，脉细。

处方：墨旱莲 20g，山药 30g，山茱萸 10g，枸杞子 10g，黄精 20g，桑椹 10g，麦芽 30g，炒谷芽 30g，陈皮 10g，炙甘草 10g，当归 20g，鸡内金 20g，牡丹皮 10g，鳖甲 15g，人参 10g，白术 20g。14 剂，水煎服，日 1 剂，饭后温服。

患者前经滋肾益精、养血敛阴治疗之后，诸症较前改善，当守法继进，加健脾脾益气之药人参甘温益气、健脾养胃，以苦温之白术健脾燥湿，加强益气助运之力。后天生化有源，化生精血，长养神气，以助先天之气。

按语： 肝其华在爪，爪甲的荣华有赖于肝血肾精的滋养，又需脾胃化生，先后天相辅相成。首诊时重在益精养血，复诊时增健脾益气之药以化生。

六、口蕈心肝热炽案

王某，男，53 岁，2019 年 3 月 25 日初诊。己亥年二月十九，春分。

第一步：四诊审证——打开病锁之钥

主诉：口腔双颊扁平苔藓 9 个月余。

望诊：中老年男性，面色红润，口唇无发绀，口腔黏膜充血水肿，双颊可见片状红斑，伴有不规则的表浅糜烂面，舌红，苔黄腻。

闻诊：呼吸及言谈间口中异味。

问诊：患者个 9 月前因口腔双颊不适，检查示扁平苔藓，经服激素治疗后好转，现已停药 7 个月余，7 个月间口腔黏膜皮损反复发作，遇辛辣、热刺激时局部敏感灼痛。刻下口腔黏膜局部伴有疼痛灼热，易上火，口干口苦，心烦，纳可，胃脘灼热，胸胁胀闷，失眠多梦，大便秘结，小便可。否认其他慢性病史。

切诊：脉弦细数。

审证：脾虚湿热→胃热炽盛→心肝热炽。

第二步：审证求因——寻求病门之枢

①患者双颊部黏膜充血水肿，并可见红斑，伴有不规则的表浅糜烂面，局部伴有疼痛灼热，这一症状属于中医学口蕈、口癣、口破等范畴。②患者每因饮食不慎，摄入辛辣时症状加重，今口干，易上火，胃脘灼热，大便秘结，并观其舌质红，苔黄腻，为湿热表现，推测素体湿热，饮食失宜致胃热炽盛。③患者脉弦细数，口干口苦，心烦，胸胁胀闷，失眠多梦，结合主诉病情，是有心肝热盛的症状。据此可推断病因为饮食失宜。

第三步：求因明机——探究疗病之径

《素问·金匮真言论》言"脾开窍于口"，脾病则百病丛生，脾胃运化失常，湿热内蕴，邪热上犯于口颊，故生口腔扁平苔藓。湿热蕴结中焦，纳运失司，气机升降失常，故胸脘闷胀。胃热炽盛，热盛伤津，故大便秘结、口干。胃中火热炽盛，心肝二经受扰，患者心肝热炽，火性炎上，熏蒸于口，则导致口腔发疹、糜烂等症。心肝热炽，故口干口苦、心烦、失眠多梦。由此可知其病机为脾虚湿热→胃热炽盛→心肝热炽。其中，脾虚湿热是本，胃火上炎、心肝热炽是标。

第四步：明机立法——确立治病之圭

患者病机为脾虚湿热→胃热炽盛→心肝热炽，现口腔双颊扁平苔藓9个多月，今脉弦细数，可知当前虽有湿热标实之症，但病程日久，阴液为湿热耗伤，治法处方亦当顾护阴液，其相应的治法应为清热养阴、健脾祛湿。患者湿热与阴伤并存，所以祛湿不宜燥烈，养阴不可滋腻。

第五步：立法主方——部署疗疾之阵

根据病机分析得出治疗原则：第一为清热养阴，第二为健脾祛湿。就此治法而言，清热养阴可用《脾胃论》清胃散。清胃散，能清泻胃火兼有养阴凉血之用。方中黄连泻心胃之火，生地黄、牡丹皮凉血清热，升麻散阳明之火，当归和血。健脾护胃可参考《太平惠民和剂局方》四君子汤，方剂组成为人参、白术、茯苓、甘草。方中人参为君，甘温益气、健脾养胃。臣以苦温之白术，健脾燥湿，加强益气助运之力；佐以甘淡茯苓，健脾渗湿，苓术相配，则健脾祛湿之功益著。使以炙甘草，益气和中、调和诸药。

第六步：主方用药——派遣攻守之兵

生地黄15g，牡丹皮10g，生白术20g，茯苓20g，炙甘草5g，麦芽30g，鸡内金20g，炒谷芽30g，升麻10g，蒲公英30g，垂盆草30g，黄连7g，连翘15g，海螵蛸30g。7剂，水煎服，日1剂，饭后温服。

此方由清胃散合四君子汤加减而来。患者无气虚表现，故去除大补元气之人参。加入麦芽、炒谷芽、鸡内金，其味甘性平，为健脾开胃助运之品。当归性温，以免增火，故去而不用。患者湿热蕴结于中焦，故用蒲公英、黄连、垂盆草清利中焦湿热。蒲公英味苦性寒，归肝胃经，《本草求真》谓"蒲公英专入胃肝，即黄花地丁草也，味甘性平，能入阳明胃厥阴肝解热"。垂盆草味甘，性凉，归肝经，功能清热利湿、解毒消肿。黄连味苦，性寒，清热燥湿、泻火解毒。胃热循经上炎，扰动心火，故用连翘以清心，《本草求真》谓"连翘专入心，味苦微寒，质轻而浮。书虽载泻六经郁火，然其轻清气浮，实为泻心要剂。连翘形象似心，但开有瓣，心为火主，心清则诸脏与之皆清矣"。另加一味海螵蛸，咸涩酸，功能收湿敛疮，制酸止痛，现代研究证明其有抗溃疡作用。

上方清热泻火与健脾祛湿之品同用，补中有清。脾虚之本得健运，湿、火之邪得清。

二诊：2019 年 4 月 15 日。己亥年三月十一。

患者服用前方后双颊糜烂面缩小，疼痛减轻，胃脘灼热感减轻。刻下患者仍有胸胁胀闷感，心烦，夜寐不安，多梦，偶有腹胀、嗳气。纳可，大便二日一行，舌红，苔黄，脉弦数。

处方：生地黄 15g，牡丹皮 10g，生白术 20g，茯苓 20g，炙甘草 5g，麦芽 30g，鸡内金 20g，炒谷芽 30g，升麻 10g，蒲公英 30g，垂盆草 30g，黄连 7g，连翘 15g，栀子 10g，淡豆豉 10g，海螵蛸 30g。7 剂，水煎服，日 1 剂，饭后温服。

患者经前清热泻火、健脾祛湿治疗后，口腔黏膜红肿疼痛较前减轻，现仍心烦、多梦、胃脘不适。此为胃中火热循经上炎，心经受扰而心火偏亢，故有心烦、夜寐不安等症状。湿热搏结，胶结不退，故扁平苔藓反复发作，缠绵难愈。治疗当以在前清热养阴、健脾祛湿基础上，加栀子豉汤以透邪泄热、除烦解郁。

按语：患者颊部充血糜烂，色红，局部伴有疼痛灼热感，口干口苦，心烦，失眠多梦，大便秘结，又加之平素嗜食辛辣。据此辨病为口糜，辨证为脾虚湿热→胃热炽盛→心肝热炽。治疗以清热泻火、健脾祛湿为主。方用《脾胃论》清胃散合《太平惠民和剂局方》四君子汤加减。复诊患者症状较前减轻，但仍有心烦、多梦、腹胀等症状，故加栀子豉汤清透邪热。

第十章 妇科病证

一、崩漏脾不统血案

徐某，女，23 岁，未婚，2019 年 3 月 18 日初诊。己亥年二月十二，惊蛰。

第一步：四诊审证——打开病锁之钥

主诉：月经后阴道反复出血 6 个月。

望诊：形体瘦弱，面色萎黄，口唇红润，头发枯涩，爪甲色淡，舌淡胖，边有齿痕。

闻诊：应答自如，声音细弱，呼吸平稳。

问诊：患者 6 个月来无明显诱因出现月经后阴道反复出血，月经周期 35 ~ 40 天，末次月经：2019 年 1 月 9 日，近 1 个月淋漓不净，外院检查性激素水平正常，妇科检查示外阴发育正常，宫体、附件阴性，中西药物治疗罔效。刻下月经淋漓不尽，量少质稀薄，色淡红夹有血块，小腹微痛，疲倦乏力，无腰背酸痛等症状。平素纳呆，二便如常，长期熬夜晚睡。月经史：14 岁初潮，经期 3 ~ 7/35 ~ 40 天，LMP 2019 年 1 月 9 日。

切诊：双手温度正常，腹软无抵抗，小腹部稍有压痛；脉细弱。

审证：阴血不足→肝经虚热→肝郁脾虚→脾不统血。

第二步：审证求因——寻求病门之枢

审证求因过程：①患者瘦弱，面色萎黄，两目有神，形体适中，头发枯涩，口唇红润，由望诊可知患者有素体阴血不足的表现。②患者脉来细弱。脉细主虚证，阴血不足脉管不充盈，故见细脉。③患者工作学习压力较大，熬夜过多，加之脾气急躁易怒，易于损伤阴血，故而有阴血不足之象。从当前信息综合判断，病因当属劳神。

第三步：求因明机——探究疗病之径

患者正值青年，6 个月来月经后阴道出血，量少质稀薄，偶有血块。月经周期延长，非时而下，淋漓不尽，月经周期紊乱，病程较长，《医宗金鉴·妇科心法要诀》云"妇人经行之后，淋漓不止，名曰经漏"，据此可辨病为漏下病。患者素体瘦弱，面色萎黄，本有气血不足之征，近来熬夜过多，耗伤阴血，故阴血不足。肝体阴而用阳，以阴血为体，藏一身之血，阴血充足则肝体得养；肝血不足，则阴不维阳，肝阳偏亢，肝经虚热，扰动血海，致经血妄行而致漏下。而且肝主藏血，脾主统血，患者肝经虚热，肝气内郁不能助脾运化，脾不健运则统摄无权，脾不统血，则冲任受损，导致经漏。正如《景岳全书·妇人规》所云："崩漏之病……未有不由忧思郁怒，先损脾胃，次及冲任而然者。"据此，辨证为阴血不足→肝经虚热→肝郁脾虚→脾不统血。明晰标本：阴血不足为本，肝郁脾虚是标。

第四步：明机立法——确立治病之圭

中医治疗月经失调着力点是"以平为期"，目的在于使肾–天癸–冲任–胞宫发挥正常生理功能。现辨证为阴血不足→肝经虚热→肝郁脾虚→脾不统血。故相应的治法为健脾益气、固冲止血、疏肝理气、清热活血。由于患者出血日久，刻下仍淋漓不尽，故按照"急则治标"的原则，应当先止血以治其标。如上述病机分析，患者漏下之病机主要在于肝经虚热扰动，脾气统摄失权，那么治疗的重点是清肝还是健脾，就需要再看舌脉，患者舌淡胖边有齿痕，脉细弱，正如《温病条辨》所言"善治血者，不求之有形之血，而求之无形之气。"因此治疗当以健脾益气、固冲止血为主，兼以疏肝清热。再者患者漏下日久，所下之血色淡红夹有血块，少腹微痛，系离经之血留滞成瘀所致，处方用药当予以考虑。

第五步：立法组方——确立治病之圭

1. 健脾益气、固冲止血：可参考《医学衷中参西录》固冲汤。方中山茱萸收敛固涩，龙骨、牡蛎固涩，白术补气健脾，黄芪补气升举，生白芍养血敛阴；棕榈炭、五倍子收敛止血；海螵蛸、茜草固摄下焦，既能止血，又能化瘀。

2. 养血疏肝、清热祛瘀：可参考《内科摘要》丹栀逍遥丸，方中柴胡疏肝解郁，当归养血和血，白芍养血敛阴，白术、茯苓健脾去湿，炙甘草益气补中。薄荷少许，疏散郁遏之气、透达肝经郁热，烧生姜温胃和中，牡丹皮、栀子清泻肝火。

固冲汤原方中收涩止血药过多，患者下焦有瘀血停滞，过用止血药恐有留瘀之弊，所以需要参考丹栀逍遥丸疏肝解郁、清热调经的思路，综合加减下自拟一方。

第六步：组方用药——派遣攻守之兵

炙黄芪 20g，炒白术 20g，山药 30g，麦芽 30g，炒谷芽 30g，鸡内金 20g，炙甘草 10g，延胡索 10g，陈皮 10g，制香附 10g，当归 15g，益母草 20g，海螵蛸 30g，茜草 10g，蒲公英 30g。7 剂，水煎服，日 1 剂，饭后温服。

1. 健脾益气：黄芪甘温益气，健脾统血。山药味甘，功能补脾固肾。炒白术，黄元御认为"凡去湿之品，每伤于燥。白术气味浓郁，汁浆淳厚，既养胃气，亦补脾气，最生津液，而止燥渴"。麦芽、炒谷芽味甘，入脾胃经，鸡内金味甘性涩。炙甘草《神农本草经读》载"物之味甘者，至甘草为极，甘主脾，脾为后天之本，五脏六腑皆受气焉"。诸甘药合用，中州得建，益气血生化之源，增脾土统血之功。

2. 固冲止血：海螵蛸又名乌贼骨，温咸敛涩，入肝经血分，涩血而不留瘀。《本草纲目》曰其"诸血病皆治"。《素问·腹中论》的四乌贼骨一藘茹丸治疗血枯经闭，是最早的血虚致瘀案例。其组成即为乌贼骨、茜草。

3. 养血疏肝：延胡索味辛能行，能宣通郁滞、理气通络。香附疏肝解郁、理气宽中、调经止痛。陈皮理气健脾、燥湿化痰。当归、益母草既能够养血疏肝，又制约上述疏肝药物之燥性。诸药合用，共奏疏肝理气健脾之功。

4. 清热祛瘀：蒲公英性寒清热。茜草凉血止血而不留瘀，合当归、益母草养血和血、祛瘀止痛。

二诊：2019 年 4 月 1 日。己亥年二月二十六，春分。

服药 3 剂后阴道出血消失，刻下仍有失眠多梦，小腹微胀痛，纳可，二便调，舌红，苔白，脉弦。

处方：生地黄 20g，熟地黄 20g，墨旱莲 20g，牡丹皮 10g，郁金 10g，麦芽 30g，谷芽 30g，鸡内金 20g，炙甘草 10g，大血藤 20g，败酱草 20g，蒲公英 30g，黄芩 10g，枳壳 10g，合欢皮 15g，当归 15g，酸枣仁 15g。7 剂，水煎服，日 1 剂，早晚分服。

患者服药 3 剂后阴道出血即止，说明前方治疗有效，刻下仍有失眠多梦、小腹微胀痛，考虑患者素体阴血不足，水不涵木，肝木失养。肝血不足，留滞下焦而成瘀阻。不通则痛，下焦瘀滞，故小腹胀痛。患者素体阴血不足，肾水不能上行滋养心阴，心肾不交而导致失眠多梦；再者，瘀血日久，易于化热，火热内扰心神亦可导致不寐多梦。由此明确病机为阴血不足→血虚致瘀→下焦瘀滞→瘀久化热。既然漏下标症已解，故以滋阴清热、疏肝祛瘀之药以治本。

1. 滋阴清热：生地黄味甘苦气寒，功专凉血而止血。熟地黄苦味尽除，温补肾精。墨旱莲性凉味酸，补益肝肾、凉血止血。功似阿胶而无助热之弊。酸枣仁为肝药，性微敛而微守。蒲公英，清肝经之火。《长沙药解》言黄芩："清少阳之相火，以泻痞郁之热也"。

2. 疏肝祛瘀：郁金，入心去恶血，解心包络之热。牡丹皮辛寒兼苦，直抵下焦，治阴虚生热之血结。败酱草苦寒通利，善破瘀血而消痈肿、排脓秽而化癥瘕。合欢皮，活血解郁。此外，麦芽、谷芽、鸡内金、炙甘草健脾助运，使得补而不滞。

按语：《景岳全书》曰"宁治十男子，不治一妇人"，反映出妇科疾病的棘手难治。此案辨病明确。古有"治崩三法"，即塞流、澄源、复旧。本案中仅用数剂漏下即止，然回顾此案，初诊所用方中并不以止血之品为主，而用数味甘药补脾助运，又养血疏肝与清热祛瘀并用。诚如张景岳言"凡见血脱等证，必当用甘药，先补脾胃以益升发之气。盖甘能生血，甘能养营，但使脾胃气强，则阳生阴长，而血自归经矣。故曰脾统血"。土旺则冲任健，漏下得止。复诊继以滋阴清热、疏肝祛瘀之药治本。

二、堕胎血虚络空案

刘某，女，41岁，已婚，2019年3月12日初诊。己亥年二月初六，惊蛰。

第一步：四诊审证——打开病锁之钥

主诉：自觉小腹、腰臀及阴道寒冷1年。

望诊：神疲乏力，面色少华，头发枯涩，白发偏多，口唇红润，舌红苔白。

闻诊：气短声低，应答自如，呼吸及言谈时口中未感有异味。

问诊：患者1年前行人流术后受凉，自觉小腹部、腰臀部、阴道寒冷，月经周期35～40天，经量偏少，有血块，无腹痛、腰酸。末次月经：2019年2月8日。纳谷、二便如常，夜寐多梦。平素急躁易怒，耳鸣间作。月

国医大师孙光荣中医临床六步辨治程式应用医案集

经史：14 岁初潮，经期 3 ~ 7/27 ~ 40 天，LMP 2019 年 2 月 8 日。

切诊：双手温度正常，腰臀、小腹部皮肤温度正常，无压痛反跳痛；脉细弦。

审证：血虚络空→寒邪入里→郁久化热→肝火上炎。

第二步：审证求因——寻求病门之枢

辨证依据：①患者人流术后，见神疲乏力、气短声低，为气血不足之象。其自述于术后有受凉的诱因，且自觉小腹部、腰臀部、阴道寒冷，又有月经愆期、经量偏少、有血块等症状，病程日久仍是寒邪所客的表现。②患者脉细而弦，细脉主气血两虚、诸虚劳损；又主伤寒、痛甚及湿邪为病。弦脉主肝胆病、诸痛证、痰饮等。根据本脉结合其发病特点，故脉弦细仍为寒邪、血虚的脉象表现。③患者夜寐多梦、脾气急躁、耳鸣等症状，应为寒邪郁久化热、肝火上炎的表现。从当前四诊信息综合判断，患者病因应为感受寒邪。

第三步：求因明机——探究疗病之径

中医认为人流术后与堕胎相同。术后气血亏虚，外触风冷，寒邪乘虚而入，络脉为寒所客而发小腹部、阴道冷、腰臀部冷。《素问·奇病论》载"胞络者，系于肾"，患者肾–天癸–冲任–胞宫调节系统失衡，见月经愆期、经量偏少、有血块等症。患者术后阴血亏虚，络脉失于濡养，致肝肾阴虚，肝为刚脏，体阴用阳，肝肾之阴不足，阴虚生内热而致肝火上炎；另外患者外感寒邪入里，加之平素情志失调，肝失条达，郁久易化热生火，所以其病机为血虚络空→寒邪入里→郁久化热→肝火上炎。血虚络空为本，肝火上炎为标。

第四步：明机立法——确立治病之圭

血虚络空→寒邪入里→郁久化热→肝火上炎，这四个逐步递进的病机当中，"寒邪入里"是一个动态的发展过程，乘虚而入的寒邪，困阻胞宫气机，使得阳气不能得以舒展，迁延日久而成局部虚实寒热错杂之势，因此在治疗上应该标本兼治。相应的治法为在下滋肾养肝、温经活血，在上疏肝清热。

第五步：立法主方——部署疗疾之阵

1. 滋肾养肝、温经活血：可参考《金匮要略》温经汤，主治冲任虚寒、瘀血阻滞证，由吴茱萸、当归、川芎、芍药、人参、桂枝、阿胶、牡丹皮、生姜、甘草、半夏、麦冬等药物组成。

2. 疏肝清热：可参考《中医内科杂病证治新义》天麻钩藤饮，其方主治肝阳偏亢、肝风上扰证，组成包括天麻、钩藤、石决明、栀子、黄芩、川牛膝、杜仲、益母草、桑寄生、首乌藤、茯神等。

第六步：主方用药——派遣攻守之兵

处方：红花10g，肉桂10g，小茴香10g，肉苁蓉10g，鳖甲15g，黄芩10g，夏枯草15g，决明子10g，菊花10g，麦芽30g，炒谷芽30g，鸡内金20g，炙甘草10g，熟地黄30g，当归20g，延胡索15g。7剂，水煎服，日1剂，饭后温服。

1. 滋肾养肝、温经活血：药用肉桂散寒止痛、温经通脉；与小茴香、红花、当归合用治冲任虚寒、寒凝血滞之经少。熟地黄味甘微温，补血滋阴、益精填髓，《汤液本草》言其"补命门不足，益火消阴"。肉苁蓉甘温助阳，且温而不热、补而不腻，为平补之剂。

2. 疏肝清热：天麻钩藤饮长于平肝息风兼有清肝降火，本案因血虚受寒郁久化热，故选用鳖甲、决明子、延胡索、夏枯草、菊花、黄芩等药。其中鳖甲味咸、微寒，得水之精气而生，有通阴助阳之功，潜降入里，养阴清热。决明子入肝经，有泻肝火、平肝阳、清头目之效。延胡索味辛能行，能宣通郁滞、理气通络。夏枯草清泻肝火，菊花疏风清热、平肝明目。黄芩清热燥湿、泻火解毒。诸药合用，共奏疏肝、清肝之效。

另外以麦芽、炒谷芽、鸡内金、炙甘草等诸药护胃健脾，不用温经汤中党参、半夏、生姜等，因其上焦已经化热，防其燥热之性进一步伤阴。前面已有清热降火药物，故不用温经汤中麦冬、阿胶之类养阴清虚热药物。肉桂、小茴香、肉苁蓉温下，较吴茱萸、桂枝温经位置偏下，更适于此证。

二诊：2019年3月21日。己亥年二月十五，春分。

患者服药后自觉腰腹部阴道寒冷、神疲乏力、气短声低等症状较前改善，耳鸣、情绪也较前好转。纳谷、二便如常，夜寐多梦。舌红，苔白，脉弦。

患者上方服用 7 剂后症状缓解，但病机同前，邪困日久，所以继续上方治疗。

按语：《诸病源候论》云"堕胎损经脉，损经脉，故血不止也"，触冒风冷，风冷搏于气血，故令腹痛；劳损血气不复则虚乏，本病例人流后发病，根据症状判断，此病当属中医学堕胎范畴。但又与堕胎病因病机不相符。气血亏虚郁久化火，呈下寒上热表现，治疗以温经活血、疏肝清肝并用。

三、乳癖痰气交阻案

厉某，女，40 岁，已婚，2018 年 1 月 16 日初诊。丁酉年十一月三十，小寒。

第一步：四诊审证——打开病锁之钥

主诉：双侧乳房胀痛伴有肿块半年余。

望诊：中年女性，面色红润，舌质红，苔薄黄。

闻诊：呼吸及言语间口中有异味。

问诊：双侧乳房胀痛伴有肿块半年余，外院诊断为乳腺增生，经前乳房胀痛加重，月经量少，色红，有血块，腹胀，纳谷不馨，夜寐不安。平素生活压力较大，心烦易怒，乏力。既往无慢性病病史。乳腺彩超示：双乳腺体结构紊乱，右乳外上可探及多个低回声区，最大者约 1.5cm × 0.5cm × 0.5cm。

切诊：双侧腋窝淋巴结未触及；脉弦数。

审证：肝郁脾虚→气滞血瘀、痰气交阻→郁而化火。

第二步：审证求因——寻求病门之枢

①患者平素情志抑郁不舒，乳房胀痛有肿块，月经有血块，此为肝气郁滞的表现；腹胀，纳谷不馨，为脾失健运之象。②脉弦数。节气时值小寒，冬月闭藏，脉应沉以搏。脉见弦象，主肝经气郁；数脉主热。③患者自述生活与工作压力较大，郁郁寡欢，且生气时症状加重。综合上述信息，可明确病因是情志因素。

第三步：求因明机　　探究疗病之径

西医学的乳腺增生属于中医学的乳癖范畴。患者平素生活压力较大，情志抑郁。肝主疏泄，宜升发而疏散，若情志不畅，则郁久伤肝，致气机郁滞。肝气郁结则木不疏土，木郁土壅，脾失健运，升降失常，症见腹胀、纳谷不馨、四肢乏力。高秉钧对此也有论述："阳明胃土最畏肝木，肝气有所不舒，胃见木之郁，唯恐来克，伏而不扬，气不敢舒。"乳房疾病同肝脾密切相关。薛己《外科枢要》言："乳房属足阳明胃经，乳头属足厥阴肝经。"肝气郁滞，蕴结于乳络，经脉阻塞不通，轻则不通而痛，重则肝郁气血运行失畅，气滞血瘀结聚成块。脾虚则化生气血无力，聚湿成痰，痰成则气行愈加不利，痰气相互搏结，壅于乳络则为乳癖。肝郁日久，郁而化火，上扰心神则心烦易怒、夜寐不安。其病机为肝郁脾虚→气滞血瘀、痰气交阻→郁而化火。求因明机须明辨标本：肝郁脾虚是本，气滞血瘀、痰气交阻、肝郁化火是标。

第四步：明机立法——确立治疗之圭

既然病机是肝郁脾虚→气滞血瘀，痰气交阻→郁而化火这逐步递进的三层病机。相应的治法应紧扣病机提出，即疏肝解郁、理气健脾、化痰散瘀、清热泻火。此病主要是由于肝木不疏、胃土壅滞所致，对于此种肝郁脾虚的证型，陈远公、高秉钧都指出了调肝是治疗疾病的根本，"治法不必治胃，但治肝而肿自消矣"。由此可确立战略步骤，首先重在肝，其次在脾胃。

第五步：立法组方——部署疗疾之阵

立法组方，根据所立之法"疏肝解郁、理气健脾、化痰散瘀、清热泻火"确立选方。

首先应疏肝解郁、理气健脾。可以参见《内科摘要》加味逍遥散。方由当归、芍药、茯苓、白术、柴胡、牡丹皮、栀子、甘草组成。其次应化痰散瘀、清热泻火。参考《外科真诠》和乳汤。方用蒲公英、金银花、当归、川芎、香附、青皮、浙贝母、甲珠（穿山甲为国家级保护动物，现已不用）、桔梗、甘草。

本案乳房肿块、心烦易怒等症状，皆是痰气交阻、郁而化火的外在表现，因而用药时注重理气化痰、解郁清火。其病机要点在于气机失常，而无血虚之证，故不用当归、川芎、芍药等补血之药。腹胀、乏力等脾虚之象皆是由于肝气郁结、木郁土壅所致。因此用药无须茯苓、白术等补脾药，以麦芽、鸡内金健运脾土即可。其余药物选用理气化痰、解郁清火之品。

第六步：组方用药——派遣攻守之兵

青皮 10g，八月札 10g，鳖甲 15g，浙贝母 10g，郁金 10g，蒲公英 30g，板蓝根 20g，黄芩 15g，茵陈 15g，鸡内金 20g，田基黄 30g，垂盆草 30g，麦芽 30g。7 剂，水煎服，日 1 剂，饭后温服。

1. 疏肝解郁、理气健脾：青皮味辛，功能疏肝破气、消积缓滞。八月札疏肝理气、散结；郁金开通郁滞之气；麦芽、鸡内金健运脾土。

2. 化痰散瘀、清热泻火：鳖甲去血气、破癥结、滋阴清热、软坚散结，可收敛外散太过之肝气，同辛散药相配伍，散中有收。浙贝母清热散结。蒲公英入肝胃经，清热解毒、消痈散结。板蓝根入肝胃经，清热解毒、凉血活血。黄芩清泻相火，张洁古谓其"利胸中气，消膈上痰"。茵陈清肝胃之火。垂盆草、田基黄，二药专清肝火以收功，入肝经清热解毒、散瘀消肿。

二诊：2018 年 2 月 20 日。戊戌年正月初五，雨水。

患者续服前方共计 30 余剂，今来复诊，乳房胀痛、腹胀、乏力等症状改善，刻下时有右侧乳房胀痛，心烦易怒，夜寐欠安。近日胸部 CT 示胸膜结节。无咳嗽、咳痰，纳可，二便调，舌质红，苔薄白，脉弦数。

处方：郁金 10g，青皮 10g，合欢皮 10g，八月札 15g，蒲公英 20g，垂盆草 30g，板蓝根 20g，茵陈 10g，浙贝母 15g，山栀子 10g，酸枣仁 15g，麦芽 30g，鸡内金 20g。7 剂，水煎服，日 1 剂，早晚温服。

患者气滞血瘀，痰气交阻于胸部，而发胸膜结节。痰瘀交阻日久，郁而化火，故心烦易怒、夜寐不安。治疗上，仍以疏肝解郁、化痰散结、理气健脾、清热泻火为主，组方取法柴胡疏肝散之意，但以青皮、郁金、合欢皮、八月札等品置换柴胡、香附、川芎等辛散燥烈之品，以蒲公英、板蓝根、茵陈等清热疏肝，再加栀子以清热，浙贝母清热散结，酸枣仁以清心安神。麦芽、鸡内金健脾和胃。取法中和，与病情轻重缓急状况相对应。

按语： 乳癖之病，情志是重要的影响因素。情志活动适度，则可使气机条达，营卫调和，脏腑安顺，经脉通利。情志失度，可致脏腑气机失调，而气机失调又可妨碍机体的气化，引起经血津液的代谢失常，累及乳络为病。

四、痛经湿热瘀阻案

李某，女，27 岁，2019 年 2 月 22 日初诊。己亥年正月十八，雨水。

第一步：四诊审证——打开病锁之钥

主诉：痛经 7 年余，月经愆期 1 周。

望诊：青年女性，形体瘦弱，面部皮疹，口唇无发绀，舌质红，苔白腻。

闻诊：言语正常，双肺呼吸音正常，无干湿啰音及胸膜摩擦音。

问诊：患者 7 年前节食减肥后，出现经期少腹疼痛，月经时有愆期，刻下延后 1 周，经量色质正常，白带量多色黄，晨起下肢浮肿，乏力，纳呆，厌油腻，偶有腹胀，尿黄，大便如常。既往体健，否认慢性病病史，否认食物、药物过敏史，辅助检查未见明显异常。

切诊：脉沉涩。

审证：脾失健运→湿热中阻→流注下焦→湿热瘀阻。

第二步：审证求因——寻求病门之枢

求因依据：通过问诊可知患者既往因节食减肥而后有痛经。月经愆期、带下量多色黄等症状为湿热阻滞下焦之象，纳呆、厌油腻、偶有腹胀为脾虚失运的表现，又有乏力、形体瘦弱等不足之状。诊其脉，可见脉沉涩。沉脉主里证，涩脉表示里有瘀滞。患者见虚实错杂诸症，可推测病因为饮食失宜。

第三步：求因明机——探究疗病之径

《素问·经脉别论》曰："饮入于胃，游溢精气，上输于脾，脾气散精，上归于肺，通调水道，下输膀胱，水精四布，五经并行。"患者素来形体瘦弱，曾因节食，饮食不规律，损伤脾胃。脾失健运，运化水液功能失调。脾虚生湿则肢体困重、疲劳乏力。湿阻日久，郁而化热，湿热中阻，故有小便黄、腹胀满、舌红苔白腻等。《素问·至真要大论》曰："水液混浊，皆属于热。"中焦湿热之邪，循经流注下焦。湿热蕴结冲任，气血运行不畅，胞脉气血壅滞，不通则痛，故痛经发作。湿热瘀阻，月经应至不至。湿热下注胞宫，伤及带脉，带脉失约，故带下量多色黄。所以，其病机为脾失健运→湿热中阻→流注下焦→湿热瘀阻。探究标本，脾失健运是本，湿滞瘀阻是标。

第四步：明机立法——确立治疗之圭

明机立法：分析病情得知其病机为脾失健运→湿热中阻→流注下焦→湿滞瘀阻，这样四个层层递进的病机。那么相应的治法即为健脾助运、和胃化湿、清利湿热、理气活血。按照疾病标本缓急来治疗，刻下月经延后1周未至，因此治疗首先考虑清热利湿、活血化瘀；并佐以行气疏肝，助活血化瘀之功；同时考虑患者脾胃失健，予健脾和胃之法。

第五步：立法组方——部署疗疾之阵

清热利湿、活血化瘀：参考《古今医鉴》清热调血汤思路。方中黄连清热除湿；当归、川芎、桃仁、红花、牡丹皮活血祛瘀通经；莪术、香附、延胡索行气活血止痛；生地黄、白芍凉血清热缓急止痛。全方共奏清热除湿、化瘀止痛之效。结合本病案病机，参考清热调血汤组方思路自拟一方如下。

第六步：组方用药——派遣攻守之兵

虎杖15g，黄柏10g，大血藤30g，败酱草20g，泽兰15g，路路通10g，桃仁6g，益母草20g，垂盆草30g，紫花地丁30g，延胡索15g，香附10g，麦芽30g，炒谷芽30g，鸡内金20g。7剂，水煎服，日1剂，饭后温服。

1. 活血散瘀：虎杖清热利湿、活血散瘀，《名医别录》言其"主通利月水，破留血癥结"。泽兰味辛苦性温，功能活血化瘀、利水消肿，《神农本草经》载其"主身面四肢浮肿"。大血藤归肝经，能活血止痛。败酱草清热活血。路路通归肝、膀胱经，祛风活络、利水消肿。李东垣言桃仁为"手足厥阴经血分药"，功能活血祛瘀。益母草为妇人经产要药，入心脾肾经，有活血调经、利尿消肿之功。

2. 清利湿热：黄柏清热燥湿，泻肾中伏火，入肾经，寒能清热，苦能燥湿。徐大椿有言："泽兰生于水中，而芳香透达，节实茎虚，能于人经络受湿之处分疏通利，无所隔碍。"垂盆草性凉，能清热散瘀。紫花地丁清热解毒。诸药合用，湿热得以清利。

3. 疏肝行气：延胡索活血散瘀、行气止痛，为止痛良药。香附理气解郁、调经止痛，入肝胆经，又解气，易开肝中之滞涩。诸药共奏理气活血、化瘀止痛之功。

4. 健脾和胃：以麦芽、炒谷芽、鸡内金健脾和胃，助后天之本。

所用药物虽不全与清热调血汤相同，但其组方思路均为清热利湿、活血祛瘀、疏肝行气，本方增加健脾和胃之品既是顾护后天之本，也是求该案之本的思路。

二诊：2019 年 3 月 20 日。己亥年二月十四，惊蛰。

患者服药后适逢月经来潮。期间停用中药，此次行经时仍有小腹坠痛，经色红，质黏稠，有腥味，有少量紫暗血块，7 天净。刻下口干苦，白带色黄，量减少，下肢浮肿缓解，仍有腹胀感，纳谷不健，夜寐不安，多梦。大小便如常，舌红，苔黄，脉弦滑。

处方：黄柏 10g，连翘 15g，薏苡仁 30g，茯苓 15g，牡丹皮 15g，大血藤 30g，败酱草 20g，丹参 15g，蒲公英 20g，垂盆草 30g，枳壳 15g，香附 10g，延胡索 15g，麦芽 30g，炒谷芽 30g，鸡内金 20g。7 剂，水煎服，日 1 剂，饭后温服。

患者湿热之邪渐开，但仍有湿热瘀阻、蕴结不通，故见行经腹痛、有血块；血海不宁，故见经量多、色红、质稠、有腥味；另外，也可见口干、口苦、舌红苔黄、脉弦滑；湿热瘀阻日久上扰心神，故见夜寐多梦。治疗应在前方基础上加重理气活血、祛湿清热之品以开散气机。予枳壳配合延胡索、香附疏理气机；连翘与黄柏加强清热解毒之功；薏苡仁健脾渗湿；茯苓利水渗湿、健脾宁心；丹参活血祛瘀、通经止痛、凉血消痈；牡丹皮清热凉血、活血散瘀。诸药合用，意图借助行经之机开散蕴结之邪。

按语：痛经在中医学中属于经行腹痛范畴。月经前后及经期，血海由充盈逐渐转为泄溢，若此时出现起居不慎、情绪波动或外邪侵入，易致冲任失调，邪气阻滞，不通则痛，或致冲任胞宫失于濡养，不荣则痛。本病因节食伤脾，脾虚湿聚，湿热流注下焦，以致胞宫湿热蕴过，滞而作痛。患者虽是由于节食导致疾病，但是疾病的表现却以湿热瘀阻等实证为主，系因患者迁延日久已达 7 年，加之生活、体质等多方面因素而导致因虚致实。患者就诊时邪气蕴结难开，所以治疗应首先针对湿热瘀阻之标，同时

215

不忘固护脾胃。

五、痛经寒湿困阻案

王某，女，28 岁，2019 年 11 月 9 日初诊。己亥年十月十三，立冬。

第一步：四诊审证——打开病锁之钥

主诉：经行腹痛间作伴腰痛 3 年。

望诊：青年女性，体形适中，口唇较色暗，舌红，苔黄腻。

闻诊：语言清晰，呼吸平稳。

问诊：患者 3 年前行经期间，因天气炎热进食大量冷饮后出现痛经，初时可忍，后逐渐加重，每次经行前小腹冷痛，得热痛减，服止痛药可缓解。3 年来经中西医治疗痛经无明显减轻，并渐出现经前腹痛伴腰骶部刺痛，月经量少，经行不畅，色暗有块。刻下小腹胀痛，痛连腰骶，纳食可，夜寐安，二便调。平时白带量多色黄。月经史：12 岁初潮，经期 3 ~ 7/28 ~ 30 天，LMP 2019 年 10 月 12 日。

切诊：小腹按诊压痛（＋），反跳痛（－），脉弦涩。

审证：寒湿困阻→气滞血瘀→瘀久化热→蕴结下焦。

第二步：审证求因——寻求病门之枢

本病初发因行经期间进食大量冷饮而致痛经，小腹冷痛，得热痛减，疼痛逐渐加重，痛连腰骶部刺痛，口唇色暗，脉弦涩。考虑病由寒湿困阻、气滞血瘀所致；患者虽有月经色暗，但无腰酸耳鸣、脉沉细等肾虚之候；月经量少，但无色淡、面色少华、神疲乏力等气血虚弱的表现，故经行腹痛以寒凝郁遏气机为主。患者白带多色黄，舌红苔黄腻，是湿热蕴结下焦的表现，系由外寒阻遏、郁久化热所致。由此总结患者病因为饮食不节。

第三步：求因明机——探究疗病之径

《灵枢·经水》有云"足阳明，五脏六腑之海也，其脉大血多，气盛热壮"，足阳明胃经为多气多血之地，与任脉、冲脉之气相交，胞宫乃女子经水藏泻之地，3 年前患者正值经期进食冷饮，胞宫本处于血虚之时，胃中寒湿邪气可沿着冲任二脉侵袭胞宫，导致胞宫气机阻滞，不通则痛，发为痛经。《灵枢·水胀》云"寒气客于子门，子门闭塞，气不得通，恶血当泻不泻"，经水当泻不泻，久则瘀积体内，形成瘀血，故出现月经量少、痛经病情加重。寒湿内阻，留滞体内的湿浊瘀血酿久化热，湿热下注，出现白带色黄，以及舌红苔黄腻等症状。

综上可知患者病机演化为寒湿困阻→气滞血瘀→瘀久化热→蕴结下焦。其中寒湿困阻、气滞血瘀为本，下焦湿热为标。

第四步：明机立法——确立治病之圭

根据四诊审证及以痛经为主诉就诊，相应的治法为散寒祛湿、行气活血、清利湿热。痛经为患者主症，治疗上应先针对寒湿困阻病因，散寒通阳，其次根据寒凝所致气滞血瘀，予行气止痛、活血通经之法，还需顾及下焦湿热内蕴兼证，最终还要固护脾胃，以免诸药损伤。

第五步：立法主方——部署疗疾之阵

治疗上应分两步走，第一步散寒祛湿、行气活血，方选《金匮要略》之温经汤。该方组成为吴茱萸、麦冬、当归、芍药、川芎、人参、桂枝、阿胶、牡丹皮、生姜、甘草、半夏。第二步清利湿热，方选《成方便读》中四妙丸，方中组成为苍术、牛膝、黄柏、薏苡仁。用药时需注意该患者虽有寒湿之象，经行腹痛，但有湿瘀化热之象，下焦湿热明显，需兼顾分消湿热之剂，所以用药切忌过于偏寒或辛温之药。

第六步：主方用药——派遣攻守之兵

吴茱萸 6g，延胡索 10g，香附 10g，小茴香 3g，泽兰 15g，益母草 20g，丹参 20g，枳壳 10g，郁金 10g，花椒 10g，当归 10g，麦芽 30g，川芎 15g，苍术 10g，薏苡仁 30g，黄柏 7g。7 剂，水煎服，日 1 剂，饭后温服。

1.散寒祛湿、行气活血：方取温经汤中散寒止痛之药，因下焦有寒并兼有湿热，故性温且过于补益的药物予舍去，加入的延胡索、香附、小茴香，延胡索偏活血，香附则偏于气，诸药并行，止痛之中兼顾其他方面；花椒行气通阳、散寒利水，当归入血分散寒，泽兰、益母草、丹参均可活血调经，泽兰偏于利水消瘀，益母草尚可清热，诸药并用以达活血调经之功。

2. 清利湿热：以少量黄柏配合苍术与薏苡仁，祛除下焦蕴结湿热，加用郁金止痛，同时可清热散瘀。麦芽顾脾护胃，以防诸药伤正。

二诊：2019年11月16日。己亥年十月二十，立冬。

患者服药正值行经期间，经行之时仍有腹痛，较前可忍，无须止痛药，量少色暗，现月经已去，纳食尚可，夜寐安，二便调。舌暗红，苔薄白微腻，脉弦。

患者服药时行经腹痛较前减轻，故温经散寒有效。复诊着重行气祛瘀，因此去小茴香、吴茱萸，增加延胡索用量，采用《伤寒论》中桂枝茯苓丸中祛瘀药物牡丹皮10g、桃仁10g，以桂枝易花椒。

处方：延胡索15g，香附10g，益母草20g，泽兰15g，丹参20g，枳壳15g，郁金10g，当归10g，麦芽30g，川芎15g，苍术10g，薏苡仁30g，牡丹皮10g，桃仁10g，黄柏7g，桂枝12g。10剂，水煎服，日1剂，饭后温服。

按语： 痛经最早见于张仲景《金匮要略·妇人杂病脉证并治》"带下，经水不利，少腹满痛"。本案患者以寒湿困阻、气滞血瘀为本，后出现湿瘀化热的症状，因此治疗药物上寒温并用，散寒除湿与清利湿热双管齐下。

六、产后腹痛气虚血瘀案

蔺某，女，32岁，已婚，2019年4月17日初诊。丁酉年三月十三，清明。

第一步：四诊审证——打开病锁之钥

主诉：产后腹痛间作1年余。

望诊：青年女性，精神欠佳，神疲乏力，体形偏胖，面色少华，口唇发白，舌淡红，苔薄白，舌下络脉呈紫色。

闻诊：言语欠力，声音偏低，应答自如，呼吸平稳，无口气等特殊气味。

问诊：患者1年前剖宫产术后，少腹隐痛间作，喜揉喜按，逢阴雨天加重，同时伴有腰部隐痛，酸软无力，局部发凉，劳累后腰痛加重，休息则减轻。刻下患者少腹疼痛不适，喜揉喜按，腰部隐痛，局部发凉，时有头晕眼花、心慌不适，经期延后，月经量偏少，颜色偏淡，有血块，纳食可，夜寐安，二便调。有剖宫产术手术史，手中有大量出血约 1000mL。子宫附件彩超未见明显异常，腹部 CT 未见异常。

切诊：脉细。

审证：产后失血→气血不足→肾阳亏虚→气虚血瘀。

第二步：审证求因——寻求病门之枢

审证求因，考虑病因有如下方面：①患者剖宫产术手术后 1 年，刻下面色少华，口唇发白，神疲乏力，经期延后，月经量偏少，颜色偏淡，脉细，加之产后大出血，出血量约 1000mL，故可推断产后失血，气血不足。②患者产后腹痛，疼痛性质为隐隐作痛，喜揉喜按，逢阴雨天加重，可知是虚性腹痛。③患者腰部隐痛，酸软无力，局部发冷，劳累后加重，可辨为肾阳虚导致的腰痛。④患者舌下络脉呈紫色，月经有血块，推测患者同时有瘀血存在。综合分析，病因当为产后失血。

第三步：求因明机——探究疗病之径

患者剖宫产术手术后 1 年，以少腹隐隐作痛为主要临床表现，考虑为产后腹痛，属于中医学儿枕痛的范畴。患者剖宫产术手术过程中大出血，出血量约 1000mL，产后失血，百脉空虚，血少气弱，血行迟滞，故致少腹隐隐作痛、喜揉喜按；气血运行不畅，每逢阴雨天气，寒湿凝滞，则疼痛加重；由于生产之时失血过多，胞络空虚，耗伤肾气，故见腰部隐痛、酸软无力、局部发凉等肾阳亏虚诸症。气虚血弱，冲任血海匮乏，故月经量偏少、颜色偏淡，气虚血行迟滞而成瘀血，故月经有血块；血虚上不荣清窍，则时有头晕眼花，血少内不荣心，则心悸怔忡。其病机为产后失血→气血不足→肾阳亏虚→气虚血瘀，其中气血不足、肾阳亏虚为本，血瘀为标。

第四步：明机立法——确立治疗之圭

明确其病机，根据"产后失血→气血不足→肾阳亏虚→气虚血瘀"的病机演化，从而决定治疗主次。患者以产后神疲乏力，面色少华，少腹隐痛，喜柔喜按，腰部隐痛，局部发凉，时有头晕眼花，心慌不适，经期延后，月经量偏少等气血不足、肾阳亏虚的症状为主，故治疗上以益气养血、温补肾阳为主；患者兼有血瘀表现，则以活血祛瘀为辅。

第五步：立法组方——部署疗疾之阵

1.温补肾阳、益气养血：参考《备急千金要方》中独活寄生汤，方中含有独活、桑寄生、杜仲、牛膝、细辛、秦艽、茯苓、肉桂心、防风、川芎、人参、甘草、当归、芍药、干地黄，取其温补肾阳、补益气血之功；本案以气血不足、肾阳亏虚为主，并无痹证，故宜减去祛风散寒除湿的独活、细辛、防风、秦艽、川芎；干地黄与熟地黄，为同一药物的不同加工品种，二者均有滋阴养血之功，但干地黄长于凉血，熟地黄长于补血，本案以血虚为主，故以熟地黄易干地黄。

2.活血祛瘀：参考《医林改错》之身痛逐瘀汤，方中含秦艽、川芎、桃仁、红花、甘草、羌活、没药、当归、灵脂、香附、牛膝、地龙等药物，全方具有活血祛瘀、通经止痛、祛风除湿等功效，本案产后腹痛以血虚为主，血瘀仅仅是兼证，所以活血祛瘀力度不宜太强，仅取香附、红花二药行气活血化瘀。

第六步：组方用药——派遣攻守之兵

怀牛膝 10g，杜仲 15g，肉桂 10g，桑寄生 15g，熟地黄 30g，当归 20g，党参 10g，茯苓 15g，白芍 10g，制香附 10g，红花 10g，炙甘草 10g，制延胡索 15g。7 剂，水煎服，日 1 剂，早晚分服。

1.温补肾阳：牛膝味苦酸性平，归肝、肾经，《本草经集注》云其"补中续绝，填骨髓，除脑中痛及腰脊痛"。杜仲味甘性温，归肝、肾经，《神农本草经》言其"主腰脊痛，补中，益精气，坚筋骨，强志"。肉桂味辛甘性大热，《本草求真》云其"大补命门相火，益阳治阴"。桑寄生味甘苦性平，以祛风湿、补肝肾为主，《神农本草经》云其"主腰痛，小儿背强，痈肿，安胎，充肌肤，坚发齿"。以上诸药物共用，以补肾助阳、强筋壮骨。

2.益气养血：党参味甘性平，归脾、肺经，功用补中益气、生津养血；茯苓味甘淡性平，归心、脾、肾经，功用健脾渗湿、安神；炙甘草味甘性平，《雷公炮制药性解》云"甘草味甘性平，无毒，入心、脾二经，生则分身、梢而泻火，炙则健脾胃而和中。解百毒，和诸药，甘能缓急，尊称国老"。三药共奏补中益气之功。当归味甘性温，归心、肝、脾经，《医学启源》称其"能和血补血，尾破血，身和血"；熟地黄味甘性微温，《本草纲目》云其"填骨髓，长肌肉，生精血，补五脏内伤不足，通血脉，利耳目，黑须发"，为养血补虚之要药；白芍味苦酸性微寒，归肝、脾经，功用养血敛阴、柔肝止痛。三药共奏养血之功。

3.活血祛瘀：香附味辛微甘苦性平，归肝、三焦经，《本草纲目》云其"利三焦，解六郁，消饮食积聚"；延胡索可治肝郁气滞之胸胁痛，《本草纲目》云其"能行血中之气滞，气中之血滞，故专治一身上下诸痛"；红花味辛性温，归肝、心经，《本草汇言》云其为"破血、行血、和血、调血之药也"。三药共奏活血祛瘀之功。

二诊：2019 年 4 月 27 日。丁酉年三月二十一，谷雨。

患者自诉服用上方 4 剂后，少腹疼痛频次、程度较前减少，特别是腰痛症状明显改善。后因月经来潮停服中药，此次月经量较前增多，颜色鲜红，月经无血块。刻下神疲乏力，面色少华，口唇淡红，偶有少腹隐隐作痛，时有头晕眼花、心慌不适，纳可，二便调，舌淡红，苔薄白，舌下络脉呈淡紫色，脉细。患者肾虚腰痛症状明显缓解，目前以气血虚弱为主，治以益气养血，故予以八珍汤加减。

处方：熟地黄 20g，白芍 20g，川芎 10g，当归 20g，党参 10g，茯苓 15g，生白术 10g，炙甘草 6g，香附 10g，红花 10g，山药 20g，制延胡索 15g。14 剂，水煎服，日 1 剂，早晚分服。

按语：*产后腹痛最当辨其虚实，一般血虚所致者为虚证，血瘀所致者多为实证，产后腹痛中虽以虚证最为多见，但实证亦不少，特别是虚中夹实尤为多见。本案患者腹痛主因产后大出血，所见之证以气血不足、肾阳亏虚为主，兼有血瘀，所以治疗上以温补肾阳、补益气血为主，兼以祛瘀。*

主要参考文献

［1］李灿东，吴承玉.中医诊断学 [M].3 版 . 北京：中国中医药出版社，2012.

［2］宋美芳，侯雅静，卞庆来，等 . 中医辨证方法体系概述 [J]. 湖北中医药大学学报，2018，20（3）：46-50.

［3］朱文锋 . 创立以证素为核心的辨证新体系 [J]. 湖南中医学院学报，2004（6）：38-39.

［4］王方方，陈家旭，宋明，等 . 方证辨证发展脉络即应用前景 [J]. 北京中医药大学学报，2017，40（2）：103-106.

［5］王阶，熊兴江，廖江铨，等 . 病证结合方证相关临床应用研究 [J]. 世界科学技术 - 中医药现代化，2017，19（3）：387-391.

［6］畅达 . 汤方辨证及临床 [M]. 北京：中国中医药出版社，1999.

［7］周仲英，周学平 . 中医病机辨证学 [M]. 北京：中国中医药出版社，2013.